Schattauer

Helmut Kuntz

Sucht und Spiritualität

Abhängigkeit weiter denken, neu verstehen,
verbundener behandeln

Schattauer

Besonderer Hinweis:
Die in diesem Buch beschriebenen Methoden sollen psychotherapeutischen Rat und medizinische Behandlung nicht ersetzen. Die vorgestellten Informationen und Anleitungen sind sorgfältig recherchiert und nach bestem Wissen und Gewissen weitergegeben. Dennoch übernehmen Autor und Verlag keinerlei Haftung für Schäden irgendeiner Art, die direkt oder indirekt aus der Anwendung oder Verwertung der Angaben in diesem Buch entstehen. Die Informationen sind für Interessierte zur Weiterbildung gedacht.

Kontakt zum Autor
Anfragen für Seminare, Workshops, Beratungen oder Therapien erreichen mich unter:
helmutm.kuntz@t-online.de

Weitere Informationen unter:
https://helmut-kuntz.de/
Dort finden sich unter »Termine« auch bereits datierte Veranstaltungen.

MIX
Papier | Fördert gute Waldnutzung
FSC® C083411

Schattauer
www.schattauer.de

Gestaltungskonzept: Farnschläder & Mahlstedt, Hamburg
Cover: Jutta Herden, Stuttgart
unter Verwendung einer Abbildung von iStock/ROMAOSLO
Gesetzt von Eberl & Koesel Studio, Kempten
Gedruckt und gebunden von CPI – Clausen & Bosse, Leck
Lektorat: Miriam Seifert-Waibel, Hamburg
Projektmanagement: Dr. Nadja Urbani
ISBN 978-3-608-40192-9
E-Book ISBN 978-3-608-12417-0
PDF-E-Book ISBN 978-3-608-20698-2

Bibliografische Information der Deutschen Nationalbibliothek
Die Deutsche Nationalbibliothek verzeichnet diese Publikation in der Deutschen Nationalbibliografie; detaillierte bibliografische Daten sind im Internet über http://dnb.d-nb.de abrufbar.

Es ist so erstaunlich, am Leben zu sein ...

H. K.

Vorwort

Gedanken bewegen die Welt. Auch Ihre. Stellen Sie sich vor: Jeden neuen Tag, an dem Sie morgens aufwachen, gehen Sie voll innerer Freude an Ihren Arbeitsplatz im weiten Feld von Sucht und Drogen. Sie freuen sich auf jeden einzelnen Menschen, der für diesen Tag in Ihrem Terminkalender eingetragen ist. Aufgrund Ihrer inneren Haltung zu Ihrer Arbeit, zu Bereitwilligkeit und Hilfsbereitschaft ist es Ihnen gänzlich fremd, jemals zu denken, ein bestimmter Klient oder eine bestimmte Patientin[1] möge doch lieber nicht erscheinen. Es wäre Ihnen gerade recht, wenn sie absagen oder noch besser gleich ganz wegbleiben würden. Sie sind einfach zu anstrengend. Nein, solche Gedanken sind Ihnen komplett fremd.

Denkbar oder gänzlich unvorstellbar? Denkbar ist so manches, doch in der Wirklichkeit der Suchtarbeit melden sich vielfach widerstreitende innere Stimmen zu Wort: »Alle Bemühungen und Arbeit im Bereich von Drogen und Sucht sind eine einzige freudlose, demotivierende Großveranstaltung«, klagt die Stimme der *Bitterkeit* aus dem Gefühlsgemenge von Anstrengung, Frustration, Enttäuschung und Ohnmacht heraus. »Das klingt so negativ. Aus meiner Perspektive ist all dieses Bemühen und Helfen eine riesige Chance für gutes Gelingen, Wandlung und Freude, manchmal sogar für Glück!«, erwidert die *Liebe* aus dem sicheren Gefühl von Verbundenheit, Zuversicht und innerem Frieden heraus. Und was sagen oder denken Sie als der Mensch, der Sie sind, mit Ihren ganz persönlichen Lebenserfahrungen, genau in diesem Moment?

In jedweder Rolle erfahren Sie das Leid der Sucht aus unterschiedlicher Perspektive – ob als Person in einem helfenden und heilenden Beruf oder in einer Institution des psychosozialen Versorgungssystems; ob als Mutter oder Vater eines Kindes, das sich durch seinen Drogengebrauch tiefgreifend in seinem Wesen verändert hat; ob als junger oder erwachsener Mensch, der selbst Drogenerfahrungen gesammelt hat; ob als direkt Betroffener, der die tiefsten Täler einer süchtigen Abhängigkeit[2] durchschritten hat oder weiterhin in ihnen gefangen ist. In jedem Fall aber erfahren Sie es hautnah. Es

---

1 Im Sinne eines gleichberechtigten Sprachgebrauchs habe ich mich bewusst für den von mir praktizierten Kompromiss entschieden, mal die weibliche, mal die männliche Form oder auch Doppelungen zu benutzen, wo eine elegantere Lösung aus Gründen der Lesbarkeit nicht möglich ist. Wo ich im Kontext heilende und helfende Berufsgruppen unterscheide, spreche ich so auch mal von Arzt, Heilerin und Therapeutin. Andere Geschlechteridentitäten sind in allen Fällen stets mitgemeint.

2 Abhängigkeit ist heutzutage ein Hauptmerkmal der globalisierten wirtschaftlichen, politischen und interaktiven Vernetzung. Wir leben in zahlreichen Abhängigkeiten, die mit Sucht direkt nichts zu tun haben. Zudem erfassen die Begriffe Abhängigkeit oder Sucht für sich allein genommen nicht das Spezifische der süchtigen Dynamik. Um sowohl den Prozess der der süchtigen Entwicklung wie den Zustand der Abhängigkeit einzufangen, ziehe ich beide Wortbezeichnungen zusammen und spreche von *süchtiger Abhängigkeit*.

ist ausgeschlossen, dass Sucht kein Leiden verursacht. Wohlgemerkt: Wir sprechen von Substanzmissbrauch und Sucht, nicht von einem situativen Gebrauch von Genuss- oder Rauschmitteln, der mit Spaß, Wohlbefinden, Ausgelassenheit oder einem spirituell eingebundenen Ritual einhergehen mag.

Wie wird die tägliche, vielfältige Arbeit in den zahlreichen ambulanten wie stationären Einrichtungen des etablierten Suchthilfesystems von den darin tätigen Menschen erlebt? Was ist die geforderte Leistung von Angehörigen, wenn Drogen und Sucht in die privatesten Winkel ihrer Beziehungsgefüge Einzug halten? Wie lässt sich diese Arbeit *am* und *mit* Menschen überhaupt sinnvoll bewerkstelligen in einer Gesellschaft, die selbst bis ins Mark hinein nach den Gesetzmäßigkeiten einer süchtigen Dynamik organisiert ist? Ist die Arbeit im weiten Feld von Drogen und Sucht ein Verschleiß menschlicher Ressourcen und ein Abgrund des Leids oder kann sie gar als menschliche Bereicherung sowie Quelle für Freude und Gelingen dienen? Da gehen die Meinungen sicherlich auseinander. Als widersprüchliche Positionen müssen sie aber in keiner Weise unvereinbar sein. Sie sind keine diametral entgegengesetzten Pole, stellen kein Entweder-oder dar. Zwischen ihnen befindet sich ein Kontinuum, in dem sich sämtliche Menschen, die direkt oder indirekt mit dem Phänomen Drogen und Sucht befasst sind, je nach ihrem inneren Erleben wiederfinden.

Außerdem: *Das* etablierte Suchthilfesystem gibt es nicht. Was es gibt, ist ein heterogenes Feld, in dem die unterschiedlichsten Akteure und Akteurinnen zu den Bereichen Drogen und Sucht am Werk sind, und zwar eher divers gesplittet als sich im Denken und Handeln einig. Da finden wir eine Vielfalt an ambulanten Drogen- und Suchtberatungsstellen in unterschiedlicher Größe, Rechtsform, Trägerschaft und Finanzierungsstruktur mit reduzierten oder breit gefächerten Regelangeboten in den Bereichen Prävention, Beratung und Therapie, die personell stabil aufgestellt sind mit einem handlungsfähigen Team oder von fluktuierender Natur, wobei sämtliche Beschäftigte ihr eigenes Verständnis des Phänomens Sucht sowie ihre individuellen menschlichen Qualitäten wie fachlichen Qualifikationen und therapeutischen Ausrichtungen einfließen lassen, die wiederum mit dem Leitbild der Einrichtung unter einen Hut zu bringen sind. Die Länge meines Satzes entspricht der Komplexität dieser Strukturen. Eine zweite Säule im Suchthilfesystem bilden die stationären Versorgungseinrichtungen und Kliniken, ebenfalls in unterschiedlicher Trägerschaft und mit therapeutisch verschiedener Ausrichtung. Die Tendenz geht in Richtung großer Klinikverbände, die dem Primat des Wirtschaftlichen folgen oder, pointierter ausgedrückt, der Spur des Geldes. Um diese beiden Säulen eines Suchthilfesystems im engeren Sinne gruppieren sich all die sozialen Beratungs- und Hilfeeinrichtungen, Institutionen und Behörden, die im sehr weiten Sinne dem psychosozialen Feld zuzurechnen sind. Sie lassen sich gar nicht alle aufzählen. Ihre Streuung reicht von Ämtern und kommunalen Beratungseinrichtungen über die Fülle an Hilfsangeboten in der Trägerschaft der großen Wohlfahrtsverbände bis hin zu spezifischen Angeboten unter der Leitung kleinerer eingetragener Vereine. Ebenso finden wir die organisierte Eltern-Selbsthilfe wie die Selbsthilfe von suchtmittelabhängigen Direktbetroffenen. In der Praxis bedeutet das: Auf dem Markt der Möglichkeiten bringen Hunderttausende Menschen jeden Tag ihre fachlichen wie menschlichen Kompetenzen, ihre Kraft, Gefühle, Gedanken, Worte und Taten, ihr privates Welt- und Menschenbild, ihr Vertrauen und ihren Glauben oder ihre Zweifel, ihre Liebe und ihren inneren Frieden oder ihre Frustration wie ihr Hadern mit an den Platz im System, an dem sie haupt-, neben- oder ehrenamtlich mit und am Phänomen Drogen und Sucht arbeiten. Wiederum entspricht die Länge meines Satzes der komplexen Gemengelage. Da tut Orientierung gut. Sie hilft, den Überblick zu bewahren.

Wer in welcher Rolle oder Form von Betroffenheit auch immer die sicherlich schwierigen Bedingungen in den Strukturen eines weitgefächerten Suchthilfesystems nicht bloß *ertragen* oder *aushalten* möchte, kann dem ein selbstwirksames kreatives Positiv gegenübersetzen. Das gelingt über eine selbstwirksame Regulierung der schwierigen Umstände, die sich nicht abhängig macht von nicht aus eigener Kraft veränderbaren Vorgaben, Strukturen und Widerständen in einem in großen Teilen selbst *ver*-rückten System. Akteure im System können einen solchen Perspektivwechsel durchaus in Eigenregie vollziehen, sofern sie gewillt sind, Sucht weiter zu denken, neu zu verstehen und verbundener zu behandeln.

Sucht und Spiritualität: Abhängigkeit weiter denken, neu verstehen, verbundener behandeln – wohnt einem solchen Buchttitel nicht ein falsches Versprechen inne, das gar nicht einzulösen ist? Wie soll Sucht heutzutage denn noch weiter gedacht und neu verstanden werden können? Wurde nicht längst alles über Sucht gesagt? Das Themenfeld Drogen und Sucht scheint bestens erforscht. Ursachen und Genese scheinen bis ins Kleinste nachvollziehbar erklärt zu sein: multifaktoriell, gesellschaftlich, psychosozial, hirnorganisch, biochemisch, biologisch, entwicklungspsychologisch, familiendynamisch, gar mehr- und transgenerational, beziehungstechnisch, individuell usw. Die Theoriebildungen erfassen in all ihrer Unterschiedlichkeit diverseste Aspekte des Themas, müssten zusammengenommen also doch auch ein Gesamtbild ergeben und das süchtige Geschehen vollumfänglich abbilden können. Was soll es da qualitativ noch Neues, bislang nicht Gedachtes oder nicht Gesagtes geben? Und was soll *verbundener behandeln* bedeuten? Müsste in den vielen therapeutischen Schulen, in den Behandlungskonzepten wie in den konkreten, durchstrukturierten Behandlungsplänen nicht alles bereits enthalten sein? Können sich da noch qualitativ andere Vorgehensweisen eröffnen? Machen Sie sich selbst ein Bild und lassen Sie die Anregungen des Buches ganz offen auf sich wirken.

Über 30 Jahre präventive, beratende und therapeutische Drogen- und Suchtarbeit mit jungen wie erwachsenen Menschen, mit Individuen, Paaren, Familien, Gruppen, Institutionen und Systemen, mit Angehörigen wie direkt Betroffenen, mit Neugiergebrauchern von Drogen wie mit schwer Abhängigen und mit vielen, vielen Menschen aus sozialen, helfenden und heilenden Arbeitsfeldern – und noch kein bisschen müde. Mein Denken über Drogen und Sucht, mein Erfahren wie Erfassen des Phänomens und mein therapeutisches Vorgehen haben sich im Laufe der Jahrzehnte immer mal wieder umorganisiert. Persönlich fühle ich mich auch nicht als derselbe Mensch oder als dieselbe Person wie zu Beginn meiner beruflichen Laufbahn. Ich habe selbst etliche Hausaufgaben bewältigen müssen, um an den Punkt zu kommen, an dem ich aktuell angelangt bin. Dabei habe ich eine beachtliche Strecke zurückgelegt: von anfänglicher Aufbruchstimmung mit ungebremstem Tatendrang über sich einstellende Ernüchterung und manche Fassungslosigkeit zu einer hadernden Position, in der ich Sucht als ein schwieriges, mit mehr Frustrationen als Freuden verbundenes Arbeitsgebiet empfand. Da sich mit Hadern, Negativität und Freudlosigkeit in der Arbeit nicht gut leben lässt, übte ich mich konsequent in guter Selbstfürsorge. Ich suchte mir auf einem Weg der tausend Schritte das Rettende und Heilsame für eigene Wandlungsprozesse zusammen, bis ich an einem ruhenden Pol anlangte. Seither lasse ich mich von der heilsamsten aller Kräfte leiten: der wohl verstandenen bedingungslosen Liebe. Sie lässt mich die schwierige Arbeit im Suchtbereich als einen Quell für deutlich mehr Freude als Last erfahren.

Auf dem Weg der tausend Schritte musste ich nicht einmal das Rad neu erfinden. Im unerschöpflichen Fundus des menschlichen Wissens ist bereits alles vorhanden, was wir brauchen, um zu einer inneren Haltung zu gelangen, die von Verbundenheit und Liebe getragen wird. Auch Gedanken wie theoretische Verknüpfungen, die ich in diesem Buch unter »Sucht: Weiter denken« und »Sucht: Neu verstehen« vorstellen werde, brauchte ich nicht vollends neu zu denken oder gar zu erfinden. Was mir geholfen hat, war, bewährte alte – vergessene oder aus der Hand gegebene – Wissensschätze neu zu sichten, deren Tauglichkeit wie Nützlichkeit zu erwägen, dem Vergessen anheim gegebene Krankheitslehren ins Hier und Jetzt meiner eigenen psychosozialen und therapeutischen Arbeit zu transferieren, um deren Weisheiten für die Gegenwart zu erschließen. Darüber tun sich dann schon noch neue Welten auf, die es möglich machen, das Phänomen Sucht über alle Tellerränder hinweg weiter zu denken und neu im Sinne von *anders* zu verstehen; sowie Wege in der Behandlung zu beschreiten, die von einem etablierten Behandlungsdenken eher gemieden werden.

Das unfassbar Schöne, für manche Menschen bloß schwer Vorstellbare ist, dass es so einfach sein kann! Einfach, sobald wir bereit sind, unseren Geist, unser Denken wie unser Herz für Neues zu öffnen. Schön und wertvoll ist auch die Erfahrung, dass nicht bloß direkt Betroffene sowie deren Angehörige vom Neuland profitieren. Das Gewandelte geht einher mit einem höheren Maß an Leichtigkeit und Freude aufseiten derjenigen Menschen, die im Suchthilfesystem ihre alltägliche Arbeit verrichten.

»Ach was«, tönt der *Zweifel*, »wie soll das angehen? Ich bin selbst schon so lange im Geschäft und die Bedingungen sind so belastend, da gibt es nichts Leichtes. Ich jedenfalls glaube nicht mehr daran, dass sich da noch viel zum Guten verändert.« Der *Weltschmerz* stimmt mit ein: »Ich auch nicht. Die ganze Welt ist doch ein Tollhaus. Wir haben einfach keine Chance mehr. Die Menschen machen alles kaputt. Ich muss mir doch bloß anschauen, was überall in der Welt geschieht: Kriege, Klimakatastrophe, Flüchtlingswellen, Rassismus, Umweltzerstörung. Ausbeutung und Globalisierung richten alles zugrunde. Es geht nur noch ums Machen von Geld, Gier regiert die Welt. Die Leute sind sowieso alle süchtig: konsumsüchtig, mediensüchtig, geltungssüchtig. Da kiffe ich mich doch lieber besinnungslos zu. Weshalb aufhören? Lohnt sich doch nicht!« – »Stopp! Haltet ein«, ruft die *Liebe*. »Ich verstehe euch ja. Aber genug mit diesem ganzen Schwarzsehen! Öffnet eure Augen und schaut euch um: Die Welt ist voller

Wunder. Wo ich bin, da ist die Freude, da ist Hoffnung, da ist Licht. Seht doch die Fülle an Pflänzchen überall auf der Welt, die das Gute und Schöne hervorbringen! Und außerdem, ganz unter uns gesagt: Als Liebe bin ich sowieso die beste Droge von allen. An mich reicht nichts heran. Ich stelle alles andere in den Schatten.«

Dieses kleine Gespräch gibt in seiner Pointierung recht gut wichtige Facetten meines jahrzehntelangen Arbeitsalltags im Drogen- und Suchthilfesystem wieder. Ich habe es täglich mit Zweiflern zu tun: mit Drogen missbrauchenden oder süchtig abhängigen Zweiflern, die unsicher sind, ob es ihnen jemals gelingen wird, ihrem Leben eine neue Richtung zu verleihen. Die Weltschmerzzweifler sind die hartnäckigsten. Sie stellen grundsätzlich infrage, dass es überhaupt einen Sinn machen könnte, keine Drogen zu gebrauchen oder keinen Alkohol zu konsumieren. »Wozu aufhören? Lohnt sich nicht!«

Ich habe auch mit Zweiflern und Skeptikerinnen in Familien und sozialen Systemen zu tun, die als Angehörige fast jeden Glauben daran verloren haben, dass sich am Drogengebrauch oder der Abhängigkeit des geliebten Menschen noch etwas ändern könnte. Ich habe des Weiteren in den vielen Feldern von sozialer Arbeit und heilenden Berufen mit zweifelnden wie verzweifelten Menschen zu tun. Sie drohen nicht selten, an der Macht von Drogen und Sucht zu verzweifeln; bisweilen noch mehr an den Strukturen einer Gesellschaft, in der soziale Krisen zum System gehören; und nicht zuletzt an den Grenzen, die ihnen häufig genug in ihren Arbeitsverhältnissen gesetzt werden. Sie könnten mit ihren menschlichen wie fachlichen Qualitäten so viel anders, besser, schöner, zufriedener, effektiver arbeiten, wenn man sie bloß ließe. Wer sich strukturell in seiner Arbeitsfreude gehemmt sieht, droht auf Dauer auszubrennen.

»Noch einmal«, ermutigt die *Liebe*, »wo ich bin, ist Kraft. Wo ich bin, ist Heilung möglich. Wo ich bin, ist Vertrauen – Vertrauen in die eigene Liebesfähigkeit, Vertrauen in die eigenen Kompetenzen, Vertrauen in das gute Gelingen eigenen Handelns, Vertrauen darauf, dass auf Leid Freude und auf Dunkel Licht folgt. Wer mich in sich trägt, wird nicht allein sein. Wer aus mir heraus lebt, wird seine Zweifel in Zuversicht wandeln.«

Das Vertrauen in die Kraft der Liebe, die alle Wunden heilt, ist eines der größten Probleme der Menschen. Vertrauen und Zuversicht werden auch zu einem Problem für das Herz einer jeden Mutter, eines jeden Vaters oder sonstigen Angehörigen, die aus Sorge vergehen könnten, wenn sie ohnmächtig miterleben und bezeugen müssen, wie ein geliebter Mensch sein Leben an Drogen und Sucht hängt. Wie und wo werden sie im Hilfesystem in ihrem Schmerz gehört und gesehen?

»Wenn eine Mutter ihrem Sohn zum hundertsten Mal erklärt, dass er mit seiner ständigen Kifferei seine gesamte Zukunft aufs Spiel setzt«, belehrt die *Unverständigkeit*, »wer hat dann das Verstehensproblem?« Die *Liebe* entgegnet: »Was für eine Frage! Wie sollte sich eine Mutter in heller Sorge durch diese Frage in ihrem Mutterherz nicht missachtet fühlen?«

Je nach Blickwinkel können wir die Frage der *Unverständigkeit* sicherlich ganz unterschiedlich verstehen. Guten Willens verstehen wir sie als spitzfindige paradoxe Intervention eines sich den systemischen Interventionstechniken verbunden fühlenden Therapeuten. Guten Willens gestehen wir ihm zu, dass er mit dieser Mutter eine bessere Idee erarbeiten möchte für die 101. Reaktion auf ihren Sohn als die beständig gleiche Ermahnung. Wohlwollend können wir in der Frage einen Spritzer Humor entdecken. Bei weniger gutem Willen können wir in der Frage eine beachtliche Dosis Überheblichkeit ausmachen. Bei noch weniger gutem Willen entlarven wir sie als subtil aggressiven Zynismus. Diese verschiedenen Möglichkeiten, obige – übrigens nahezu wörtlich zitierte – Frage der *Unverständigkeit* zu verstehen, sprechen sehr dafür, auf die Worte zu achten, die wir unserem Munde entschlüpfen lassen. Geht es um die Verstrickungen der Beziehungsbande bei Drogengebrauch oder süchtiger Abhängigkeit, ist Feingefühl angesagt. Das rührt so sehr an die privatesten Winkel aller Gefühle, dass aufgrund der Intimität dieser Gefühle das Innenleben wund ist, und folglich leicht verletzlich. Womöglich würde die Liebe ganz anders fragen.

»Wie gut für mich«, triumphiert die *Sucht*, »dass so viele Menschen so wenig Vertrauen in die Liebe haben, sonst könnte ich nicht so mächtig sein. Ich werde alles in meiner Macht Stehende dafür tun, dass sich daran so schnell nichts ändert. Sonst kann ich nicht weiter meine Herrschaft ausüben. Ich ernähre mich von den Gefühlen der Menschen, besonders von ihrer Angst. Sie ist das Gegenteil von Liebe. Nicht mehr lange, dann habt ihr euch alle in meinen Netzen verfangen. Ihr wollt es bloß nicht wahrhaben. Das ist ja gerade das Listige an mir. Ich habe euch schon lange im Griff und ihr wiegt euch in trügerischer Selbsttäuschung. Ach, ihr seid so leicht für mich zu kriegen!« – »Deine eigene größte Angst, Sucht, ist«, spricht die *Liebe*, »dass die Menschen mich stärker in sich aufleben lassen könnten. Dann bekommst du nämlich ein Problem. Denn wenn ich stärker werde, werden die Menschen mehr und mehr an das Gute in sich glauben. Sie werden ihr Licht nicht mehr unter den Scheffel stellen und es hell leuchten lassen – zu hell für deine Finsternis.«

Genug der (keineswegs bloß) fiktiven Gespräche. Sie können als Leserin oder Leser die Richtung erahnen, aus der das Förderliche kommen wird. Wir tragen es allesamt als Menschen in uns, jeder einzelne von uns. Die Frage ist jedoch, wie offen oder verschlossen wir uns zeigen, der Liebe nicht bloß eine Stimme zu geben, sondern ihrer heilenden Kraft beharrlich zu folgen. Die Chancen in diesem Buch auf das Gute und Förderliche finden sich in drei Teilen:

1. Sucht: Weiter denken
2. Sucht: Neu verstehen
3. Sucht. Verbundener behandeln

Um weiter zu denken, neu zu verstehen und verbundener zu behandeln, muss ich das Rad also nicht neu erfinden, jedoch wieder ins Rollen bringen. In den Schatzkammern des kollektiven Wissens der Menschheit ist bereits alles angelegt, was Ihnen dient, um mit dem Phänomen Sucht einen anderen als den gegenwärtig vorherrschenden Umgang finden zu können.

Wenn ich Sucht weiter denke, stelle ich neue Verknüpfungen zu altem, bewährtem Heilwissen her, das wir fast gänzlich aus der Hand gegeben haben. Ich stelle es in den Kontext zum Hier und Jetzt, damit direkt von Sucht und Drogen Betroffene ebenso im heilsamen Sinne darauf zurückgreifen können wie helfende Dritte.

Wo ich Sucht neu verstehe, stelle ich die Theorie von Sucht als *Elemental* in den Raum. Ich bin in keiner Weise der Urheber der Theorie von den Elementalen. Mein Beitrag dazu ist, dass ich die Idee wieder ausgrabe, sie freischaufele von allen Deckschichten, die die Moderne darüber gehäuft hat. Die Moderne verfügt nicht über die ausschließlich klügsten oder stimmigsten Eingebungen, wenn es um sogenannte Krankheitslehren geht. Worüber sie verfügt, ist ein aufgeblähter Apparat von Zehntausenden Diagnosen, Schlüsseln und Codes, mit denen sie fassbares menschliches Leiden in unfassbar bürokratisierte Klassifizierungen zwängt und ihm einen Stempel aufprägt. Im Getriebe des gesundheitlichen Versorgungswesens mag das pragmatisch erscheinen, ist aber an keiner Stelle heilsam. Ältere Krankheitslehren sind in Vergessenheit geraten. Was war es mir doch für eine Bereicherung, die Krankheitslehre des Paracelsus wiederzuentdecken und ihre Sinnhaftigkeit besonders an den empfindlichen Punkten bestätigt zu finden, an denen unsere heutigen Denkmodelle, was Sucht sei, vielfach zu kurz greifen und daher die Misere der Suchttherapie im Schlepptau haben.

Paracelsus führte zu dem zypriotischen Heiler Daskalos, der der Theorie der Elementale einen neuzeitlicheren Schliff gab und mich davon überzeugte, mir das Thema Sucht aus seinem Blickwinkel neu anzuschauen. Das hat mir nicht bloß eine anders geartete Sichtweise eröffnet, sondern mir obendrein daraus hergeleitete andere Behandlungswelten in den therapeutischen Vorgehensweisen aufgezeigt. Vor allem hat es mir inneren Frieden und Zuversicht geschenkt: für meine Klientinnen und Patienten mit ihren Nöten; für deren Angehörige mit den ihrigen; und drittens für die vielen Menschen in helfenden und heilenden Berufen, die stets dem Risiko anheimgegeben sind, sich angesichts der Herausforderung von Drogen und Sucht als nicht genügend zu erleben.

Die Sucht als Elemental zu begreifen und zu behandeln, macht Mut. Die Beschäftigung mit den Elementalen hat mich außerdem auf dem schon länger eingeschlagenen Weg bestärkt, in konsequenter Befolgung des Gelassenheitsgebets des Theologen Reinhold Niebuhr nicht zu hadern mit den Umständen eines chaotischen Systems, die zu verändern mir nicht gegeben ist. Ich konzentriere mich in meiner Arbeit ausschließlich darauf, *was* veränderbar ist und über welche Mittel und Wege. Alles andere ist vergeudete Energie.

Wenn ich Sucht verbundener behandle, binde ich mich zurück an verbinde ich mich wieder mit ganz ursprünglichen Traditionen eines Wissens um heilsame Vorgänge. Und ich lasse die trügerische Illusion fahren, dass es in meiner willentlichen Macht stehen könnte, bei meinen Klienten oder Patientinnen Heilung zu bewirken. Selbstverständlich beherrsche ich mein Handwerkszeug mit gewachsener Erfahrung besser denn je. Aber ich erkenne meine Grenzen als Mensch an, der nicht über wundersame Heilkräfte verfügt. Im Wissen darum binde ich mich stattdessen an höhere Kräfte an, die mehr von Heilung verstehen als ich, die mir aber bereitwillig ihre An-*Wesenheit* zur hilfreichen Unterstützung zur Verfügung stellen, sofern ich darum bitte. So gesehen, ist mir die Arbeit im Bereich von Drogen- und Suchthilfe ein nicht versiegender Quell für Freude an der Arbeit geworden, nicht frei von Beschwernis, aber frei von Verstrickung in fremde Bürden.

Im Zuge von Fremdübernahmen vollziehe ich noch eine weitere Umkehr als Rückkehr. Ich verabschiede mich von dem selbstverständlichen Gebrauch der Bezeichnung Klient[3] in meiner Arbeit. Die Übernahme des Wortes in die Sprachgepflogenheiten therapeutischer Kreise erfolgte aus vorwiegend systemischer Sicht seinerzeit in guter Absicht. Doch gute Absicht verhindert nicht, dass manches in diesem Sinne Gedachte plötzlich seltsame Blüten treibt, die »Heimisches« verdrängen. Ich habe die Bezeichnung Klient vor langer Zeit ebenfalls übernommen, weil es sich so eingebürgert hatte. Heute kehre ich zurück zu Patient. Die Menschen, die sich mit einem Anliegen an mich wenden, sind keine Geschäftskundinnen oder -kunden, die mich mit der Wahrung ihrer Interessen beauftragen. Sie geben auch keine Bestellung zum Kauf einer Ware oder Dienstleistung bei mir ab, noch gehen sie ein Tauschgeschäft mit mir ein: Geld gegen Ware. Zu den seltsamen Blüten gehört heutzutage auch, dass sich manche Patienten in Behandlungen tatsächlich wie Kunden gebärden. Nach dem Motto »Der Kunde ist König« wollen sie die Regeln vorgeben, wie etwas aus ihrer Sicht zu laufen habe. Dann kommen sie als Klienten – die einen aus eigenem Antrieb, die anderen wurden in die Dienstleistungseinrichtungen des Suchthilfesystems geschickt.

Meine Patienten kommen als Menschen, die in der Regel an etwas leiden, für das sie nach Möglichkeit Linderung oder Heilung erfahren möchten. Drogen missbrauchende oder süchtig abhängige Menschen leiden vielfältig. Sie begeben sich in Beratung oder Behandlung. Folglich kommen sie in der ursprünglichen Bedeutung des Wortes als Patienten, um eine heilsame Beratung oder eine Heilbehandlung erfahren zu können. Patient ist eine Substantivierung des lateinischen *patiēns*, was »erduldend«, »ertragend«, »fähig zu erdulden« bedeutet. Das wird dem Sachverhalt weit mehr gerecht. Jeder leidende Mensch trägt einen Schmerz, eine Bürde. Er erduldet, ist mehr oder weniger fähig, zu erdulden. Das hat auch mit *Geduld* zu tun. Auch das kommt näher an unsere Realitäten heran. Drogenmissbrauch oder süchtige Anhängigkeit erledigen sich nicht einfach im Vorbeigehen. Es erfordert bisweilen ein gerüttelt Maß an Geduld und Durchhaltevermögen, bis die Sucht einen Menschen freigibt. Alle sind sie geborene Menschen. Erst danach werden sie zu den Personen, mit denen wir es in der konkreten Arbeit zu tun haben: direkt Betroffene als Konsumierende von potenziellen Suchtstoffen oder als bereits massiv süchtig gebundene Menschen; sich sorgende Angehörige oder auch Tätige in helfenden und heilenden Berufen, die als Teilnehmende zu Fort- und Weiterbildungen, Workshops oder Supervisionen erscheinen. Letztere dürfen dann gerne weiterhin als Klienten kommen. Allesamt aber werden sie als Menschen auf Augenhöhe angenommen.

Es mag sein, dass Sie als Leser oder Leserin in manchen Passagen des Buches den Eindruck gewinnen, ich würde mich wiederholen. Nein, wiederholen werde ich mich nicht. Ich werde aber in verschiedenen Kapiteln *ähnliches* tun, indem ich Schicht für Schicht einer heilsamen »Substanz« jeweils eine weitere hinzufüge, so, als würde ich

3 Im Falle des Begriffs Klient respektive im Folgenden Patient werde ich weiteren Verlauf dieses Buches, sofern nicht eine spezifische Person gemeint ist, immer die männliche Form verwenden. Sie gilt in dem Fall stellvertretend für alle Geschlechtsidentitäten.

auf eine offene Wunde Schicht um Schicht eine heilkräftige Salbe auftragen; oder als würde ich einem frierenden Menschen eine Decke nach der anderen umlegen, bis er nicht mehr friert.

Ich erwarte nicht, dass alle, die das Buch in die Hände bekommen, sämtliche Inhalte auf Anhieb teilen mögen. Dafür ist die Vorstellung von den Elementalen zu unvertraut. Lassen Sie aber die daraus hergeleiteten imaginalen Methoden zu sich sprechen, werden Sie nicht unberührt bleiben. Es kann sein, dass Sie mit sich selbst in ein Gespräch kommen. Der Verstand wird so manches Gute und Förderliche bezweifeln wollen. Ihr mystisches Herz und Ihre Seele dagegen dürften Ihnen aus ihrer eigenen Weisheit heraus ihr freudiges Ja der Zustimmung geben wollen.

Helmut Kuntz

Inhalt

1 Sucht: Weiter denken ... 19
1.1 Heilen ist mehr als Medizin: Von den Ursprüngen des Heilens als Heilkunst ... 19
1.1.1 Asklepios oder Äskulap: Der Gott der Heilkunst ... 20
1.1.2 Die Therapeuten der Antike: Überholte Vorbilder oder heilsame Sinnstifter für eine moderne Therapie der Sucht? ... 22
1.2 Die Krankheitslehre des Paracelsus und ihre Bedeutung für die süchtige Abhängigkeit ... 27
1.2.1 Die vier Säulen des medizinischen Wirkens bei Paracelsus ... 27
1.2.2 Die Lehre von den fünf Entien im Fokus der süchtigen Abhängigkeit ... 35
Ens Astrorum oder Ens Astrale ... 35
Ens Veneni ... 36
Ens Naturale ... 36
Ens Spirituale ... 37
Ens Dei ... 38
1.2.3 Paracelsus als Neuerer: Die Lehre von den Elementalen ... 43

2 Sucht: Neu verstehen ... 46
2.1 Daskalos und seine Lehre von den Elementalen im Fokus von Drogengebrauch und süchtiger Abhängigkeit ... 46
2.2 Wie ein Alkoholelemental zur Macht kommen kann ... 52
2.3 Individuelle und kollektive Elementale ... 57
2.4 Ein Suchtelemental lässt sich nicht bekämpfen ... 59
2.5 Elementale als unreine Geister ... 61
2.6 Hilfreiche dienstbare Geister zur Entkräftung dunkler Elementale ... 66
2.7 Ein kleiner Königsweg: Selbsterkenntnis ist der erste Schritt zur Selbsthilfe ... 72
2.8 Heilsame Hilfen aus anderen Welten ... 75
2.9 Dharma oder das Eingebundensein in ein Drittes als Weg zum Ausstieg aus der süchtigen Abhängigkeit ... 77
2.10 Sucht als (Um-)Weg zur spirituellen Erweckung ... 83
2.11 Eine Vision als Ausweg aus der Sucht ... 93
2.12 Clean werden, sein, bleiben: Ein erweitertes Verständnis von Abstinenz ... 95
2.13 Die Kehrseite der Abstinenz ... 98
2.14 Clean werden auf innerer, mentaler Ebene ... 104
2.15 Angesammelte Schuldkonten und deren Ausgleich ... 106
2.16 Es gibt immer eine Wahl, oder: 80 Jahre sind 29 200 Lebenstage ... 111
2.17 Gleich und gleich gesellt sich gerne ... 113
2.18 Dienstbare Geister zur inneren Entgiftung und seelischen Reinigung ... 117

2.19 Das dienstbare Imaginale in der menschlichen Verfasstheit, oder: Der Mensch durchbricht das Himmelsgewölbe ... 119
2.20 Heilsame Methoden im Lichte der Verbundenheit ... 123
2.21 »Einbrüche« der geistigen Welt in den menschlichen Schöpfergeist ... 129

3 Sucht: Verbundener behandeln ... 133
3.1 Wissen, wer gemeint ist ... 133
3.2 Altes Heilwissen neu gedacht für Menschen im Hier und Jetzt ... 135
3.3 Unverzichtbar: Das Suchtelemental und seine Gestalt. Wache Präsenz auf allen Kanälen ... 139
3.4 Helle Methoden samt dienstbarer Geister zur Entbindung von einem Elemental ... 150
3.4.1 Die Lebens- und Willenskraft nähren ... 151
3.4.2 Sich in Dankbarkeit üben ... 155
3.4.3 Eine Wohnung im eigenen Herzen einrichten ... 157
3.4.4 Imagination in Licht und Liebe ... 160
3.4.5 Hand aufs Herz ... 165
3.4.6 Vergeben und Verzeihen als Wege zur Er-Lösung ... 167
Es freut sich in meinem Herzen 167
Ein Vergebungsritual zur Aussöhnung ... 171
Ein Vergebungsritual, gerichtet an die eigene Person ... 173
Ein Vergebungsritual zur Reinigung von abträglichen Gedanken und Selbstzweifeln ... 178
3.4.7 Die Angst vor der Angst überwinden ... 188
3.4.8 Eine Hoffnung bleibt immer ... 191
3.4.9 Wie du mir, so ich dir 193

4 Offenes Ende, oder: Eine Sucht wird nicht besiegt. Die Sucht gibt frei, wenn es erlaubt ist ... 195

Literaturverzeichnis ... 197

1 Sucht: Weiter denken

1.1 Heilen ist mehr als Medizin: Von den Ursprüngen des Heilens als Heilkunst

Seit es menschliche Wesen auf unserem Planeten gibt, machen sie durch alle Zeiten hinweg ihre Erfahrungen damit, wie Schmerz und Leid in ihr Leben eingreifen. Umgekehrt haben sie ihre Vorstellungen davon, welches »Kraut« gegen bestimmte Formen von Schmerz und Leid gewachsen und was unter Heilen zu verstehen sei. Was verstanden unsere Ahnen über die Generationen hinweg jeweils unter Heilung? Welchen Stellenwert maßen sie den medizinischen Künsten bei und wie sollte sich eine stimmige Therapie vollziehen? Die Vorstellungen vom Wechselspiel zwischen Leiden und Krankheiten wie Behandlungen und Genesung haben über die Jahrtausende hinweg mancherlei Wandlungen erfahren – manche im medizinischen wie therapeutischen Denken und Handeln sogar rasend schnell. In den Zeiträumen der menschlichen Geschichte gedacht, existieren Behandlungen von Krankheitsbildern, die heutzutage den psychotherapeutischen Disziplinen zugeordnet werden, erst seit einem Wimpernschlag. Und dennoch ist die heutige Psychotherapie kaum noch zu vergleichen mit den klassischen analytischen »Redekuren« zu Zeiten Sigmund Freuds, eher noch mit den Therapien im Geiste der Analytischen Psychologie eines Carl Gustav Jung. Selbst das noch recht junge Feld der Behandlungen von Sucht und Abhängigkeit hat in kürzester Zeit viele ganz unterschiedliche Versuche gesehen, dem Phänomen zu Leibe zu rücken.

Es ist kaum übertrieben, zu konstatieren, dass unser Zeitgeist an so manchem Scheideweg steht. Trotz ungezählter beachtlicher Fortschritte im Verstehen von Körper und Geist, trotz der Quantensprünge in der Medizintechnik, der Differenzierung medizinischer und therapeutischer Disziplinen steckt unser Verständnis von Gesundheit wie Krankheit in einer geistigen Krise. Allein Brandzeichen wie »Apparatemedizin«, »Medizinalbürokratie«, »Versorgungssystem« oder auch die berüchtigte Wortwendung von den »Halbgöttern in Weiß« machen deutlich, dass etwas aus dem Gleichgewicht geraten ist. Die Medizin steckt in einer Findungs- wie Schaffenskrise, am empfindlichsten ausgedrückt in ihrer ethischen Krise: dem Zwiespalt zwischen bestmöglicher Heilung und Therapie sowie dem Zwang zu Ökonomisierung und Rationalisierung. Die Menschen sind kaum gesünder geworden in den letzten Dekaden. Eher ist das Gegenteil der Fall. Zivilisationskrankheiten nehmen epidemische Ausmaße an, auf die unser Medizinverständnis keine Antworten mehr weiß. Mit manchen neuartigen Leiden kennt sich unsere sogenannte Schulmedizin gleich gar nicht mehr aus, sodass sich eine immer größere Zahl leidender Menschen auf sich selbst zurückgeworfen sieht. Sie ziehen sich notgedrungen aus dem schulmedizinischen Versorgungssystem zurück und suchen an vielen, vielen anderen Stellen ihr Heil – manchmal mit überraschenden Heilungserfolgen, manchmal in einer Endlosspirale von Hoffen und Scheitern. Das gilt auch für unzählige Menschen, Junge wie Erwachsene, Männer wie Frauen, die unter den wechselvollen Erscheinungsformen von Drogenmissbrauch oder gar süchtiger Abhängigkeit zu leiden haben. Da finden wir manches Gelingen, aber ungleich mehr Misslingen, wenn wir ehrlich bleiben.

Können wir angesichts von Scheidewegen sinnhaft fündig werden, wenn wir eintauchen in eine Vergangenheit, in der die Menschen noch wussten, dass Heilen weit mehr ist als Medizin? Können wir von dort Hilfreiches hinüberretten, um unser heutiges Verständnis von Heilen neu anzureichern? Macht ein Transfer alten heilkundlichen Denkens in die Moderne Sinn? Wenn wir erst gar nicht mehr fragen und uns suchend zu erinnern bemühen, versagen wir uns selbst mutwillig die Chancen auf hilfreiche Antworten. Wer aber fragt und sucht, der findet auch.

1.1.1 Asklepios oder Äskulap: Der Gott der Heilkunst

Die alten Griechen und Römerinnen hatten ein deutlich anderes Verständnis von der Behandlung kranker, leidender Menschen als unsere heutige moderne Medizin. Auf den Punkt gebracht, ist die medizinische Entwicklung über die Jahrtausende hinweg eine Gewinn-und-Verlustrechnung. Auf der Habenseite steht ein beachtliches Plus an differenzierten medizinischen Erkenntnissen und durchaus förderlich nutzbaren Medizintechniken. Der empfindlichste Verlust ist jedoch die Abkehr von den ursprünglichen Vorstellungen des Heilens. Für unsere Ahnen war Heilen weit mehr als Medizin. Es war eine hohe Kunst.

In der griechischen Mythologie steht für dieses besondere Verständnis des Heilens Asklepios, der Gott der Heilkunst. Asklepios entsprang der Verbindung des Gottes Apollon, dem Gott des Lichtes und der Reinheit, mit einer Sterblichen, Koronis, der Tochter des thessalischen Lapithenkönigs Phlegyas. Da selbst die Götter in Eifersucht entbrennen konnten, ermordete Apollon Koronis, als diese ihn mit einem Sterblichen betrog. Er rettete jedoch ihr Kind Asklepios aus dem Leib der Mutter und übergab ihn dem Kentaur Chiron in Obhut. Kentauren sind sagenumwobene Mischwesen der griechischen Mythologie, halb Pferd, halb Mensch. Der sanftmütige Kentaur Chiron lehrte Asklepios von Kindesbeinen an die Heilkunde. Es hieß sogar, Asklepios könne Tote wieder zum Leben erwecken. Damit zog er sich den Zorn des Zeus zu, der durch diese Fähigkeiten des Asklepios die kosmische Ordnung gefährdet wähnte. So schleuderte Zeus einen tödlichen Blitz auf den heilbringenden Asklepios. Nach seinem Tod wurde der Gott der Heilkunst in ein Sternbild verwandelt und ziert bis heute als »Schlangenträger« den Nachthimmel.

Familien- wie psychodynamisch hätte Asklepios erst einmal seine eigene Herkunft heilen und transformieren müssen, um seine Geschichte umzuschreiben. Das hat er mit vielen heutigen Menschen gemein, die ein schweres Erbe in Bezug auf ihre Herkunftsfamilie oder gar eine mehrgenerationale Erbgeschichte zu bewältigen, zu heilen und in ihr Leben zu integrieren haben. Nicht als Gottheit, aber als menschliche Wesen können sie aus bewältigtem Leid außerordentliche Fähigkeiten entwickeln.

In der römischen Mythologie heißt die Gottheit, die für den Geist des Heilens steht, Äskulap. Bis heute gehalten haben sich die symbolischen Darstellungen dieser Gottheiten. Wer kennt sie nicht, die Marmorstatuen oder steinernen Skulpturen von Äskulap als bärtigem, lorbeerbekränztem Mann mit dem berühmten Äskulapstab, um den sich eine Schlange windet? Manchmal sind es auch zwei Schlangen, die den Stab zieren. Der Asklepios- oder Äskulapstab wurde zu *dem* Symbol der Heilkunde. Das Symbol der Schlange weist Asklepios wie Äskulap den chtonischen, der Erde zugehörigen, Göttern zu. Als Götter der Heilkunst spenden sie Leben und Fruchtbarkeit und niemals Verderbnis. Sie sind die unübertroffenen Meister der ärztlichen Heilkunst, ausgestattet sogar mit magischen heilsamen Kräften. Es bildete sich ein regelrechter Asklepios-Kult aus, der in mannigfaltigen Verehrungsstätten und Tempeln praktiziert wurde. Die Heilbehandlung im Geiste des Asklepios bestand im Kern darin, dass Erkrankte im oft außerhalb einer Stadt gelegenen Tempel des Heilgottes »schliefen«. Der vermeintliche Schlaf führte sie in Trancezustände oder in einen erweiterten, für Heilung offenen Bewusstseinszustand. Während solcher Zustände erschien den Tempelschläferinnen und -schläfern im Traum dann Asklepios oder einer seiner Tempelheiler und ließ dem kranken Menschen seine heilenden Kräfte zuteilwerden. Entweder gab es Soforteheilungen oder die Erkrankten bekamen heilsame Anleitungen zu ihrer künftigen Lebensführung. Dieser therapeutische Heilschlaf ist in die mythologische Medizingeschichte eingegangen. Er weist im Übrigen große Ähnlichkeiten mit dem altägyptischen Tempelschlaf auf. Als Heilgott bezog Asklepios sein Wissen direkt aus dem göttlichen Bereich. Er überwand folglich die rein irdischen Kräfte. Sein Wissen gab er an seine Schüler weiter.

In einer seiner großen Tempelheilstätten, auf Kos, empfing auch Hippokrates seine medizinisch ärztliche Ausbildung zum Heiler. Hippokrates war kein Gott mit Heilkräften, sondern als Mensch aus Fleisch und Blut ein Meister der Heilkunde. Als solcher gilt er als Urvater der modernen Medizin. Lange Zeit mussten angehende Medizinerinnen und Mediziner den Eid des Hippokrates als ein Gelöbnis ärztlicher Ethik leisten. Mittlerweile wurde dieser Eid modernisiert. Die ursprüngliche spirituelle Verbindung zur geistigen Welt und das darin verwobene Mysterium des Heilens gingen weitgehend verloren.

Dem Andenken von Asklepios wird dennoch bis heute gedacht. Nach ihm ist Europas größte Klinikbetreiberfirma benannt. Zu diesem gigantischen Unternehmensverbund zählen auch namhafte ausgewiesene Suchtkliniken. Ob deren Unternehmenskultur noch dem Geist des Asklepios gerecht wird, ist eine andere Frage. Die geistige Überzeugung, dass Heilung zuvorderst im Bewusstsein und erst dann im Körper entsteht, ist längst nicht mehr die Grundlage klinisch- wie evidenzbasierter Medizin. Zu Zeiten von Asklepios oder Äskulap waren die vielfältigen Erscheinungsformen von Sucht noch nicht die Geißel der Menschen, die sie heute sind. Mit dem Fokus auf Sucht und Abhängigkeit bleibt jedoch unabweisbar, dass sämtliche Götter der Heilkunst darauf verweisen, dass jedwedem Heilen eine geistige spirituelle Dimension innewohnt. Wir werden sehen, was die Anerkennung dieser geistig-spirituellen Dimension bei der Behandlung suchtabhängiger Menschen von heute zu verändern vermag.

1.1.2 Die Therapeuten der Antike: Überholte Vorbilder oder heilsame Sinnstifter für eine moderne Therapie der Sucht?

In ambulanten wie stationären Suchttherapien spielen Psychotherapeuten und Suchttherapeutinnen eine entscheidende Rolle. Als Bezugstherapeutinnen der Patienten sind sie einer der Hauptfaktoren im Wirkungsgeflecht heilsam verändernder Prozesse. Doch wer sind diese Menschen, die sich der heilsamen Psychotherapie verpflichtet fühlen? Was ist ihr Selbstverständnis von sich als therapeutisch tätigen Menschen? Welches sind die Wurzeln einer psychotherapeutischen Tätigkeit über Sigmund Freud oder Carl Gustav Jung als Gründungsväter der neuzeitlichen Psychoanalyse und Psychotherapie hinaus? Finden sich historisch verbürgte Quellen für ein heilkundiges psychotherapeutisches Handeln?

Wer sucht, der findet. Oder er sieht sich geführt. Von einer der historischen Hauptquellen, die eine Gemeinschaft therapeutisch heilender Menschen beschreibt, sah ich mich mitten in meiner menschlichen wie therapeutischen Identität zutiefst berührt. Ähnlich wie in der antiken medizinischen Heilkunst verweist besagtes geschichtliches Zeugnis auf die Brücke zwischen den geistigen Kräften und Gaben des Heilens und den irdischen Lebenskräften.

Generell ist es meines Erachtens ein Zeichen von innerer Freiheit und Stärke, im Leben immer mal wieder über die Frage zu befinden, von wem wir uns im Leben etwas sagen lassen möchten. Nebenbei bemerkt: Es gehört zu den größten Schwierigkeiten Drogen gebrauchender oder süchtig abhängiger Menschen, sich von anderen etwas sagen zu lassen. Wem erlauben wir, Worte an uns zu richten, um im Anschluss zu entscheiden, was wir von deren Botschaft anzunehmen bereit sind und was nicht? Und welcher Instanz in uns selbst vertrauen wir eigentlich unsere Lebensgeschicke an? Unserem Verstand oder unserem fühlenden Herzen?

Sich von den Mysterien oder Eingebungen des Herzens leiten zu lassen, ist im Idealfall eine weise Richtschnur. Da unser Leben aber in aller Regel nicht ideal verläuft, bricht uns schon mal das Herz. Das Leben gerät aus dem Takt, wir erleiden Schmerzen. Möchten wir derartige Herzleiden physisch, psychisch oder seelisch heilen, begeben wir uns auf die Suche nach Menschen, deren Berufung die Therapie von Leib, Psyche und Seele ist. Um sich von einem Psychotherapeuten oder einer Heilerin möglichst gut behandelt fühlen zu können, macht es Sinn, etwas darüber zu wissen, was eigentlich die gewachsenen Wurzeln des Therapeutentums sind. Welche kundige Person möchte ich suchen und finden, um ein Leiden, und sei es ein Suchtleiden, zu lindern? Und wessen sollte die Person kundig sein?

Es existiert eine historisch verbürgte eindeutige Quelle über das Leben und Wirken heilkundiger Männer und Frauen, die gleichermaßen den Leib, die Psyche wie die Seele zu behandeln wussten: Philo von Alexandrias antike Schrift *Das kontemplative Leben (De vita contemplativa).* In diese Quelle tauchte ich bereitwillig ein: Die *therapeutae,* vom griechischen Wort *therapeuèn* für Gottes-Verehrer oder auch Gottes-Dienerinnen, waren eine der Mystik verbundene soziale Gemeinschaft von Männern und Frauen in Ägypten etwa Anfang des 1. Jahrhunderts vor Christus. Obgleich eine Gemeinschaft, lebte jede und jeder für sich. Männer und Frauen galten in der Gemeinschaft als gleichwertig und gleichberechtigt, was zu jener Zeit außerhalb jeder gültigen Konvention und von daher revolutionär war. Zusammen mit den Essenern in Palästina, einer weiteren mystischen Gruppierung, gelten die *therapeutae* als die Urform des kontemplativen Lebens und des christlichen Mönchtums. Ihre religiösen Lebensideale werden der antiken Gnosis zugerechnet. Die Gnosis umfasst vorchristliche wie christliche Wissenslehren um die Existenz des Übersinnlichen und sucht durch die wahre Erkenntnis des Göttlichen die Erlösung zu erlangen. Die *therapeutae* strebten durch Askese, Läuterung und »aufrechte Vernunft« im Alltag zeitlebens die Nähe zu Gott an. Das meiste, das wir heutzutage über die *therapeutae* der Antike wissen, stammt aus Philo von Alexandrias Schrift.

Vom jüdischen Amtspriestertum der Pharisäer und Sadduzäer wurden die *therapeutae* als Abweichlerinnen und Abweichler der Häresie bezichtigt und heftig angefeindet. Die *therapeutae* waren ihrem Selbstverständnis nach Mystiker, Visionärinnen und sogar Heiler. Heilen war für sie aber wesentlich mehr als das, was wir heutzutage in unserem reduzierten Verständnis des Begriffs erfassen. Philo beschreibt die Lebensform dieser besonderen Menschen sehr würdigend: »Die Gemeinschaft der Therapeuten aber, von Anfang an belehrt, immer das Sehvermögen zu gebrauchen«, strebt beständig nach »der Schau des Seienden«. Indem »sie sich über die sinnlich wahrnehmbare Sonne (Welt) erheben und niemals diesen Posten verlassen, der zum vollendeten Glück führt« (Alexandria 1963, S. 51), begehrten Männer wie Frauen gleichermaßen die Vision des Existenten. Eingeführt »in die Mysterien des heiligen Lebens« (ebd., S. 54) suchten die Mitglieder der Gemeinschaft, durch den Gebrauch des geistigen Sehvermögens die unmittelbare Erkenntnis der Wirklichkeit beziehungsweise des »Selbst-Existenten« hinter der vergänglichen Welt zu finden. Das Selbst-Existente, nie Geschaffene, ist gleich Gott. Zur Erlangung von Erkenntnis lasen die *therapeutae* auch die weisen und heiligen Texte. Folgerichtig waren sie im Gebrauch wie in der Deutung des Wortes geübt. Das Reich der *therapeutae* war einerseits von dieser Welt, ging aber in Visionen weit darüber hinaus. Sie suchten, das göttliche, mystische Ur-Licht in sich selbst zum Leuchten zu bringen. Als Heiler und Heilerinnen waren die *therapeutae* folglich auch vermittelnde Lehrende, die andere Menschen in Initiationen unterwiesen.

Ihre Vermittlungen transportierten auch das Wissen darum, dass alles Leiden, jedes Symptom der Ausdruck für ein tiefer liegendes Leiden ist, für einen Mangel, für das Vergessen dessen, was eigentlich unser Leben bedingt und weshalb wir auf diese Welt gekommen sind. Das Selbstverständnis der *therapeutae* war es deshalb seit ihren Ursprüngen, den Leidenden ihre Gesundheit zurückzugeben, indem sie sie in der

Ganzheit unterwiesen, ohne Beschränkung auf ein Symptom. Ihr Heilen war stets eine körperliche, psychische und spirituelle Therapie, die einschloss, die Menschen zu initiieren, was den Sinn des Lebens wie des Leidens ausmacht. Als Gottes-Dienerinnen und -Diener handelten sie zum einen aus sich selbst heraus. Zum anderen und im Wesentlicheren aber zeigten sie sich offen dafür, dass Gott als etwas Größeres als sie selbst durch sie hindurch wirken durfte. Sie waren in Gott und Gott war in ihnen, und das war ihre aufrichtige innere Haltung, in der sie den Menschen begegneten.

Es kam die Zeit, da gingen die Prophezeiungen alter Schriften in Erfüllung, die auch den *therapeutae* bekannt waren. Es kam der größte Diener Gottes als sein eingeborener Sohn zur Welt: Jesus. Als er anfing, Wunder zu bewirken und zu heilen, sahen die Menschen in ihm den größten »Arzt«, wie es in den Evangelien heißt. Das Wort Arzt mutet in den uns bekannten biblischen Texten jedoch seltsam fremd an. Es passt kaum zur sonstigen Diktion in der Heiligen Schrift. Es kann dem Bemühen modernerer Bibelübersetzungen geschuldet sein, dass es so wenig passend anmutet. Im Kontext der damaligen Zeit dürften die Menschen in Jesus eher den größten *Heiler* mit den wundertätigsten Kräften gesehen haben. Sie pilgerten in Scharen zu ihm, um durch seine bloße Nähe Heilung von körperlichen Gebrechen oder geistigen Leiden erfahren zu dürfen.

Jesus gab seine wundersamen Kräfte gezielt weiter. Als ihr »Meister« initiierte er seine Jünger. Jesus legte ihnen die Hände auf, damit sein Wissen in sie einfließe. Ausgestattet mit Gabe und Glauben sandte er sie aus, »zu heilen die Kranken«, wie uns Lukas (9,2) erfahren lässt. Auch im von der katholischen Kirche nicht anerkannten Thomas-Evangelium lesen wir von der Aussendung der Jünger in die Welt durch Jesus, um in seinem Geiste zu wirken und Menschen heil werden zu lassen: »Die Kranken unter ihnen heilt!« (Logion 14). Doch niemand heilt, ohne dass Jesus ihm die Fähigkeit des Heilens überträgt oder ihm Heilungen erlaubt. Nach Jesus Tod legten seine Jünger anderen von ihnen Auserwählten die Hände auf, damit sie ihrerseits die geistige Gabe des Heilens von Körper, Geist und Seele empfingen. Je mehr sich indes über die folgenden Jahrhunderte der tiefe Glauben an Gott verlor, desto umfassender verlor sich mit ihm die Gabe des mystischen Heilens. Doch begnadete Ärzte und Heilerinnen finden sich bis in unsere Zeit, mögen die ihnen verliehenen Kräfte auch deutlich reduziert sein gegenüber den jeden Verstand übersteigenden Kräften des Höchsten aller Heiler. In ihrem ethischen Selbstverständnis wirken sie allesamt unverändert im Wissen darum, dass nichts allein aus ihnen selbst heraus geschieht, sondern durch ihre Verbundenheit mit einer höheren Kraft.

So verstanden, haben alle modernen Therapeutinnen und Therapeuten ihre geistigen Wurzeln im Urchristentum und in einem Vertrauen auf eine höhere wirkende Kraft in uns Menschen selbst. Im Nachhinein kann ich kaum einschätzen, wie viel ich zu einem früheren Zeitpunkt davon verstanden hätte, hätte ich in einer meiner therapeutischen Ausbildungen etwas über diese meine originären Wurzeln erfahren dürfen. Es wäre aber zumindest ein Fingerzeig und eine Chance gewesen. Kann sein, es hätte mir einiges an Umwegen erspart. Immerhin wurde mir später über meinen eigenen imaginativen und spirituellen Weg die nötige innere Führung zuteil, um zu diesen

Wurzeln zurückfinden zu dürfen. Ich mochte einfach herausfinden, wie es um die geistigen Wurzeln aller Psychotherapeuten und Psychotherapeutinnen als Seelenpfleger oder Seelsorgerinnen in den Ursprüngen bestellt war. Für die mir gewährten Einblicke und Erkenntnisse bin ich unendlich dankbar. Wenn ich in meinem beruflichen Alltag aus mir heraus mit meinem erworbenen Handwerkszeug als Therapeut nicht weiterkomme, wenn ich an meine Grenzen stoße, dann übernimmt mittlerweile – freilich nach einem langen persönlichen Such- und Entwicklungsprozess – eine größere Weisheit in mir die Führung, gelegentlich von selbst, gelegentlich, weil ich ganz ausdrücklich darum bitte. Das ist kein gedankliches Konstrukt und auch keine innere Einbildung. Ich fühle mich dann verbunden mit einer größeren Kraft. Sie ist präsent in mir und wirkt durch mich hindurch. Ich stehe als ihr Kanal zur Verfügung, lasse mich führen. Oftmals tu ich dann etwas, ohne die Frage des Verstandes, weshalb ich es tue, beantworten zu können. Woher weiß ich in solchen Situationen, dass ich zusammen mit meinen Patienten auf einem guten Weg bin? Weil ich durch vermitteltes Wissen wie durch Erfahrung gelernt habe, mich anzuvertrauen, um eine höhere geistige Kraft durch mich wirken zu lassen. Und wie kann ich mir für mich selbst wie für meine Patienten sicher sein, dass es sich nicht um eine geistige Kraft des Bösen oder Dunklen im Leben handelt? Weil ich mich durchdrungen fühle von einer bedingungslosen Liebe, mit der meine Patienten augenblicklich in Resonanz gehen. Die finstere Seite der geistigen Welt kennt diese Liebe nicht und kann sie daher auch nicht imitieren.

Da mir das Arbeiten in dieser Liebe in Fleisch und Blut, in Geist und Seele übergegangen ist, darf ich immer öfter zutiefst dankbar verspüren, wie ich vor schwierigen Gesprächen oder besonderen Seminaren und Workshops geradezu aufgeladen werde von der geistigen Welt. Bitte ich um Schutz für mich und meine Patienten, bekomme ich eine erhöhte Wachheit, Klarheit und Sicherheit im Denken wie Handeln vermittelt, die meinem normalen rationalen Verstand allein nicht zugänglich ist. Ich fühle mich innerlich regelrecht vorbereitet, mehr zu sehen, mehr zu hören, mehr zu fühlen, präsenter zu sein für die Menschen, die sich meiner Arbeit anvertrauen. Wenn mir derartige Geschenke gewährt werden, kann ich sie nur im wohl verstandenen Sinne annehmen und das mir Mögliche tun, mich dieser Geschenke würdig zu erweisen. Im Grunde ist das ein schönes Anknüpfen, ein Mich-wieder-Verbinden mit der Tradition der originären *therapeutae*. Deren praktizierte Askese teile ich hingegen nicht. Menschen, die mit mir arbeiten, ist auch die Normalität an mir wichtig, der Ausgleich zwischen spiritueller Offenheit und irdischer Bodenhaftung. Es erhöht für sie meine Glaubwürdigkeit, dass ich mich rein weltlicher Sinnesfreuden nicht komplett enthalte. Bloß bemühe ich mich um ein rechtes Maß oder um einen mittleren Pfad, wie es eine Strömung des Buddhismus ausdrückt, zwischen den irdischen Gefilden und dem wachsenden Drang zum Himmel.

Vielleicht mögen Sie als Leserin oder Leser über eben diese Wurzeln des originären Therapeutentums etwas sinnieren, weniger mit Ihrem rationalen Verstand, sondern eher im Sinne eines Verstehens Ihrer eigenen inneren Resonanz auf dem Grunde Ihres Herzens. Sämtliche Psychotherapeutinnen und -therapeuten, die heutzutage ihren Dienst versehen, bedienen sich nach wie vor hauptsächlich des Wortes. In der Deutung wie Handhabung des Wortes sind sie bewandert. Damit knüpfen sie ganz neutral an die von Sigmund Freud so benannte »Redekur« an. Aber wissen sie auch noch um ihre antiken Ahnen sowie deren geistig-spirituelle Wurzeln, um die Deutung der Worte, die weit über Wörter hinausreicht? Möchten sie überhaupt um ihre Ahnen wissen in ihrem Welt- und Menschenbild? Wie weit öffnen sie sich über ihr Fachwissen hinaus noch mit ihrem »Sehvermögen« der »Vision des Existenten« wie dem Spirituellen? Ich finde es ungemein stärkend, stets aufs Neue bestätigt zu finden, dass nicht wenige therapeutische Kolleginnen und Kollegen im geschützten Rahmen von ihren Zugängen zu einer geistig-spirituellen Dimension ihres Lebens berichten, mit der sie sich verbunden fühlen. Auf einem Non-Profit-Symposium berichtete eine Kollegin, die viel mit Kindern und deren Eltern arbeitet:

> »Meine eigene Geschichte hat mich dazu bewegt, mich immer wieder selber zu fragen, was es mir eigentlich bedeutet, Therapeutin zu sein. Was sind meine Wurzeln in diesem Beruf? Für mich ist das auch kein Beruf wie andere. Ich merke doch täglich, was diese Arbeit mit mir selbst macht, was in mir selbst in Bewegung gerät. Ich kann mir mich und wie ich die Geschichten der Kinder verstehe überhaupt nicht vorstellen, ohne daran zu denken, dass es da noch etwas viel Größeres geben muss, zu dem ich Kontakt habe und das zu mir Kontakt hat. Eigentlich haben mich das auch die Kinder gelehrt, die häufig noch so verbunden sind. Die Therapien mit ihnen, das, was wirkt und heilt, hat für mich einen spürbaren spirituellen Ursprung. Da sind immer die Gewissheit und Freude in mir, dass ich mich in meiner alltäglichen Arbeit davon getragen und gestützt fühle. Ohne das Wissen um diese Unterstützung könnte ich meine Arbeit überhaupt nicht so leisten, wie ich das tue. Ich möchte als engagierte Therapeutin unbedingt vervielfältigend dabei mitwirken, dass mehr Licht und mehr Liebe in die Welt kommen und gesehen werden dürfen. Das ist mir so wichtig. Und damit will ich mich auch nicht verstecken!«

Was würde unsere Welt im Ganzen gewinnen, wenn sich die Menschen – gleich welcher Hautfarbe, Herkunft, ideologischer Gesinnung oder welchen religiösen Glaubens – darauf besännen, welche die lebensbewahrendste und heilsamste menschliche Herzensqualität ist? Im Glauben an die Moderne haben wir das Wissen um den Lauf der Welten nicht gepachtet. Es gäbe so vieles, auf das wir uns zum eigenen Wohl wie zum Überleben der Menschheit besinnen könnten. Es wäre schon ungemein viel gewonnen, würden die Menschen mehr auf ihr Herz als auf die Worte der Verführung hören.

Bevor wir genau sehen werden, was dieser kleine Streifzug durch die Geschichte des Heilens mit unserem Thema – Drogen und Sucht – zu tun hat, schauen wir uns noch ein wenig weiter um, was große Ärzte und Heilerinnen dazu beigetragen haben, dass wir uns eine sehr andere Sicht auf das Phänomen Sucht eröffnen können, als sie derzeit in unserem Denken geläufig ist.

1.2 Die Krankheitslehre des Paracelsus und ihre Bedeutung für die süchtige Abhängigkeit

Mit dem Fokus auf Sucht brauche ich hier nicht das gesamte Leben des Paracelsus wiederzugeben, das wie eine lebenslange Wanderung anmutet. Was den Menschen und Heiler Paracelsus anbelangt, ist entscheidend, dass sein Verständnis von Krankheit und deren Heilung viel Ähnlichkeit aufweist mit dem Welt- wie Menschenbild der frühen *therapeutae*, selbst wenn er zu einer viel späteren Zeit als heilender Arzt tätig war. Nähe ist aber nicht gänzliche Gleichheit, und so verstand sich Paracelsus in seinem Blick auf den himmlischen Kosmos wie die irdische Welt zeitlebens als rastloser Neuerer.

Geboren als Philippus Theophrastus Bombast von Hohenheim im Jahr 1493 oder 1494 in Egg, Kanton Schwyz, und verstorben 1541 in Salzburg, war Paracelsus weit mehr als ein simpler Schweizer Arzt und Doktor der Medizin. Er war außerdem Philosoph, Alchemist, Astrologe, Theologe und Sozialethiker, Schreibender und rastloser Suchender zwischen den Welten. Heute würden wir sein Verständnis vom Menschen und seiner Eingebundenheit in die Bezüge der Welt wie des Kosmos »ganzheitlich universell« nennen. Alles in allem war er ein recht streitbarer Unruhegeist mit manch spektakulären Heilerfolgen. Da er sich vielfach, allein gegen alle, wider die damals herrschenden Lehrmeinungen stellte, machte er sich nicht wenige etablierte Ärzte und Apotheker seiner Zeit zu erbitterten Feinden, die mit allen erdenklichen Mitteln gegen ihn zu Felde zogen.

Paracelsus – diesen Beinamen gab er sich selbst, vermutlich abgeleitet aus einer Latinisierung seines Nachnamens Hohenheim – führte ein eigenes Wappen. Als Sinn- und Wahlspruch für das Leben erwählte er den Vers: »Nicht von einem anderen abhängig mache sich, wer sein eigener Herr zu sein vermag.« Das ist die lupenreine Gegenbotschaft zum süchtig abhängigen Lebensmodus, wie er heutzutage so verbreitet ist. Nicht von einem oder *etwas* anderem abhängig mache sich, wer sein eigener Herr zu sein vermag – das setzt eine Lebenskompetenz, ein inneres Vermögen als Können sowie eine Bereitschaft zur Freiheit voraus, die süchtig abhängige Menschen nicht aufbringen können oder wollen.

1.2.1 Die vier Säulen des medizinischen Wirkens bei Paracelsus

Als Kundiger der Heilkräfte ist die Medizin für Paracelsus seinerzeit ein ganzheitlich-übergreifendes Wissen und kein eng abgesteckter Bereich ohne Berührung zu den vielen anderen Bereichen des Lebens und der Schöpfung. Vor allem hat die Medizin in seinem Sinne auf einem umfassenden Verständnis des Lichtes der Natur und auf Gotteserkenntnis zu fußen. Als Wissenschaftler sind Paracelsus genaue Beobachtung und daraus abgeleitete empirische Befunde wichtig. Aber noch wichtiger ist ihm als Forschender und Suchender die Betrachtung aller Phänomene in ihrem Eingebundensein in das große Ganze des Universums. Paracelsus ist in diesem Sinne ein Darauf-Schauender: »Denn der Mensch kann nur vom Makrokosmos aus erfasst werden, nicht aus sich selbst heraus. Erst das Wissen um diese Übereinstimmung vollendet den Arzt«, resümiert er im *Opus Paramirum* (1904), einem seiner wichtigsten Bücher.[4]

Für Paracelsus ist der physische, materielle, organische Körper des Menschen lediglich seine sichtbare Manifestation. Darüber hinaus existiere als eine weitere Realität aber ein vollständiger zweiter, für den gewöhnlichen Beobachter mit den physischen Augen nicht sichtbarer Körper. Ausschließlich wer durch eine stetige Arbeit an der eigenen Person einen Weg der Erfahrung wie inneren Erkenntnis gehe und über diesen Weg einer geistig-spirituellen oder gar göttlichen Erleuchtung und damit des Wissens um das göttliche Feuer teilhaftig werde, sei in die Lage versetzt, das »Buch der Natur« zu lesen und die Welt mit inneren Augen zu sehen. Weiter erklärt er im *Opus Paramirum*: Um die Welt und den Menschen in seinen Bezügen zur Welt mit den richtigen Augen »im Lichte der Natur« sehen zu können, sei also ein Prozess der eigenen inneren Entwicklung, Verwandlung und Transformation zu bewältigen. Und ausschließlich derjenige Mensch tauge zum Mediziner, oder genauer: zum Heiler, der sich selbst auf diesen Weg mache und vor den entsprechenden Erfahrungen nicht zurückschrecke. Paracelsus lehrt sehr klar: »Es ist verfehlt, in der Medizin sein Wissen vom Hörensagen und Lesen zu schöpfen [...]. Die Naturkraft im Feuer sei auch unser Lehrmeister«. Heilkräftiges Wissen ist also weniger ein erlerntes Wissen. Der höhere Lehrmeister ist das Wissen um das göttliche Feuer. Folglich lenkt Paracelsus den Blick: »Das Feuer aber macht sichtbar, was sonst im Dunkel ist. Nach dieser Methode soll die Wissenschaft vorgetragen werden«. Mystisch göttliches Feuer sei auch ein Quell der Lebenskraft, die Gesundheit hervorbringe.

Paracelsus hat hohe Ansprüche an den Arzt, der Gesundheit hervorbringen und »arzneien« möchte. Dieser solle »kunstreich sein. Der da kunstreich sein will, der muss in allem seine Erfahrenheit haben«. Damit ein Mediziner nicht bloß Doktor, sondern heilkundlicher Arzt zu sein vermag, bedarf er demnach zuvorderst des Geschenks der Gnade Gottes und dann ausgewiesener Kenntnis und Beherrschung von vier Disziplinen als Säulen der Medizin: Philosophie, Astrologie oder Astronomie, Alchemie und *proprietas*, verstanden als Redlichkeit und Wahrhaftigkeit. Im Buch *Paragranum*, das wie eine Streitschrift daherkommt, liest Paracelsus den Ärzten und Apothekern seiner Zeit die Leviten beziehungsweise redet ihnen ins Gewissen (vgl. Paracelsus 1994). Unser heutiges Verständnis von Medizin tut sich mit Paracelsus' vier Säulen kaum leichter.

Ein Arzt mit Heilkräften ist gemäß Paracelsus also erstens bewandert in der Philosophie, verstanden als Weisheitslehre, die »im Lichte der Natur« gründet: »Einer, der ein Philosoph sein und sich vor Falschem bewahren will, der muss seiner Philosophie eine solche Grundlage geben, dass er Himmel und Erde in einem Mikrokosmos zusammenfasst«. Will er Arzt sein, sollte er verstehen, dass »er aus der Natur geboren werde«,

4 Aufgrund der Fülle der Zitate wird im Folgenden aus Gründen der Lesbarkeit nur auf das Buch an sich verwiesen, anstatt alle Zitate mit Seitenzahlen auszustatten.

aus ihrem Licht, ihrem Feuer: »Die Natur lehret den Arzt, nicht der Mensch«. Der Arzt praktiziert oder »arzneiet« folglich nicht auf der Grundlage einer medizinischen Lehre, sondern aus der Kunst des Heilens heraus. Aus wissender Erfahrung heraus werde der »innere Arzt« geboren, der der einzig wahrhaftige ist. Er folgt stets der Philosophie, in der »der Mensch ganz erscheine und begegne«, nicht reduziert auf das Äußere seiner Krankheit, schon gar nicht auf deren spekulativen Namen. Der »innere Arzt« mit »innerer Philosophie« schaut vom »äußeren« in den »inneren Menschen«, in dem beides verstanden werden will: Himmel und Erde.

Beides möchte auch im süchtig abhängigen Menschen verstanden werden. Die Sucht zeigt sich im Äußeren und sie ruft nach dem Blick ins Innere. Der Arzt oder die Therapeutin alter, sprich: weiser Schule, der oder die eine weite Vorstellung von Himmel und Erde in sich trägt, kann den süchtig abhängigen Menschen in seinem individuellen wie gesellschaftlich begründeten Leiden spürbar anders zwischen Himmel und Erde verorten als eine helfende Person, die den Himmel nicht mitdenken mag, weil ihr rein materialistisches Weltbild, frei von existenzialistischer Philosophie, diese Dimension des Göttlichen »im Lichte der Natur« nicht mitbedenkt.

Die zweite Disziplin, die ein Arzt laut Paracelsus beherrschen muss, ist die Astronomie. Paracelsus schreibt der Medizin im Buch *Paragranum* ins Stammbuch: »So nun der Mensch in seiner ganzen Zusammensetzung begriffen werden soll durch einen jeden Arzt, so wisset jetzt, dass die Astronomie der zweite Grund ist und die obere Sphäre der Philosophie darstellt.« Der Arzt mit Heilkräften schaut demgemäß also insoweit in die Sterne, als er über ein Grundverständnis von Astrologie oder Astronomie verfügt, das ihn nicht bezweifeln lässt, dass das unendliche Universum mit den darin enthaltenen Gestirnen einen übergeordneten Kosmos bildet. Zum einen bilden die Gestirne das uns bekannte All mit seinen physikalischen Eigenschaften. Zum anderen wohnt ihnen und den Sternbildern laut Paracelsus eine »Essenz« inne, die auf die Menschen und die ihnen anvertraute Natur mit ganz eigenen Kräften einwirkt.

Kein intelligenter Mensch bestreitet heutzutage mehr, dass wir als menschliche Wesen mit unserer Geburt eine Welt betreten, die zwar bloß ein winziges Sandkorn in der Unendlichkeit des Alls ist, aber dennoch eingebettet in die kosmischen Gesetze. Für Paracelsus gilt die unverrückbare Verknüpfung, »dass Firmament und Sterne solcher Art sind, dass die Menschen und alle empfindlichen Geschöpfe ohne sie nicht sein können«. Sie bedingten Kälte und Wärme, Ebbe und Flut, Wachstum und Vergehen, Tag und Nacht, Licht und Dunkelheit, Materie und Feinstofflichkeit, Wohlergehen und Missempfinden. Die gefügte Harmonie des Kosmos sieht er spiegelbildlich in der Natur und im Leib des Menschen verkörpert. Das begründet auch ein Verständnis von Astrologie und Astronomie als eine Wissenschaft von den inneren Gestirnen.

Bereits lange vor Paracelsus war der Blick zum Firmament fester Bestandteil des Weltbildes sämtlicher Hochkulturen der Erde. Über die Jahrhunderte entwickelt, gibt es heutzutage unterschiedliche, nebeneinander bestehende astrologische Visionssysteme, wie das in unseren Breiten meist genutzte Horoskop samt seiner zwölf Tierkreiszeichen, die chinesische Astrologie mit ihren Sternzeichen, das indianische Medizinrad oder das Tiroler Zahlenrad sowie die Numerologie mit der jüdisch mystischen

Kabbala und weitere, die allesamt etwas Höheres verbindet: Sie stellen den Menschen je nach Konstellation der Sterne zum Zeitpunkt der Geburt oder in der Konstellation der Zahlen seines Geburtsdatums wie der Buchstaben seiner Vornamen in Bezug zur Welt. Ein Arzt oder eine Therapeutin, der oder die sich umfassenderen Vorstellungen der Heilkunde verbunden fühlt, ist bereit, über sämtliche Tellerränder hinauszuschauen. Diese Menschen zeigt sich offen dafür, mit einem suchtabhängigen Menschen »in die Sterne zu schauen«, wenn dem Hilfreiches für seine Lebenskonstellationen zu entnehmen ist. Selbstredend meint das nicht die Beschäftigung mit so wenig seriösen Alltagshoroskopen, wie sie täglich in Zeitungen und Zeitschriften erscheinen. Für wen das Unterhaltungswert hat, der mag sich damit vergnügen. Der therapeutisch nutzbare Blick auf die Geburtskonstellationen eines Menschen reicht tiefer. Um an dieser Stelle Fixierungen zu vermeiden: Der Fixpunkt in hilfreichen therapeutischen Behandlungsverläufen ist die Einbeziehung astrologischer Informationen nicht. Gibt jedoch die Lebensgeschichte eines Patienten schwer lösbare Rätsel auf, so mag das Erstellen und Sichten einer Lebensplananalyse der betreffenden Person Einblicke offenbaren, die einem versandenden Therapieprozess neue Impulse verleihen können. Kein therapeutisch tätiger Mensch muss im Übrigen derartige Analysen persönlich erstellen. Eine hilfreiche Adresse zu kennen, die das Gewünschte fundiert zuliefert, reicht aus. Wer es nie in seiner Arbeit ausprobiert, wird auch nie Gelegenheit haben, mit Staunen und Wundern zu realisieren, wie viel Zutreffendes über einen speziellen Menschen sich in Analysen findet, die sich eines astrologischen oder numerologischen Wissens bedienen. In der Regel stehen solche Ergänzungen in einem therapeutischen Prozess allerdings nur Patienten offen, die sie aus eigener Tasche bezahlen können und möchten.

Weniger hoch gehängt lässt sich im Alltag nicht selten auch hilfreich mit dem Sternzeichen von Patienten arbeiten, wenn es in einem offenen, spielerischen Sinne in Bezug zu deren Persönlichkeitsstruktur gesetzt werden kann; oder wenn es um Lebensperspektiven, um Träume, Wünsche zur Selbstverwirklichung und Sehnsüchte geht, nach dem Motto: »Ich hole mir die Sterne vom Himmel« beziehungsweise »Ich möchte so gerne nach den Sternen greifen.« Scheuen wir uns nicht vor solchen Formulierungen! Sie richten den Fokus auf die wandlungsorientierte Perspektive, die uns Peter de Jonge, seines Zeichens Professor für Psychiatrische Epidemiologie und Entwicklungspsychologie an den Universitätskliniken Groningen, bei der Behandlung von depressiven und sonstigen psychisch kranken Menschen, zu denen auch die süchtig Abhängigen zählen, so nachdrücklich ans Herz legt: »Denk darüber nach, was du mit deinem Leben anfangen willst«, forderte er auf in einem Interview mit Stephan Schleim (2017). Die perspektivische Frage lautet also: Was möchte ein Mensch noch machen aus seinem Leben nach vorne hin?

Heilend oder therapeutisch tätige Menschen, die sich ergänzendem Wissen aus Astrologie oder Astronomie gegenüber offen zeigen, verstehen einen süchtig gebundenen Menschen in seiner *ganzen Zusammensetzung* und können aus den Informationen der Gestirne zum Zeitpunkt seiner Geburt auf eine Art Vorherbestimmung im Sinne von Weichenstellung für dessen Leben schließen. Das Ganze berücksichtigen sie freilich im Geiste großer innerer Freiheit und nicht etwa im Sinne unverrückbarer Festlegung. Und zuletzt – wie gleichzeitig zuallererst – blicken sie tiefer in den ganzen Menschen hinein, der so vieles mehr ist als sein süchtig gebundener Anteil.

Der Arzt mit Heilkräften weiß gemäß Paracelsus drittens um die Phänomene der Alchemie: So heißt es im *Opus Paramirum*: »Denn die Natur ist so subtil und scharf in ihren Dingen, dass sie nicht ohne große Kunst angewendet werden mag. Denn sie bringt nichts an den Tag, das für sich selbst vollendet wäre, sondern der Mensch muss es vollenden. Diese Vollendung heißt Alchimia [...]. Darum so lerne Alchimiam, die sonst Spagyria heißt, die lehrt zu scheiden das Falsche vom Gerechten.«

Ein Arzt oder eine Therapeutin in heilkundlicher Tradition hat ein inneres Verhältnis zur Alchemie als *Scheidekunst*. Was die Natur dieser Person freigebig zur Verfügung stellt, weiß sie folglich in Vollendung zur rechten Zeit und in rechter Dosis anzuwenden.

Als gelehrter Alchemist war Paracelsus ein Meister der Scheidekunst. Dieses altertümliche Wort findet in unserer heutigen Sprache kaum noch sinnhafte Verwendung. Die Alchemie an sich besitzt keinen hohen Stellenwert mehr. Einer der letzten großen lebenden Geister, der wie Paracelsus die Alchemie erforschte und in sein Lebenswerk integrierte, war Carl Gustav Jung, der Begründer der Analytischen Psychologie und ein Heilkundler alter Schule in neuzeitlichem Gewand. Die Alchemie als Scheidekunst, als Kunst des Scheidens, legt ans Herz, das Gute und Verträgliche vom Nichtguten, Unverträglichen oder gar Giftigen zu scheiden. Das für uns Menschen Unverträgliche kann potenziell sämtliche nur denkbaren Krankheiten produzieren. Vergessen wir deswegen unter keinen Umständen, dass es körperliche, psychische, geistige und seelische Nahrung gibt. Was ist für mich als Mensch bekömmlich und was schadet mir in meiner Gesundheit und Person? Die kompetente Unter*scheidungs*fähigkeit eines inneren Alchimisten »im Bauche« geht dem Menschen bisweilen heillos verloren, insbesondere, wenn er sich auf einen Weg in die Sucht begeben hat. Oder sie ist als soziale und selbstfürsorgliche Kompetenz überhaupt nie bei ihm ausgebildet worden. Da für Paracelsus das Unverträgliche – Körpergifte wie Seelengifte – die Mutter aller Krankheiten ist, gilt im Umkehrschluss, dass die Entgiftung vom Unverträglichen die Mutter aller Therapien ist.

Bei Suchtbehandlungen ist es unstrittig: Ohne Entzug, ohne körperliche Entgiftung des unzuträglichen Stoffes oder Verhaltens, können Kopf und Geist nicht frei werden für eine anstehende psychotherapeutische Seelenarbeit. Eine Entgiftung ist ein erster notwendiger Schritt, unabhängig davon, ob sie im klinisch-stationären Rahmen oder mit ambulanter Begleitbetreuung oder gänzlich in Eigenregie erfolgt.

Gute, heilsame Suchttherapie geht nach dem ersten Schritt über eine rein klinisch verstandene Entzugsbehandlung weit hinaus. Wir können direkt wieder an das Selbstverständnis der antiken *therapeutae* andocken. Seit ihren Ursprüngen galt es, den Leidenden ihre Gesundheit zurückzugeben, indem man sie in der Ganzheit unterwies, ohne Beschränkung auf ein Symptom. Ihr Heilen war stets eine körperliche, psychische und spirituelle Therapie, die einschloss, die Menschen zu initiieren in Bezug auf den Sinn des Lebens wie des Leidens. Das schloss ein, in Weichenstellungen oder Verschreibungen fürs Leben das Falsche vom (Ge-)Rechten zu *scheiden*. Gemäß dieser Logik formuliert ein süchtig gebundener Mensch als Therapieziel dann schon mal: »Ich möchte meinem Leben endlich wieder eine sinnvollere Ausrichtung geben.« Wir werden in späteren Kapiteln sehen, welch deutlich erweiterte therapeutische Dimension der Begriff *Entgiftung* im Verein mit *Sinnhaftigkeit* erfährt, konzeptionell wie methodisch.

Der Arzt oder die Therapeutin mit Heilkräften ist nach Paracelsus (1904) viertens und schlussendlich der *proprietas* verpflichtet: verstanden als Redlichkeit, Wahrhaftigkeit und Wesenheit. Diese feste Säule des ärztlichen Wirkens stehe zuoberst und diene den drei anderen Grundfesten. Sie schlage die Brücke zum Reich des Göttlichen. Der Arzt handele nicht aus sich heraus, sondern er diene im Auftrag Gottes. Gott habe für seine Schöpfung die Wahrheit geschaffen und sie »dem Arzte also verordnet und angeschafft […]. Die Wahrheit ist seine Redlichkeit. Also ist des Arztes Redlichkeit, dass er so standhaft und so wahrhaftig wie die erwählten Apostel Christi sei, denn er ist nicht weniger als sie bei Gott.« Das Göttliche sei die höchste Instanz. Gemäß Paracelsus beruft und »setzt [sie] den Arzt«, und stattet ihn aus mit ihrem Wissen. Damit wendet er sich vehement gegen sämtliche »falschen Propheten« unter den Ärzten, die »nicht auf die Wahrheit Gottes noch auf Christus« bauten, sondern aus falschen Motiven heraus »arzneien«. Aus dem für Paracelsus einzig wahrhaftigen Motiv heraus »soll der Arzt eines guten Glaubens sein. Denn der, der eines guten Glaubens ist, der lügt nicht und ist ein Vollbringer der Werke Gottes. Denn so wie er ist, so ist er sein selbst ein Zeugnis; das ist: du musst in Gott eines ehrlichen, redlichen, starken, wahrhaftigen, Glaubens mit allem deinem Gemüt, Herzen, Sinnen und Gedanken, in aller Liebe und Vertrauen sein«. Gegründet auf Liebe und Vertrauen wird Gott somit den Arzt seine Werke vollenden lassen.

Wirke der Arzt nicht durch seinen rechten Glauben und im »Licht der Natur«, sondern praktiziere bloß sein medizinisches Handwerk, seien ihm Heilerfolge weit weniger beschieden. Solle das Volk in Gestalt seiner Patienten an seine Künste glauben, so könne er nur im Lichte Gottes wirken: »Drum soll der Arzt vom Volk seinen Glauben haben, – so hat er ihn auch bei Gott, denn von dir zu Gott, vom Volk in dich will Gott, dass alle Teile in der Wahrheit stehen sollen und leben. Und alle Künste auf Erden sind göttlich, sind aus Gott und nichts ist aus anderem Grund. Denn der Heilige Geist ist der Anzünder des Lichts der Natur«. Das bedeutet auch, dass der rechte Arzt eine Unterstützung erhält, sein Wissen und seine Erfahrenheit im Lichte der Natur zu vervollkommnen. Und nur der könne demnach ein rechter Arzt, Therapeut und Heiler werden, der früh in sich diesen Ruf vernimmt und ihm folgt. Der einzig rechte Grund des Arztseins sei die in die Wiege gelegte höhere Berufung, nicht Dünkel, nicht Geld, nicht Ansehen – oder in unserer heutigen Realität: ein Numerus clausus. Gott nähre und führe die Seinen: »Will sich einer mit Wahrheit nähren, so gibt Gott ihm in der Wahrheit genug und gibt ihm mit der Wahrheit seine Nahrung.« Er nährt laut Paracelsus sogar die, die der Wahrheit den Rücken kehren, um fortan falschen Motiven zu folgen, denn zu seiner Schöpfung gehört schließlich auch die Existenz von Hell und Dunkel oder Gut und Böse.

Die Fähigkeit zur Scheidekunst helfe, auf dem Weg der Wahrheit voranzuschreiten. Zur Wahrheit des Arztes gehört so die Ganzheit: »Damit der Arzt ganz werde und in vollkommenem Grunde stehe, so wisst, dass er in allen Dingen in bequemer Ordnung handeln soll.« Mit »bequemer Ordnung« meint Paracelsus die *congruitas*, das heißt, der Arzt handelt »nach der gesetzten Ordnung der Natur«. Er handelt nicht nach einer gesetzten Ordnung der Menschen. So Gott will, wächst das »Licht der Natur« in ihm wie das Senfkorn im Gleichnis der Heiligen Schrift. Trägt das Senfkorn die rechten Früchte, steht der vervollkommnete Arzt auch in »vollkommener Treue« zu den Menschen, die ihm als Patienten geschickt und zugeführt werden. Die Treue eines Arztes liege darin, »dass er den Kranken erkennt, sieht und hört«, sein Anliegen versteht. Und nichts geschehe »außerhalb der Liebe«, sondern in der Kraft der Liebe.

Treue und Liebe vervollkommnen den Arzt demgemäß auch stetig in seiner Erfahrenheit und in seinen Künsten, er kommt darin nie an ein Ende. In Demut, Erfahrenheit und Liebe ist er sich gewiss, dass nicht er aus seiner Persönlichkeit heraus heilend wirkt oder eine von ihm gegebene Arznei. Vielmehr wirke eine »angehängte Eigenschaft« heilend: »Gleicherweise wie es eine Eigenschaft eines gerechten, ausgewählten Apostels ist, dass er die Kranken gesund macht, die Blinden sehend, die Lahmen gerade und die Toten auferweckt, – so hängen auch solche Dinge am Arzt.« Letztere Ermächtigung – die Gabe zur Auferweckung von den Toten – ist heutzutage keinem Arzt und keiner Heilerin mehr gegeben. Kranke gesund zu machen, Blinden oder sehgeschwächten Menschen ihr Augenlicht zu erhalten oder wiederzugeben, gelähmten Menschen die Kontrolle über ihre Gliedmaßen wiederzuschenken – in diesen Bereichen verfügt die moderne Medizin über unendlich größere Möglichkeiten als zu Paracelsus' Zeiten. Am Grundgedanken hat sich dennoch nichts geändert. Arzneien oder Heilmittel helfen manchen Kranken, zu genesen, bei anderen bleiben sie völlig wirkungslos oder verschlimmern ihre Beschwerden sogar. Hochtechnisierte und routinierte Operationstechniken retten den einen das Leben, die Sehfähigkeit oder ihre Beweglichkeit, bei anderen versagen sie, und es »schleicht derweil der Tod herein und nimmt das Leben«, also »den höchsten Schatz, den der Mensch hat«.

Für Paracelsus war es eine unverrückbare Wahrheit, dass jedwede ärztliche Behandlung ausschließlich dann gelingen kann, wenn sie im Einklang mit dem Ratschluss Gottes und dem Lebensplan des kranken Menschen steht. Diese Erkenntnis fegt jede Illusion von medizinischer Machbarkeit hinweg. Gleiches gilt für alle Arten von Psychotherapie. Sie unterliegen nicht einer willentlichen therapeutischen Machbarkeit oder Planbarkeit, sondern gelingen in Verbundenheit, sofern das Gelingen im Einklang steht mit dem Lebensplan der Patienten. Menschen in helfenden und heilenden Berufen täten folglich gut daran, sich in wohl verstandener Demut bewusst zu machen, dass sie ihr Werk bloß als Mittler und Vollender einer weit höheren Kraft vollbringen dürfen. »Denn die Kraft des Arztes ist kleiner als die Gottes«, meißelt Paracelsus gleichsam in Granit.

Nun ist es aber in der Regel so, dass Patienten ihre Genesung oder umgekehrt ein medizinisches Scheitern ihren behandelnden Ärzten oder Therapeutinnen zuschreiben, kaum dem Wirken einer höheren Kraft, »denn niemandem ist es möglich zu erkennen, wo Gott fördert oder hindert«. Gottes Wille vollziehe sich im Verborgenen: »Denn so geheim sind seine Werke, dass wir es nicht meinen, nicht wissen, empfinden, und nicht ›woher‹ wissen, – und er will, dass wir der Arznei unterworfen sein sollen«, also dem Wirken von Arzt oder Therapeutin. Sie brauchen sich nicht einmal dessen gewahr zu sein, was durch sie hindurch geschehen mag. Manche Ärzte und Ärztinnen allerdings sind sich ihrer Rolle als Mittler und Werkzeug einer höheren Kraft voll bewusst. Und zumindest in Glücksfällen, in denen sogenannte austherapierte, von ärztlicher Seite als unheilbar aufgegebene Kranke medizinisch nicht erklärbare Spontanheilungen erfahren dürfen, kommen schon mal Gedanken auf, eine höhere Kraft habe eine Wunderheilung vollzogen. Und nicht selten werden sich leidende Menschen deutlich bewusst, welchem Beistand sie ihre Gesundung zu verdanken haben. Zeugnisse von süchtig abhängigen Menschen werden uns das hier später einzuordnen helfen.

Ärzte und Heilerinnen, die sich weniger ihres Berufes, denn ihrer inneren Berufung bewusst sind, tun sich leichter. So, wie es generell zum Leben gehört, gehört es zum Alltag von Menschen in helfenden und heilenden Berufen, dass sie unentwegt mit Beschwernis, Krankheit, Leid, Schmerz und Tod zu tun haben. Allerdings auch mit Freude und Glück. Mitgefühl, Mitfreude, Verbundenheit mit einer höheren Wesenheit wiegen so viel leichter als Mitleid oder gar Verhärtung des Herzens, um sich abzuschirmen vor dem Leiden in und an der Welt. Gott verbundene Ärztinnen oder Therapeuten wissen ihr Wirken – im Falle eines Erfolgs ebenso wie in jenem des Scheiterns – anders einzuordnen. Sind sie gewiss, dass sie mit all ihrer Kunst nichts weiter für einen Patienten bewirken können, scheuen sie sich nicht, ihm anzubieten, sich als letzten Schritt mit ihm gemeinsam in Gottes Hand zu begeben: »Das Einzige, das ich Ihnen noch anbieten kann, ist, mit Ihnen gemeinsam zu beten.« Meistens entzündet sich dann ein Licht in den Augen ihres Gegenübers.

Die Befähigung zum Heilen im originären Sinne kann Ärzten, Heilerinnen, Therapeuten ausschließlich verliehen werden, sofern sie der Gnade und Barmherzigkeit Gottes teilhaftig werden. Sie kann niemals über eine bloße Lehre an Fakultäten erworben werden. Das scheint weitab vom Zeitgeist verbreiteten wissenschaftlichen Denkens.

Redlicher Menschlichkeit wie Wahrheit und Wesenheit verpflichtete Ärzte oder Therapeutinnen stellen das Primat des Höchsten als gottverbundene Redlichkeit über das heute weitverbreitete Primat der Ökonomie in der Medizin. Für den süchtig abhängigen Menschen kann das beispielsweise bedeuten, dass sein über Jahre hinweg gewachsenes Suchtleiden nicht im Rahmen einer Kurzzeittherapie zu behandeln ist. In der Praxis des suchttherapeutischen Versorgungssystems erfahren die darin tätigen helfenden Kräfte allerdings schnell die Grenzen des Systems. Wer das Primat der Ökonomie außer Kraft zu setzen sucht, gerät schneller in Konflikt mit den Rahmenbedingungen eines engen Systems, als ihm lieb sein kann. Er fühlt sich in seinem Wirken begrenzt und stolpert über die Redlichkeit.

Stellen Sie doch einmal die Säulen des medizinischen wie therapeutischen Wirkens in einen direkten Bezug zu Ihrer eigenen Arbeitswirklichkeit, und zwar bloß mittels einer einzigen Frage: Was würden Sie persönlich in Ihrer Arbeit in einem helfenden oder heilenden Beruf augenblicklich und ohne Zögern verändern, wenn Sie sich innerlich völlig frei fühlen könnten von jedweden Zwängen des Systems?

1.2.2 Die Lehre von den fünf Entien im Fokus der süchtigen Abhängigkeit

Paracelsus führte sämtliche Krankheiten und ihre Erscheinungen auf fünf Hauptarten von Krankheitseinflüssen zurück. Diese bezeichnet er als »Entia«, im heutigen Sprachgebrauch Entien.

Im *Opus Paramirum* schreibt er über seine Entienlehre: »Merket wohl, es gibt fünf Entia, die alle Krankheiten schaffen und verursachen [...]. So wisset denn, dass es fünferlei Pestilenz gibt, nicht mit Bezug auf ihre Natur, ihr Wesen, ihre Form oder Gestalt, sondern bezüglich ihrer Entstehung, mögen sie sich auch später in jeder beliebigen Weise äußern. Es gibt so fünf Arten jeder Krankheit.«

Die tiefere Erforschung der Ursachen einer Krankheit ist die erste Voraussetzung für eine stimmige, sinnvolle Diagnostik und eine schlüssige Therapie. In dieser Logik heißt es bei Paracelsus weiter: »Ich muss besonders darauf aufmerksam machen, dass nicht die Krankheiten so behandelt werden müssen, als stammten sie aus einer Quelle, sondern man hat je nach den fünf Entien ein verschiedenes Verfahren anzuwenden.« Weil »kein Ens nimmt das Heilmittel eines anderen an. Der Arzt aber, der das nicht versteht, ist blind.« Eine Krankheit erwächst also nicht bloß aus einer der fünf Ursachen, sondern es gibt auch den jeweiligen Entien angemessene Wege der Behandlung und Heilung. Im Einzelnen benennt Paracelsus zwei Gruppen von Entien. Die drei Entien der ersten Gruppe umfassen demnach die Ursachen von Krankheiten, die auf den *Leib* des Menschen wirken. Die beiden Entien der zweiten Gruppe wirken auf den *Geist*. Ich finde es überaus bemerkenswert und hoch aktuell, was wir aus den fünf Entien für unser Verständnis vom Ursachengeflecht der süchtigen Abhängigkeit herauslesen können.

Ens Astrorum oder Ens Astrale

Dieses Ens, an dem ein Mensch erkranken kann, meint das Wesen, die Kraft und die Einflüsse der Gestirne auf die physische Welt und den Leib der Menschen: »Das Ens Astrale sollt ihr in dem Sinne verstehen: Es ist etwas Unsichtbares, das uns und alle empfindsamen Lebewesen am Leben erhält.« Als die Essenz allen Lebens stellt es das Höchste in der gesamten Schöpfung dar. Es beseelt uns Menschen, es nährt die Umwelt, in der wir existieren, und es beeinflusst sämtliche Wirkfaktoren in der physikalischen wie nicht physikalischen, also ätherischen Welt. Konkret heißt das in unserer Realität: Einfluss der Gestirne auf die Jahreszeiten, Mond- und Wachstumsphasen, klimatische Bedingungen, Wetterlagen und Wetterfühligkeit, geopathische Störfelder, elektromagnetische Felder, Hochfrequenzstrahlung, alle Umweltfaktoren und vieles mehr. Das

Mysterium des Kosmos hat seine eigene Ordnung, in die wir als Menschen mit unseren Geschicken eingewoben sind. Paracelsus wendet sich jedoch klar gegen die weitverbreitete Ansicht der Astronomen seiner Zeit, dass der Sternenkosmos über seinen unmittelbaren Einfluss die Menschen einer zwingenden Vorherbestimmung unterwerfe: »Denn die Gestirne haben gar keine Gewalt, den Menschen nach ihnen zu neigen [...]. Die Sterne beherrschen nichts in uns und können in uns keinerlei Eigenschaften hervorbringen, noch uns beeinflussen. Sie sind frei für sich und wir sind frei für uns. Doch merket, dass wir nicht ohne das Gestirn leben können, denn Kälte und Wärme und das Digest [die Qualität] der Dinge, die wir essen und verwenden [damit auch alle Heilmittel], kommt von ihnen. Doch nicht der Mensch.« Die Sterne machen den Menschen auch nicht direkt krank. Da er nach Ansicht von Paracelsus jedoch ein Spiegelbild des Kosmos ist, das den gleichen Gesetzen unterliegt, kann er am Ens Astrale erkranken durch ungünstige oder »vergiftete« Einwirkungen der Sterne auf die Erde und auf ihn in seiner individuellen Beschaffenheit. Seine Beschaffenheit kann ihn anfällig machen für die Einflüsse der Sterne, sofern am Firmament eine ähnliche Konstellation auftaucht wie zum Zeitpunkt seiner Geburt. In dem Falle kann eine durch die Sterne bewirkte Krankheit auch nicht geheilt werden, solange eben diese Sternkonstellation regiert.

Ens Veneni

Das zweite Ens, an dem der Mensch erkranken kann, ist sehr klar. Es sind die durch den Körper aufgenommenen Gifte aller Art, etwa Umwelt- und Nahrungsgifte: »Verstehet nun: der Leib ist uns ohne Gift gegeben und in ihm ist kein Gift, aber das, was wir dem Leib zu seiner Nahrung geben müssen, im selbigen ist Gift.« In der Nahrung ist aber auch eben jene nährende Essenz enthalten, die wir Menschen zum Leben benötigen wie die Luft zum Atmen. Jede Nahrung ist also Essenz und potenzielles Gift in einem. Doch gemäß Paracelsus hat die »Ordnung des Schöpfers« dem Menschen das Instrument zur Unterscheidung gegeben. Das gilt für die körperliche Nahrung gleichermaßen wie für psychische, geistige oder spirituelle Nahrung. Wehe, die »Tugend und Kraft des inneren Alchemisten im Menschen«, der »scheidet das Böse vom Guten«, der Leib oder der Geist verlieren ihre naturgegebene Fähigkeit zur Entgiftung, zur *alchemia* als der Kunst, das Gute, Verträgliche, vom Nichtguten, Unverträglichen zu scheiden. Dann drohe mit allem Unverträglichen als leibliche oder geistige Vergiftung »die Mutter aller Krankheiten«.

Ens Naturale

Das dritte Ens als mögliche Quelle für Krankheit stellt den Menschen »in das Firmament seines eigenen Leibes«. Der Mensch ist laut Paracelsus mit seinem »leiblichen Firmament« als Mikrokosmos eingebettet in den Makrokosmos. Im Einzelnen umschließt das Ens Naturale damit die jedem Menschen eigene Konstitution und die Diathese, also die besondere Neigung des Organismus zu einer bestimmten Krankheit oder zu einem bestimmten Symptom. Im Sinne einer angeborenen, geistigen oder seelischen Disposition sind so auch Prädestinationen, also Vorherbestimmungen, in diesem Ens enthalten. Eine nicht verrückbare Prädestination ist die Zeitlichkeit als die einem Menschen zugemessene Lebenszeit. Diese kennt nur Gott. Jedweder Mensch unterliegt den vier Elementen Feuer, Wasser, Erde, Luft, den zwölf Sternzeichen und dem Einfluss der Planeten und Gestirne. Vor allem die symbolisch den Planeten zugeordneten Entitäten der sieben edlen Planetenorgane, also der Organe mit den wichtigsten Lebensfunktionen im menschlichen Leib, bestimmen gemäß Paracelsus über Gesundheit wie Krankheit: »Diese Sieben geben allen anderen Organen das Leben«, hebt er hervor. Die Organe erfüllen in dem Sinne nicht bloß eine biologische Steuerungsaufgabe. Es wohnt ihnen auch ein spezifischer Geist inne, der sie leitet und ihrer Bestimmung nach miteinander verbunden kommunizieren lässt. Wird ihre Kommunikation durch welchen Grund auch immer gestört, droht Krankheit. Dysfunktionen oder Krankheiten mit direktem Bezug zum Kosmos betreffen viele Menschen. Alltagsleiden sind Schlafprobleme oder Migränen als Folge von sogenannter Mondfühligkeit. Herzrhythmusstörungen können auftreten, wenn Hirn und Herz aus dem harmonisierenden Takt geraten. Erschöpfungszustände aller Art schlagen die Menschen, wenn ihnen zunehmend das Element Feuer als Lebensfunke und Wärme mit der vitalen Lebenskraft abhandenkommt. Alle vier Elemente stehen demnach in direktem Bezug zum Temperament und zur Charakterstruktur des Menschen.

Die zweite Gruppe von Entien benennt nun diejenigen beiden, die auf den menschlichen Geist wirken.

Ens Spirituale

In der »vollkommenen Gewalt« dieses Ens sieht Paracelsus den Einfluss der Geister, die den Leib, den Geist und die Seele krank machen können, sowie die Macht des Geistigen bei den Menschen in Form ihrer Gedanken, ihrer inneren Einstellungen, ihres Willens und ihrer Fähigkeit zur Imagination. Bei den Krankheiten unter dem Einfluss der Geister sieht Paracelsus weder äußere Dämonen noch die Sippschaft des Teufels am Werk, »denn der Teufel ist kein Geist«. Es sind vielmehr die Geister gemeint, die wir als Menschen selbst rufen: »Das ist ein Geist, das aus unseren Gedanken geboren wird, ohne materia, im lebendigen Leibe.« Den Gedanken müssen wir uns merken: Ein Geist ist, was unseren Gedanken ohne Materie im lebendigen Leibe entspringt. Jeder Geist erwächst und formt sich also aus unseren eigenen Gedanken, aus Gedankenkraft, auf Basis von Willen und Wollen: Geister werden niemals von der Vernunft geboren, »sondern allein vom Willen«. Und »je nachdem wie der Wille ist, so ist auch der Geist«. Menschen mit drängendem Willen und Wollen, »die gebären in sich einen wesentlichen Geist und einen fertigen Geist«. Wer den Geist in sich geboren hat, muss dann sämtliche Krankheiten ertragen, die ihn in der Folge plagen werden. Sind die Geister erst in der Welt, nehmen sie Form und Gestalt und ein Eigenleben an. Ergibt sich ein Mensch schlussendlich in deren Willen und Macht, kann er sich selbst schaden oder sogar dazu neigen, anderen gewollt Schaden zuzufügen. Paracelsus verweist auf den weiten

Bereich von Flüchen, Verfluchungen, Verwünschungen, schwarzer Magie, Voodoo-Zauber. Deren Medium ist immer die Kraft des Geistes.

Paracelsus wird nicht müde zu betonen, dass er die Krankheiten der Materie und des physischen Leibes, die den ersten drei Ens erwachsen, von den Krankheiten, die nicht der Materie und Physis, sondern dem nicht greifbaren, unsichtbaren »spiritus des Leibs« entspringen, unterscheidet. Und damit das niemals vergessen werde, mahnt er: »[W]enn der spiritus (der Geist) leidet, so leidet der Leib, denn er zeigt sich im Leibe, und ist doch nicht im Leibe.« In unseren heutigen Disziplinen gedacht, landen wir bei der Psychologie, der Psychosomatik und der Psychoneurokardiologie. Wir sehen uns aber auch wieder verwiesen auf magisch anmutende Kräfte der Heilkunst. Krankheiten des Geistes können auf verschiedene Weise entstehen.

Eine Wurzel des Übels ist die leidenschaftliche Natur des Menschen, die so gerne genau das schafft: Leiden. Vor allem das Anhaften an Dinge und Vorstellungen beraubt den Menschen seiner Unterscheidungskraft. Das Gute vom Unguten nicht mehr scheiden zu können, zieht den empfindlichen Verlust des Höheren Selbst nach sich und produziert geistig-seelische Krankheit. Eine negative, getrübte Sicht der Dinge und der eigenen Persönlichkeit führt konsequent dazu, dass sich die negative Vision verwirklicht: »Denn einer, der sich selbst nichts Gutes gönnt und sich selbst hasst, dem ist möglich, dass das, was er sich selber anflucht, kommt.« Im gesunden Sinne gilt dies natürlich auch für eine positive, von Vertrauen ins Leben getragene Einstellung. Wir nennen das neudeutsch *Selffulfilling Prophecy.* Eine andere Möglichkeit, am Ens Spirituale zu erkranken, ist der Kampf der Begierden in zwischenmenschlichen Beziehungen oder zwischen Gut und Böse oder Licht und Finsternis auf den Metaebenen von weltlich politischer wie wirtschaftlicher Macht und Herrschaft. Für die geistigen Leiden im Zwischenmenschlichen sind durchaus auch geistige Heilmittel verfügbar: »Achtet darauf, damit ihr nicht den Leib mit Arzneien behandelt, denn das ist vergeblich. Behandelt aber den Geist, dann wird der Leib gesund. Dafür braucht man eine spirituale Arznei.« Eine solche Arznei stellt beispielweise eine wirksame Psychotherapie dar. Wir dürfen aber auch Selbsterkenntnis, Kontemplation, Meditation, Imagination oder Affirmation als geistige Heilmittel schätzen. Gegen die geistigen Verwirrungen auf den Metaebenen des Weltgeschehens scheint kein Kraut mehr gewachsen. Einzig die Kräfte des Lichts im Geist der Menschen mitsamt der ihm eigenen höheren Liebe vermögen hier Konstruktives zu bewirken.

Dass die Geister im Sinne des Ens Spirituale – im Guten wie im Schlechten – menschgemachte Geschöpfe sind, ist der springende Punkt in der Lehre von den Elementalen, die uns gleich anschließend geistig herausfordern wird, gerät sie doch zum Dreh- und Angelpunkt unseres neu fokussierten Blickes auf das Phänomen Sucht.

Ens Dei

Wir begegnen im letzten Ens, dem umfassend gedachten Ens Dei, den antiken Vorstellungen von »vier göttliche[n] Wurzeln der Existenz« wieder. Empedokles von Akragas (etwa 495–435 v. Chr.), dem heutigen Agrigent auf Sizilien, benannte sie als die vier Elemente Feuer, Wasser, Luft und Erde. Aristoteles (384–322 v. Chr.) fügte diesem System noch ein fünftes, übergeordnetes Element hinzu, die Quintessenz. Die Quintessenz ist das Allumfassende, die geheimnisvolle Schöpferkraft. Sie birgt alles Wissen, auch den nicht stofflichen Bereich, *Äther* genannt. Alles Existente wird seit der Antike diesen Elementarkräften zugeordnet, somit auch die Entien: Die Luft finden wir im Ens Astrale, die Erde im Ens Veneni, das Feuer im Ens Naturale und das Wasser im Ens Spirituale. Die Quintessenz, das fünfte Element, ist als unsichtbare Ausdrucksform des Schöpfergeistes in den anderen vier Elementen enthalten und gleichzeitig als das absolute ursprüngliche Element übergeordnet. Die Quintessenz, der Äther, ist die nicht stoffliche und ungeteilte Ursache aller Kräfte des Kosmos wie der Natur. Hierin äußert sich das unmittelbare Wirken Gottes hinter allen Erscheinungen. So umfassend ist das Ens Dei gedacht.

Mit dem Ens Dei stellt sich auch die Frage nach der höheren Sinnhaftigkeit eines jeden Leidens, sah Paracelsus die letztendliche Wurzel allen Leidens wie aller Heilkunst doch in Gottes Wirken selbst. Zu allen Zeiten und in allen Kulturen sind die Menschen dem höheren göttlichen Ratschluss unterworfen, jedenfalls in den Denktraditionen, die nicht von einem bloß mechanistischen Welt- und Menschenbild ausgehen. Paracelsus lehrt uns, »dass alle Gesundheit und Krankheit von Gott kommt und nichts vom Menschen, und ihr müsst die Krankheiten der Menschen in zwei Gruppen teilen, in natürliche und solche zur Züchtigung. Die natürlichen sind das erste, zweite, dritte und vierte ens, die Züchtigung ist das fünfte. Das versteht wohl: Gott hat die Krankheiten als Strafen und als deutliche Beweise dafür über uns verhängt, dass unser Wissen auf allen Gebieten nur ein oberflächliches ist und nicht bis zur Wahrheit reicht.«

Züchtigung, Strafe oder Gottesgeißel, das lässt uns Heutige natürlich schnell an den gestrengen Gott des Alten Testaments denken. Nehmen wir deshalb besser neutral zur Kenntnis, dass das Ens Dei vordringlich die Begrenztheiten unseres eingeschränkten Wissens offenlegt, das nicht an die höheren Wahrheiten eines gottvermittelten Wissens heranreicht. Damit verweist Paracelsus auf eine der wichtigsten Tugenden des Menschen und besonders des wahren Heilers, Arztes oder einer wahren Therapeutin: die wohl verstandene Demut. Eine jede Heilkunst kann nur gelingen, wenn die Heilung im Schöpfungsplan vorgesehen und folglich erlaubt ist: »Gott schickt Gesundheit und Krankheit und auch die Arznei für unsere Krankheiten.« Auch der rechte Zeitpunkt des Heilens unterliegt Gottes Willen: »Das merkt wohl, dass alle unsere Krankheiten in der Stunde ihrer Zeitigung geheilt werden sollen, und nicht in der unseres Begehrens und Willens.« Genesung und Heilung unterliegen also nicht unserem menschlichen Machbarkeitsdenken, sondern dem göttlichen Ratschluss. Gemäß Paracelsus ist jede Krankheit eine Lebensprüfung, ein Fegefeuer der Läuterung, das alle Unreinheit im Menschen verbrennt: »Daher kann kein Arzt heilen, wenn nicht nach Gottes Ratschluss das betreffende Fegefeuer beendet sein soll. Denn der Arzt soll und kann nicht gegen die göttliche Bestimmung des Fegefeuers wirken.« Gott verhängt die Stunde der Gesundheit und Erlösung. Der Arzt kann ausschließlich im Einklang mit dieser Prädestinierung arbeiten.

Als Prüfung ist jede leibliche wie geistig-seelische Erkrankung mit Schmerzen und Leiden verbunden, im Extremfall sogar mit dem Tod. Auf einem Weg durch Schmerz und Leid können wir Menschen unsere Entwicklungsaufgaben bewältigen und unsere Begrenzungen überwinden, sogar den Tod. Die einen nennen es Schicksal, die anderen Karma, das wir als Menschen auflösen müssen. Deshalb kann auch nur derjenige Mensch Heilung erfahren, der den Willen dazu hat, sein Karma abzuarbeiten und aufzulösen. Schwer erträgliches Leid aber als sinnhafte Prüfung, als Reinigung und Möglichkeit zu innerer Erkenntnis anzunehmen, fällt den meisten schwer. Solange der Mensch nur an seinem falschen Denken und den Taten seiner Unvollkommenheit erkrankt, kann er geheilt werden, sofern er seinen Teil dazu tut und seinen Geist wendet. Nicht geheilt werden können und dürfen solcherart Krankheiten und Leiden, die sämtlichen Heilungsbemühungen aus allen nur denkbaren Disziplinen widerstehen, weil Gott selbst die Heilung nicht erlaubt.

Wer sich an dem Wort Gott stößt, mag denken: weil es die *Quintessenz* oder der *Seelenplan* nicht erlauben. Es ist aber beileibe kein strafender gestrenger Gott, der so den Menschen führt. Paracelsus erklärt: Gott strafe die Menschen »nicht allein zu einem Zeichen ihrer Sünde, sondern auch dass die erkannt werden, die sein sind. Die selbigen sind keinem Arzte unterworfen.« Kein Arzt kann sie folglich kurieren, »denn Gott will, dass sie seine Zeichen tragen«. Leiden als ein Privileg, als Auszeichnung zu betrachten, das scheint dem rationalen oder auch einem Denken in menschlichen Grenzen schwer verständlich. Doch sämtliche christlichen Mystiker ertrugen ihr gottgesandtes Zeichen mit großem Leid im Körper, aber umso höheren Freuden im Herzen. Nicht selten ist auch der Arzt oder die Heilerin von Gott gezeichnet, mit Gaben zu außergewöhnlichem Heilen wie mit eigenem Schmerz. Heilerinnen, Ärzte oder Therapeutinnen, denen außergewöhnliche Heilungserfolge erlaubt sind, arbeiten gemäß Paracelsus mit Gottes Segen: »Merke, dass er (Gott) nichts ohne Menschen tun will. Tut er Wunder, so tut er das menschlich und durch die Menschheit; macht er wunderbar gesund, so tut er das durch Menschen, also tut er das auch durch die Ärzte« – vor allem durch Ärzte oder Heilerinnen, die den Glauben an Gott haben. In der Regel erfahren sie eine Initiation, über die ihnen als »heiliger Geist« ein geistiges Wissen gegeben wird, das sie in Kontakt bringt mit den hilfreichen Kräften und Wesenheiten aus der Sphäre des spirituellen und göttlichen Äthers.

Die Mehrheit unserer heutigen Ärzteschaft praktiziert ihren Beruf vermutlich ohne ausdrückliche Anbindung an eine höhere göttliche Instanz. Sie handeln gemäß ihrem Fachwissen, führen routiniert Operationen durch und verordnen Arzneien. Ihre Heilungserfolge sind ihnen in der Regel in den ersten vier Ens beschieden, nicht im Ens Dei, und auch in diesen Ens bloß, weil Gott sie gewähren lässt. Für sämtliche Krankheiten und Leiden, die aus dem Ens Dei resultieren, gilt: Sie sind immer die unergründlichsten. Mag sein, wer den Blick dafür hat, darf sie gelegentlich heilen. Wer den Blick erst gar nicht hat, weil er sich selbst die Sonne verstellt, kann sie niemals heilen.

Anders als die ersten vier Entien bringt Paracelsus laut eigenem Bekunden das Ens Dei mit einem »christlichen Griffel« aufs Papier und lässt damit erkennbar seine mystische Seite aufscheinen. Der Wissenschaftler und Mystiker in Paracelsus leben in friedlicher Koexistenz miteinander, weil sie seinem Welt- und Menschenbild entsprechend kein Gegensatzpaar bilden.

Halten wir noch einmal fest: Nach Überzeugung von Paracelsus lässt sich jede Krankheit und jedwedes Leiden auf eine oder auf mehrere der von ihm beschriebenen Ursachen beziehungsweise Entien zurückführen. Aber wie ist nun eigentlich ein sogenanntes Ens beschaffen? Wie können wir uns dieses uns heute Fremde über obige Erklärungen hinaus vorstellen? Ein Ens ist das absolute Sein, die Idee, der Gedanke, das Wesen von Etwas. »Es ist ein Ursprung oder Ding, das die unbeschränkte Macht über den Leib besitzt.« Es geht Paracelsus im Kern um das Begreifen der Idee oder des Wesens einer Krankheit, folglich auch um den in ihr enthaltenen Sinn. Er stellt kein medizinisches Klassifikationssystem auf, das den Blick verengt.

Bezogen auf Sucht sind selbst in der klinischen Medizin und Psychiatrie zwei Faktoren unter den Entien gänzlich unstrittig: die spezifische Substanz, die ein Drogen gebrauchender oder süchtig abhängiger Mensch konsumiert, sowie deren kurz- wie langfristige Wirkungen auf ihn. Dazu kommt die Dosis der gebrauchten Substanz, sofern es um eine stoffgebundene Sucht geht. Dreht es sich um eine stoffungebundene Verhaltensabhängigkeit sind das Ausmaß sowie die Bedeutung des Verhaltens das jeweilige Gift. Das alles fällt unter das Ens Veneni.

Die Wirkung eines natürlichen oder synthetischen Stoffes, einer Rauschdroge, eines Rauschgiftes oder eines Verhaltens kann stark variieren, je nachdem, auf welche körperliche wie geistige Grundkonstitution eine Substanz oder ein Verhalten bei einem Menschen treffen und auf ihn einwirken. Geschlechtsspezifisch wird Alkohol vom weiblichen Stoffwechsel aufgrund spezifischer Enzymtätigkeit anders verarbeitet als vom männlichen. Mit solchen allgemein akzeptierten Erfahrungswerten bewegen wir uns im Bereich des Ens Naturale. *Allgemein akzeptiert* ist aber unter dem Aspekt der Konstitution nicht gleichbedeutend mit *gleich gültig* für alle. So kann ein Drogengebrauchender mit entsprechender körperlicher Konstitution über Jahre hinweg alles an Substanzen und Dosierungen scheinbar unbeeindruckt wegstecken, was er sich einwirft. Da dürfen wir staunen über das Wunderwerk des menschlichen Organismus, der so viel an Falschem und Unverträglichem verzeihen mag, bevor irgendwann der Crash kommt. Einen glücklichen Umstand sollte ein Drogenkonsument mit einer derartigen Konstitution das dennoch besser nicht nennen, verführt es ihn doch immer mehr zu der trügerischen Ansicht: »Ich stecke alles weg. Mir kann nichts passieren mit meinem Drogengebrauch.« Ein zweiter Konsument mit anderer Konstitution kann von seinem Körper bereits bei weit geringerem Substanzgebrauchsmuster in die Knie gezwungen werden. Wen von beiden trifft es nun besser? Der Aspekt der Konstitution im Ens Naturale spricht auch dafür, Menschen nicht einfach mit einer standardisierten Dosis einer Arznei behandeln zu wollen, sondern ihre jeweilige individuelle Verträglichkeit eines Medikamentes auszutesten. Methodisch ist das kein großes Problem. Es ist bloß kein geteiltes Denken mehr im medizinischen Betrieb. Weder in einer haus- oder fachärztlichen Praxis noch in einer Klinik werden die Patienten regelhaft auf ihre jeweilige individuell zu verordnende Dosis einer Arznei getestet. Standardisierung ist unser Glaubenssatz. Dementsprechend laufen die einen Menschen unter der Wirkung von

Psychopharmaka, die ihren Ausstieg aus einer süchtigen Abhängigkeit begleiten sollen, wie geisterhafte Schatten ihrer selbst durch die Welt, während andere relativ unbeeindruckt wirken.

Der Aspekt der Vorherbestimmung im Ens Naturale ist noch weniger allgemein konsensfähig. Dass manche Menschen für eine bestimmte Erkrankung aufgrund einer gegebenen Disposition geneigter sein können als andere, steht noch außer Frage. In diesem Sinne hat sich die Suchtforschung allerdings auf einem Irrweg verlaufen, soweit sie danach trachtet, der Weisheit letzter Schluss in der Entdeckung eines »Suchtgens« als Disposition zur Erklärung des schwer ergründlichen Phänomens Sucht zu finden. Der weiter gedachte Aspekt der Vorherbestimmung ist besonders strittig, weil die Vorherbestimmung doch die spirituelle wie existenzielle Frage einschließt, inwiefern die menschliche Seele mit einer Bestimmung zur Welt kommt, was sie in diesem Leben erreichen möchte. In Einheit mit der geistigen spirituellen Dimension des Ens Spirituale und mehr noch mit dem unmittelbaren Einfluss Gottes oder der himmlischen Instanz, wie sie das Ens Dei enthält, stellt sich obendrein die Frage, ob einem Menschen mit erworbener süchtiger Abhängigkeit als Krankheitsbild oder Leidensweg überhaupt Heilung erlaubt ist oder ob er seinen Weg bis zum bitteren Ende beschreiten muss, weil es der Lebensplan so vorsieht. Ein derartiges Eingebundensein in die Bezüge des großen Ganzen ist in unserem heutigen Verständnis von medizinischer Machbarkeit kaum mehr vorgesehen, während es für Paracelsus noch eine fraglose Gegebenheit war. Wer sich offen zeigt für die Vorstellung von »Krankheit als Weg«, mag jenen Pfad finden, der Heilung erlaubt.

Wie weit das Ens Dei, also der unmittelbar erfahrene Einfluss Gottes, auf das Leben eines Menschen im Wirken eines Arztes oder einer Therapeutin Berücksichtigung erfahren darf, hängt untrennbar zusammen mit seinem eigenen Lebensweg und Lernprozess in Form von Arbeit an sich selbst, wie es Paracelsus für einen heilend oder heilsam tätigen Menschen unverzichtbar reklamiert hat.

Mein persönlicher Werdegang als Mensch wie Therapeut hat mich nach Jahren der inneren Wanderschaft jedenfalls an den Punkt geführt, dass ich den Einfluss von etwas Höherem und Größerem, das ich in weitem Sinne Gott oder An-Wesenheit nennen möchte, sehr ernst nehme. Zahlreiche meiner Patienten haben mich darin bestärkt. Wie oft haben sie mir berichtet, dass sie zwar etliche Entgiftungen, Entzüge oder therapeutische Behandlungen hinter sich gebracht hatten, dass für sie aber nichts davon im Kern hilfreich war: »Hilfe und wirkliche Heilung habe ich von ganz anderer Seite erhalten.« Und dann erzählen sie mit weitem Herzen, spürbarer Wärme und ansteckender Begeisterung von ihrer eigenen spirituellen Suche, ihrem Ankommen bei etwas, das sie als Gott, göttliche Weisheit, All, Universum, Quelle oder ähnliches benennen. Oft haben sie weite Wege dafür zurückgelegt, im symbolischen wie konkreten Sinne, um Orte der Hilfe aufzusuchen. Manche haben den Weg über ein Retreat in einem indischen Ashram oder über einen Aufenthalt in einem buddhistischen Kloster genommen. Andere haben sich der brutal harten Entgiftung in thailändischen Klöstern gestellt, die das Innerste nach außen kehrt. Dritte suchten das Gute in der Nähe und wurden in der Stille heimischer Klöster oder – sogar ganz nahe – im »Kloster des eigenen stillen Inneren« fündig. Einmütig beschreiben sie allesamt ihren Prozess und Weg als eine Rückkehr, als ein neues Anbinden an eine Instanz, die sowohl im Innen wie im Außen spürbar wird. Etwas in ihnen wird genährt, aufgefüllt, ausgesöhnt und geheilt. Ein Mangel wird erlöst. Etwas tritt in sie hinein, findet seinen Platz in ihnen, wird dort so hell und kräftigend, dass die Sucht die betreffenden Menschen freigeben muss.

Die ganz persönlichen Wege und Erfahrungen zahlreicher süchtig abhängiger oder auch psychisch wie physisch leidender Menschen sind ein einziger lebendiger Beweis für das Ens Spirituale, für den Einfluss der Kräfte aus der geistigen Welt, die Paracelsus einheitlich »Geister« nennt. Verändern süchtig abhängige Menschen ihren lange gewohnten Blickwinkel auf das Leben und schauen sie auf die spirituelle Dimension ihres Lebens, ist die Welt augenblicklich eine andere. Damit sind sie längst nicht automatisch von ihrer Abhängigkeit befreit. Doch sie erhöhen spürbar und sogar messbar die Chancen, dass sie sich von ihrer Sucht entbinden können. Meine Rolle als Suchttherapeut ist es zunehmend, sie auf ihrem Weg menschlich, inhaltlich wie methodisch zu begleiten. Paracelsus spricht sämtlichen Ärzten wie Therapeutinnen, die sich nicht offen zeigen für die Anerkennung der spirituellen Dimensionen des Lebens, das Vermögen zur Entfaltung wirklich heilsamer Kräfte ab.

Sofern Sie selbst in einem helfenden und heilenden Beruf tätig sind, stellt Paracelsus' Fazit natürlich eine Herausforderung für Sie dar, sogar eine Provokation. Die Herausforderung ist allerdings als eine hilfreiche gedacht. Sie führt Sie nämlich zu nötigen Klärungen. Was verstehen Sie in Ihrem persönlichen menschlichen wie beruflichen Ethos unter Bereitwilligkeit, Hilfsbereitschaft und Altruismus? Empfinden Sie einen spürbaren Bezug zum Spirituellen? Oder stehen Sie eher in einem Spannungsverhältnis zu den spirituellen Ebenen? Spiritualität heißt ja erst einmal neutral, die Welt mit einem offenen Geist und durch andere Augen zu betrachten. Zeigen Sie sich offen für den weiten Bereich, für den Menschen viele Namen gebrauchen: die Dimension des »Göttlichen«? Oder ist Ihnen das Eingebundensein in etwas Drittes fremd? Es geht bei den Antworten nicht um Wertungen, sondern um Klärungen, weil jedwede Position Konsequenzen für Ihr therapeutisches Selbstverständnis nach sich zieht.

1.2.3 Paracelsus als Neuerer: Die Lehre von den Elementalen

Paracelsus war ein Neuerer. Im Fokus unseres erweiterten Verständnisses des Wesens der Sucht schauen wir uns daher eine seiner bedeutenden Neuerungen nochmals zusammenfassend an. In Anlehnung an die spätantiken neuplatonischen und darauf aufbauenden naturphilosophischen Lehren von den Elementargeistern differenziert Paracelsus unter dem Ens Spirituale und in seinem *Liber de nymphis, sylphis, pygmaeis et salamandris, et de caeteris spiritibus* (vgl. Paracelsus 1965, 1993) eine ganze Systematik von Elementargeistern. Er weist dort jedem der vier klassischen Elemente, die wir auch heutzutage noch als die Elemente Wasser, Luft, Erde und Feuer kennen, eine bestimmte Gruppe von Geistern zu. Manche Geister bezeichnet er im Gefüge seiner Systematik erstmalig als Elementale. In erster Linie sieht er in den Elementargeistern positive, gute und hilfreiche Elementale am Werk, die als von Gott geschaffene Wesen dem Leben förderlich und dienlich sind. Sie erfüllen Paracelsus zufolge eine Reihe von Funktionen. So helfen sie etwa den Menschen bei ihrer Gotteserkenntnis, bewachen und bewahren die Schätze der Natur und dienen als Vorboten. Für Paracelsus sind Geister und Elementale eigene Wesenheiten. Allerdings weisen sie große Ähnlichkeit mit den Menschen auf. Wie diese besitzen sie eine körperliche Gestalt und einen astralen Leib. Die Körper der Elementale sind jedoch feinstofflicher Art, damit sie sich zum einen durch ihr Element und zum anderen durch die Menschen hindurchbewegen können. Der Hauptunterschied zu den Menschen besteht darin, dass die Elementargeister keine eigene Seele besitzen. Diese können sie ausschließlich durch eine Verbindung mit den Menschen erlangen, weshalb Elementale begierig danach werden können, Menschen zu verführen. So können auch missgestaltete Elementale entstehen, die als ungute, böse Geister ihr Werk verrichten und sich im Leben eines betroffenen Menschen zu wirklichen Plagegeistern entwickeln. In dem Falle sind sie alles andere als dienlich und förderlich. Sie können sogar den Tod über einen Menschen bringen. Erinnern wir uns an dieser Stelle nochmals: Ein Geist ist, was unseren Gedanken ohne Materie im lebendigen Leibe entspringt.

Den Begriff der Elementalen griff der zypriotische Heiler Daskalos Jahrhunderte später auf und präzisierte ihn weiter. Ich baue im Folgenden auf Daskalos und seine Theorie der Elementale auf, um nach der Prämisse »Weiter denken, neu verstehen« ein gänzlich anderes Verständnis des Phänomens Sucht zu beschreiben, als es das psychiatrisch-klinische, neurobiologische oder auch systemische Denken erschließt. Ich betreibe das nicht als brotlose Kunst, sondern mein aufzuzeigendes Verständnis von Sucht als Elemental hat unmittelbare Auswirkungen auf mein methodisches therapeutisches Vorgehen bei der Arbeit mit süchtig Abhängigen.

Was bleibt sonst noch von Paracelsus? Es bleibt die ganze Riege der Heilpraktikerschulen, die sich in ihrer Lehre seiner Tradition verpflichtet fühlen. Zahlreiche Apotheken und Kliniken führen seinen Namen. Es bleibt aber vor allem einer seiner Kerngedanken: Nahezu jeder Mensch kennt jenen oft beschworenen Leitsatz, der aus seiner *3. Kartner Defension*, einer seiner vielen Verteidigungsreden stammt: »Alle Ding' sind Gift und nichts ist ohn' Gift – allein die Dosis macht, dass ein Ding' kein Gift sei.« Allerdings wird Paracelsus Aussage selten in ihrer Gänze wiedergegeben. In ihrer erfahrenen Verkürzung – »Nur die Dosis macht das Gift« steckt zwar die Kernaussage noch drin, aber der wesentliche Aspekt »Alle Ding' sind Gift« tritt in den Hintergrund. Bezogen auf die süchtige Abhängigkeit ist Paracelsus' Aussage natürlich der »Suchtsatz« überhaupt. Er verdeutlicht, dass nahezu jedes menschliche Verhalten einen Menschen in Abhängigkeit führen kann, wenn es die Kontrolle über die betreffende Person erlangt. Und nahezu jeder Stoff kann zu einem Risiko für einen Menschen werden, sofern er seine verträgliche Dosis überschreitet. Das gilt nicht bloß für als Rauschmittel beziehungsweise -gifte ausgewiesene Substanzen, sondern gleichermaßen für viele Stoffe unserer Alltagswirklichkeit

Bleibt etwas Substanzielles von der Krankheitslehre des Paracelsus? Es besagt eher wenig, dass jedes Jahr noch eine Paracelsus-Medaille der deutschen Ärzteschaft durch die Bundesärztekammer verliehen wird. Medizinische Wissenschaften und Pharmakologie erklären seine Krankheitslehre und vor allem seine philosophisch-magischen Schriften ziemlich einmütig als überholt. So verblasst das Erbe des Paracelsus in weiten Teilen, obgleich noch der Begründer der Anthroposophie, Rudolf Steiner (1861–1925), in einen Vortrag vom 5. Januar 1924 in Bezug auf die Medizin betonte: »Dazu bedarf es jenes Menschlichen [...,] das bei so einer Persönlichkeit wie Paracelsus vorhanden war.« (Steiner 2003, S. 64)

In meinen Augen als Mensch und Therapeut bleibt von Paracelsus weiterhin ein großer Schatz an nutzbringenden Erkenntnissen. Der große Arzt und Mystiker bietet uns mit seinen fünf Entien derart viele Zusammenhänge in Bezug auf das große Ganze an, eine solche Fülle von Wissen und selbst ans Herz gelegtes konkretes »Handwerkszeug«, dass es erstaunt, in welchem Maße sich Heilsames und Nährendes vollziehen mögen, sobald in einer Beziehung zwischen Patient und Arzt oder Therapeutin gemeinsam darauf zugegriffen wird. Paracelsus spirituelle Welten, als real existent angenommen, können süchtig abhängige Menschen aus dem Schein, aus dem Lug und Trug, aus ihrer durch die Brille wahrnehmungsverändernder Substanzen erlebten Welt herausführen in das wirkliche Sein. Das wahre Sein ist zwar längst nicht immer ein ausschließlich erfreuliches Da-Sein, schon gar nicht für Menschen in den Strukturen ihrer Abhängigkeiten, aber es ist zumindest ein Sein und nicht ein trügerischer Schein. Das eigene Sein im Da-Sein lässt sich verändern, umwandeln, förderlicher gestalten. Der Schein bleibt Schein und büßt selbst bei der verlockendsten Substanz beständig mehr an Glanz ein.

2 Sucht: Neu verstehen

2.1 Daskalos und seine Lehre von den Elementalen im Fokus von Drogengebrauch und süchtiger Abhängigkeit

Im 20. Jahrhundert übernahm der bekannte zypriotische Heiler Daskalos (1912–1995), mit bürgerlichem Namen Stylianos Atteshlis, auch »Magus von Strovolos« genannt (vgl. Markides 2004), den Begriff Elemental samt seinen Vorstellungen von Paracelsus und formte ihn weiter aus. Als christlich inspiriertem Mystiker war es Daskalos zeitlebens das größte innere Anliegen, die Wahrheit zu erforschen. Zur unabweisbaren Wahrheit des Lebens wie der Schöpfung gehörte für ihn die Existenz einer ewiglichen Instanz. Er benannte sie unter anderem als »das Absolute Unendliche Sein«. Dessen wichtigste Eigenschaften sind Selbstheit und Selbstgewahrsein als Ausdruck von Allweisheit. Doch weder die Art des Selbstgewahrseins noch die Allweisheit des Absoluten Unendlichen könnten von der Rationalität des menschlichen Denkens erfasst werden. Als Höchste Instanz trage dieses Absolute Unendliche auf der Welt viele Namen, etwa *Gott* oder *Christus*. Doch unsere Vorstellungen von ihnen erfassen kaum die Wirklichkeit. Christus war für Daskalos nicht nur eine Person, Jesus oder Joshua, sondern ein Prinzip, das Prinzip des Lebens und des Selbstgewahrseins (vgl. Daskalos 1993).

Daskalos verfügte aufgrund eines ihm verliehenen Wissens über Gaben und Fähigkeiten, die jedes rationale Verstehen weit übersteigen. Eine außerordentliche Gabe war seine Fähigkeit, zu heilen. Nachdem sich sein Ruf als mystischer Heiler erst einmal herumgesprochen hatte, strömten unzählige Menschen aus aller Herren Länder zu ihm, um Erlösung von einem physischen, psychischen, mentalen oder seelischen Leiden zu empfangen. Daskalos' Tür stand allen offen, gewöhnlich, indem die Menschen ihn im Vorhinein kontaktierten, um einen Termin für einen Besuch bei ihm zu erhalten. Die Hand hielt Daskalos für sein Wirken als Heiler nie auf. Er lebte von seinem »bürgerlichen Beruf« und von Spenden der Menschen, die durch seine Kräfte Heilung finden durften. Die Gabe des Heilens war Daskalos geschenkt, und sie war ihm aufgetragen. Trotz seiner spektakulären Heilungserfolge in beachtlicher Anzahl blieb er stets bescheiden.

Bekommen wir durch Hörensagen Kenntnis von solch außergewöhnlichen Menschen, die »Wunderheilungen« vollbringen, fragen wir uns unwillkürlich, wie weit diese Erzählungen und Berichte wohl glaubhaft sein mögen, übersteigen sie doch unser verstandesmäßiges Fassungsvermögen. Die Schulmedizin reibt sich ungläubig die Augen angesichts derartiger Spontanheilungen oder Remissionen, die jeder medizinischen Erfahrung und Prognose zuwiderlaufen. Mit ging es zu Anfang nicht wesentlich anders. Als ich die ersten Berichte über Daskalos zu hören bekam, schwankte ich zwischen kritischer Skepsis und verspürtem Glauben beziehungsweise einem zweifelsfreien inneren Wissen um die Wahrheit des Gehörten.

Jahre später lernte ich über eine meditative Gruppe einen bereits älteren Mann kennen, zu dem sich trotz unseres Altersunterschieds eine innige Freundschaft entwickelte. Da wurden aus den Erzählungen Dritter über Daskalos, die für mich nie überprüfbar gewesen waren, tief dankbare Berichte aus erster Hand. Mein neuer Freund hatte nämlich höchst persönlich eine sogenannte Spontanheilung durch Daskalos erfahren dürfen.

Lange Jahre hatte er an derart schmerzhaften Veränderungen im Bewegungsapparat, insbesondere der Kniegelenke, gelitten, dass ihm Bewegung nur noch unter Qualen möglich war. Jegliche Schulmedizin, namentlich auch die Orthopädie, hatte ihn aufgegeben. Für sie war er »austherapiert« wie es heißt, wenn die Schulmedizin nicht mehr weiter weiß. In seiner Not und Ratlosigkeit beschloss er, auf gut Glück nach Zypern zu reisen, um an Daskalos' Tür zu klopfen. Er brach aber nicht auf mit dem Gedanken »Zu verlieren habe ich ohnehin nichts mehr!«, sondern mit einer zuversichtlichen Hoffnung, mehr noch mit dem festen Glauben, Daskalos nicht vergeblich aufzusuchen. Mein Freund hatte doppeltes Glück. Nicht bloß, dass Daskalos ihn mit offenen Armen empfing, obwohl er ohne vorherige Kontaktaufnahme vor dessen Tür stand. Daskalos bedeutete ihm, am Nachmittag wiederzukommen, da er den Morgen über bereits beschäftigt sei. Als mein Freund ihn am Nachmittag erneut aufsuchte, wusste Daskalos bereits, was sein Anliegen war. Als mystischer Heiler benötigte er keine lange medizinische Anamnese, um zu sehen, wie es einem Menschen geht und woran er leidet. Daskalos »sah« einfach oder »wusste«. Er sprach natürlich ein paar Worte mit meinem Freund, aber eher des Willkommens, einfach Worte der Menschlichkeit. Dann schaute er ihn genau an, schaute nach innen und legte ihm in stiller Konzentration seine Hände auf. Mehr brauchte es nicht. Danach verabschiedete er sich warmherzig von meinem Freund. Dieser ging im Anschluss zusammen mit seiner Frau an einen nahe gelegenen Strand. Sie war es, die den Unterschied zuerst feststellte, indem sie ihn darauf aufmerksam machte, wie anders er plötzlich zu gehen in der Lage war. Still und heimlich und ohne irgendwelche besonders wahrnehmbare Begleiterscheinungen hatte sich seine Heilung vollzogen. Seine ihn jahrelang peinigenden Schmerzen waren wie weggeblasen. Er lief und lief an diesem Strand, erfüllt von Dankbarkeit in einem nie vorher verspürten Maße, und von etwas berührt, das ihn bis an sein Lebensende begleiten sollte. Nach Hause zurückgekehrt, verstanden seine Ärzte die Welt nicht mehr. Ihr medizinisches Denken stand Kopf. Sie konnten nur fassungslos die Veränderungen zur Kenntnis nehmen und im Ergebnis bestätigen. Fortan hatte mein Freund nie wieder in seinem Leben Probleme mit jenen Teilen seines Körpers, die ihm die Bewegung gestatteten. Er durfte sich noch etliche Jahrzehnte seiner Leidenschaft, dem Skifahren, erfreuen. Mittlerweile ist er zwar in Frieden gegangen, aber das hatte andere Ursachen.

Ich schildere diese Begebenheit hier, weil ich damit einmal ein unmittebares authentisches Zeugnis für die Gabe des Heilens eines Menschen bekommen konnte, der zwar von dieser Welt, aber nicht ausschließlich von einer Welt war, wie wir sie mit unserem herkömmlichen Verständnis von Wirklichkeit als gegeben zu erfahren glauben. Außerdem erwähne ich diese Heilung, weil sie die Glaubwürdigkeit von Daskalos unterstreicht. Für mich ist das zwar nicht mehr so wichtig, aber wenn es für Sie als Leser oder Leserin darum geht, seine Theorie der Elementale kennenzulernen und vor dem Hintergrund Ihres eigenen gewachsenen Welt- und Menschenbildes einzuordnen, dann könnte die Glaubwürdigkeit von Daskalos doch eine Rolle spielen.

Daskalos selbst hat nicht viel geschrieben. Seine heutzutage vorhandenen Schriften sind weitgehend Mitschriften seiner Vorträge und Gedankengänge anderer. Er selbst widmete seine Zeit in hohem Maße den Menschen direkt: Er empfing und heilte sie, soweit es ihm und ihnen selbst erlaubt war. Außerdem lehrte er viele Menschen und gab ihnen eine bestimmte Art Wissen weiter.

Wie kommt es Daskalos zufolge zur Existenz von Elementalen? Wie nehmen sie Form und Gestalt an? Dem Prozess wohnt nichts Geheimnisvolles inne. Er vollzieht sich gänzlich unspektakulär und alltäglich: Weil der Mensch seine spirituellen Wurzeln und seine wahre Herkunft auf dem Grunde seiner Seele in wachsendem Maße vernachlässigt, lebt er sehr einseitig seine Schattenseiten und die grobstoffliche materielle Seite der Existenz aus. Im Mittelpunkt seiner Aufmerksamkeit steht seine Persönlichkeit, materiell-physisch wie mental-psychisch verkörpert und ausgedrückt in einem vorwiegend egoistischen Selbst. Wer oder was aber erzeugt unser Egoismus-Selbst? Wir Menschen selbst. Sämtliche Gefühlsregungen, Gedanken, die ein Mensch aussendet, erzeugen »Kraftladungen«. Menschen strahlen Schwingungen aus. Die Art und Weise, wie ein Mensch schwingt, beinflusst die Art und die Qualität der von ihm erzeugten Elementale. Die Kraftladungen sämtlicher erzeugter Elementale unterscheiden sich in Gestalt, Größe, Intensität und bezüglich ihrer Bestimmung. In einer Lehrrede zu der Arbeit mit Elementalen vom 11. Mai 1993 sagte Daskalos:

> »Was immer uns dazu bringt, einen Gedanken an eine Sache zu verfolgen, erzeugt eine substanzielle Form, die wir Elemental nennen. Jetzt ist Geist-Substanz lebendig, folglich ist alles, was aus Geist-Substanz gebildet wurde, ebenfalls lebendig.
> Jedes Elemental lebt und besitzt sein eigenes Leben.«

Insbesondere die großen, mächtigen Kraftladungen hat Daskalos »Elementale« genannt. Sie wirken wie »Wesenheiten« mit einem Eigenleben, wachsen und nähren sich durch die Gedanken und das tätige Verhalten eines Menschen. Wie werden diese Elementale geformt? Dazu erklärt Daskalos:

> »Zuerst einmal, um zu existieren müssen sie eine Form besitzen. Auch wenn wir etwas sehen, wird ein Elemental erzeugt. Wir erschaffen aber nicht seine Form. Doch seine Natur gibt ihm eine Form. Es treten Gestalten auf, ähnlich Schlangen oder anderen Tieren, doch es gibt auch Elementale ohne eine richtige Gestalt – jedenfalls haben sie alle ihre unverwechselbare, ihnen eigene

> Form. Durch den Wunsch, etwas zu besitzen, was wir vielleicht einmal wo gesehen haben, geben wir ihm auch eine Form. Die Form eines Juwelen, die Form irgendeines wertvollen Gegenstandes oder von irgendetwas anderem, was wir zu besitzen wünschen.« (Ebd.)

Falls Sie als Leser oder Leserin gerade Vorbehalte gegen die bildhaften Beschreibungen mancher Elementale als Schlangen oder andere Tiere verspüren sollten, dann springen Sie doch kurz voraus zum Kapitel »Unverzichtbar: Das Suchtelemental und seine Gestalt. Wache Präsenz auf allen Kanälen« und lesen Sie zunächst dort weiter. Es wird Ihnen wie Schuppen von den Augen fallen, wenn Sie erfahren, in welchen Gestalten süchtig abhängige Menschen ihre erzeugten Elementale sehen. Sind die Augen geöffnet, können Sie hierher zurückkehren.

Es ist die Natur des Elementals, die ihm seine Form gibt. Deshalb nennt Daskalos die Elementale auch Gedankenformen. Er ordnet sie in recht viele Kategorien ein, »entsprechend ihrer Reinheit und ihrer Natur«. Und er bekräftigt noch einmal: »Jeder Gedanke, jede Gefühlsregung, alles was unsere Aufmerksamkeit auf sich zieht, erschafft ein Elemental. Ein solches Elemental ist zu Beginn nicht größer als ein Stecknadelkopf.« Es kann allerdings rasch wachsen.

Ihrer Natur nach lassen sich die Elementale in ihre jeweils eigene Klasse einordnen. Daskalos vermeidet es weitgehend, von »bösen« Elementalen zu sprechen und fährt fort:

> »[...] aber ich werde sie ›negativ‹ nennen, oder ›schlecht‹, ›weniger schlecht‹, ›neutral‹, ›gut‹, ›besser‹ und ›noch besser‹ – entsprechend ihrer Natur und entsprechend der Wirkung, die sie hervorbringen. Ein Elemental wird sich niemals auflösen, bevor es seine Bestimmung, für die es geschaffen wurde, gefunden hat.« (Ebd.)

Elementale ergreifen Besitz vom Unterbewusstsein der mennschlichen Persönlichkeit und sie projzieren sich selbst nach außen, um den gewünschten Effekt zu bewirken, zu dessen Zweck sie erzeugt wurden. Solche Projektionen lassen sich unschwer in den gerichteten Gedanken von Menschen ausmachen, die unter dem Einfluss ihres Elementals stehen.

Die Elementale ordnen sich entsprechend ihrer Natur im menschlichen Unterbewusstsein ein, das sie anschließend in wachsendem Maße beherrschen. Aber wo befindet sich unser Unterbewusstsein? Es befindet sich in unserer Persönlichkeit. Und was ist unsere menschliche Persönlichkeit? Unsere Persönlichkeit ist nicht nur unser stofflicher physischer Körper als leibliche Hülle, sie ist auch unser psychischer Emotionalkörper und unser noetisch mentaler Körper der Gedanken. Entsprechend finden wir die Elementale in unserem Unterbewusstsein auf der materiellen Ebene, auf der psychischen oder emotionalen Ebene und auf der noetisch deutenden Gedankenebene, nicht jedoch auf der ätherischen Ebene der Seele.

Daskalos versteht den Begriff des Unterbewusstseins etwas anders als die gängigen

Denkmodelle der Psychologie, Psychiatrie oder Psychotherapie. Er unterscheidet es zum einen in einen reinen hellen Anteil, der sich in unserem geistig ätherischen Körper befindet. In Ihm empfangen wir wie unser »tägliches Brot« sämtliche nährende geistige Substanz für unser Leben, die dem »Absoluten Unendlichen« entstammt. Diese geistige Nahrung ist auschließlich eine heilige, heilsame Nahrung. Als Geist-Substanz verfügt sie zudem über sämtliche vitalen Kräfte, um auch unseren materiellen Körper zu erschaffen. Neben dieser reinen Seite des Unterbewusstseins gibt es den Bereich, in dem sich unsere Elementale einnisten, die guten wie die weniger guten. Und dort ist auch der Bereich des Persönlichkeitsegoismus, zu dem die Elementale freien Zugang haben. Besonders rege sind die Elementale in unserer Psyche, also im Emotionalkörper. Er ist auch das besonders auserkorene Reich des am stärksten wirkenden Persönlichkeitsegoismus. Von dort aus wirkt er lenkend und leitend in unsere Gedankenwelten hinein, die den Egoismus der Persönlichkeit ihrerseits weiter befeuern können. Im Bereich seines Egoismus wie seiner Persönlichkeit können Menschen nun auch *böse* oder *dunkle* Elementale erschaffen. Dafür sind sie selbst verantwortlich – und zwar ganz im Sinne von Paracelsus, dass es immer und ausschließlich wir Menschen sind, die mit unseren Gedanken die Geister rufen.

Die Elementale sowie ihre Gesamtheit als Egoismus erschaffen in der Persönlichkeit das, was wir Menschen als eine Gewohnheit bezeichnen. Gewohnheiten rufen Denkweisen und Verhaltensweisen hervor. Es gibt sozial verträgliche wie sozial unverträgliche Gewohnheiten. Sozial weniger verträgliche Gewohnheiten rufen wiederum eine Schwäche hervor, oder eine Leidenschaft oder viele weitere nicht so erstrebenswerte Zustände und Eigenschaften. Wir reden dann von »schlechten Gewohnheiten«. Eine Gewohnheit ist für Daskalos also ein durch wiederholte Gedanken wie Taten hervorgebrachtes Elemental einer gewissen Kategorie, »wie die Gewohnheit zu trinken, die Gewohnheit zu spielen, die Gewohnheit zu lügen, zu hassen, zu streiten« (vgl. ebd.). Gewohnheiten müssen sich nicht zu einer Sucht auswachsen. Aber ohne Gewohnheit keine Sucht, denn eine Gewohnheit wie eine Gewöhnung sind stets ein Vorstadium und Übergangsstadium einer manifesten süchtigen Abhängigkeit.

Wenn wir Elementale so verstehen, können wir sogar eine andere Definition des Begriffs Person vornehmen. Eine Person ist demnach die Summe ihrer Elementale, die sie erzeugt hat: der guten wie der weniger guten, der schlechten oder sogar bösen, dunklen des Persönlichkeitsegoismus wie der reinen, hellen unseres wahren Höheren Selbst.

Gemäß Daskolos' Lehre von den Elementalen können wir nun auch das Phänomen Sucht neu denken und weiter verstehen. Wir brauchen dafür bislang gedachte Vorstellungen des Phänomens gar nicht einmal zu opfern, sind aber gut beraten, uns auf neues Terrain vorzuwagen. Süchtige Abhängigkeit ist demnach eine vom Süchtigen selbst geschaffene wiederkehrende, sich verselbstständigende Gedankenform mit eigener, ihr innewohnender Kraftladung. Sie ist nicht denkbar ohne ein egoistisch agierendes Selbst. Nicht jede Form süchtiger Abhängigkeit ist gleich mächtig. Aber jede Abhängigkeit von Substanzen oder von nicht stofflichen Verhaltensweisen nimmt eine eigene Gestalt an. Wird eine süchtige Dynamik nicht gestoppt, ist die Bestimmung des süchtigen Geschehens letztlich Eigen- und/oder Fremdzerstörung. So betrachtet und verstanden, kann sich jede Sucht zu einem besonders dunklen, destruktiven Elemental auswachsen. Im Extremfall »frisst« die Dynamik der Sucht, ihre Kraftladung, den süchtig Abhängigen mit Haut und Haaren auf. Gehen andere Menschen im sozialen Umfeld des Süchtigen nicht sehr achtsam mit sich um, drohen ihre Lebenskräfte und positiven Gefühle gleich mitgefressen zu werden.

Dem Volksmund sind solche Vorstellungen gar nicht fremd, eher sogar sehr geläufig. Er spricht vom »Teufelchen auf der Schulter« oder mächtiger vom »Teufel im Nacken«. Drangsaliert er einen Menschen, wie es ein Elemental tut, fragt der Volksmund: »Welcher Teufel reitet dich denn?«

Ein süchtig agierendes egostisches Selbst und Selbstzerstörung stehen beim Suchtelemental in keinerlei Gegensatz. Wie stark sich beides bereits bei noch sehr jungen Menschen äußern kann, belegt folgendes Beispiel, das ich einer Arte-Fernseh-Dokumentation über neue psychoaktive Substanzen entnommen habe: In einer präventiven Veranstaltung springt eine 15-jährigen Schülerin urplötzlich auf und schreit den Leiter an: »Es geht Sie doch persönlich überhaupt nichts an, wenn ich mich durch meinen Drogengebrauch selber zerstöre!« Bei ihren Klassenkameradinnen und -kameraden stößt ihr Aufbrausen nicht gerade auf einhellige Zustimmung. Abgesehen davon, dass die vehemente Reaktion der jungen Dame einen Rückschluss darauf zulässt, wie sehr sie mit ihren 15 Jahren bereits an sich selbst und dem Zustand der Welt leidet, ist sie schwerlich konsensfähig. Sie redet zwar – in ihrer inneren Befindlichkeit als Momentaussage – einem ausgeprägten selbstschädigenden Egoismus das Wort, der auch ihren aktuellen Drogenmissbrauch treibt. Es ist aber beileibe nicht so, dass ihr Drang zur Selbstzerstörung persönlich niemanden etwas anginge. Dafür müsste sie zuerst unterschreiben, dass sie sich im absoluten Ernstfall, wenn sie an Atemstillstand zu ersticken drohte, niemanden mehr um Hilfe bitten würde. Sie müsste zweitens unterschreiben, dass weder ihre Eltern noch ihre Geschwister, noch andere nahe Angehörige oder ihre Freundinnen und Freunde sie lieben oder gern haben dürften. Das alles ist natürlich blanke Theorie. Im Falle eines Falles würde sich die 15-Jährige natürlich Hilfe erhoffen. Und noch mehr würde sie sich erhoffen und ersehnen, es möge sie jemand auf der Welt lieben, wie sie sich selbst nicht zu lieben gelernt hat – auch wenn sie mit ihrer selbstherrlich daherkommenden Aussage erst einmal jedwede Sorge und Liebe seitens Dritter abschmettern mag. Als immenses Signal ihrer inneren Not ist die empörte Reaktion der Schülerin sehr wohl zu verstehen – leider aber auch als die bereits gewachsene Macht ihres Elementals, das sie mit ihren Gedanken und Taten erzeugt hat und tatkräftig weiter nährt.

2.2 Wie ein Alkoholelemental zur Macht kommen kann

Machen wir die Ausbildung eines Elementals an einem Beispiel deutlich, das den meisten Menschen in unserer Gesellschaft vertraut ist, bisweilen sogar vertrauter als ihnen lieb sein mag. Wir nehmen dazu aus gutem Grund den Alkohol in den Blick. Die Erzählung dazu mag zwischen den anderen Kapiteln fast wie ein Fremdkörper anmuten. Zum einen speist sie sich aus den zusammengefügten Erfahrungen verschiedener Patienten. Zum anderen ist das Elemental das zunächst Fremde. Zwar wird es von seinem Erzeuger oder seiner Erzeugerin durch deren Gedankenkraft und konkretes Trinkverhalten geschaffen, aber erst nachdem es stark genug geworden ist, um sein Eigenleben zu führen, übernimmt es die Kontrolle über seinen Menschen, haftet an ihm an oder inkorporiert ihn sogar. Einer meiner Patienten erlebt die Inkorporation so:

> »Mein Kobold mit seinen roten Haaren sitzt in mir selber drin, mitten in meinem Bauch, ziemlich nervig und mächtig. Von dort höre ich ihn, wenn er zu mir spricht, häufig ziemlich hämisch. Ich habe leider keine Macht mehr darüber. Mein früheres Bild, dass der Kobold und ich ein gemeinsames Spiel spielen und ich bin der Stärkere und gewinne, das ist schon lange zerplatzt. Das ist auch schon längst kein Spiel mehr. Der Kobold, der ja auch nicht mehr so nett ist wie am Anfang, hat mich im Griff. Er wird immer mehr zu einem riesigen dunklen Schatten, der mein Leben kaputt macht, wenn es mir jetzt nicht endlich noch gelingt, nicht mehr zu trinken.«

Alkohol in seinen vielfältigen trinkbaren Darreichungsformen ist vom ursprünglichen Bestimmungszweck her ein Genussmittel. Das Genussmittel wird gerne auch als »geistiges« Getränk erfahren. In nicht trinkbarer Form kann Alkohol auch als Desinfektionsmittel und zu anderen Zwecken verwendet werden. Trinkalkohol ist in unserer Kultur mit weitem Abstand aber nicht bloß ein beliebtes Genussmittel, sondern leider auch mit weitem Abstand die Volksdroge Nummer Eins. Mit keinem anderen Mittel wird derart viel Missbrauch betrieben. Keines verursacht mehr soziale Dramen wie gesellschaftliche Folgekosten. Allein an den Folgen von Alkoholkonsum versterben jedes Jahr weitaus mehr Menschen als an allen illegalisierten Substanzen zusammen, von gesundheitlichen Beeinträchtigungen gar nicht zu reden.

Dabei fängt alles recht harmlos an. Irgendwann im Laufe ihres Lebens – durch gesellschaftliche, wirtschaftliche sowie jugendkulturelle Veränderungen mittlerweile eher schon in frühen, jungen Jahren – kommt die Mehrzahl aller Menschen in einen ersten Kontakt mit Alkohol, sei es in Form von Biermischgetränken, sonstigen alkoholischen Mixgetränken, reinem Bier, Wein, Sekt oder höherprozentigen Spirituosen. Bei Letzteren sind derzeit besonders Wodka und Gin angesagt. Die Ersterfahrung mit Alkohol bedingt noch lange keine Sucht, doch sie stellt womöglich die Weichen. Findet ein Mensch Gefallen am Geschmack eines alkoholhaltigen Mischgetränks oder kommt er gar gleich auf den unverfälschten Geschmack von Bier oder Wein, möchte er das Getränk seiner Wahl sicherlich des Öfteren zu sich nehmen. Erste Erinnerungspuren und Gedanken an das alkoholische Getränk manifestieren sich. Ist es nicht bloß der Geschmack, also der originäre Genussfaktor, der einen Trinkenden anzieht; sind es die psychoaktiven Wirkungen des Alkohols, die den Trinkenden in ihren Bann ziehen, kommt schnell ein anderer Bestimmungszweck des Trinkens ins Spiel: Der Wunsch nach Alkohol wird zu einem Gedankenwunsch, der Gedankenwunsch zu einer Gedankenform, deren Kraftladung von Mal zu Mal anwächst. Die Größe, Macht und Intensität der jeweiligen Kraftladung hängen stark davon ab, wie viele Gedanken, welches Maß an Aufmerksamkeit und gerichteter Konzentration und welche Gedankenintensität der jeweilige Mensch dem Alkohol als Objekt seiner Gedanken, Wünsche und Begierden zufließen lässt.

Sagen wir, er trinkt zu Anfang mit Genuss gelegentlich ein feines Glas guten Weines zu seiner Abendmahlzeit. Ich wähle für unser Beispiel also ein durchaus kultiviert daherkommendes Getränk mit langer Geschichte, das in vielen fröhlichen Runden nie versiegender Stoff für kundigen Austausch und für fast philosophisch anmutende Fachsimpelei sein kann. Das bereitet Freude, das macht Vergnügen, das beinhaltet gerne gepflegte Geselligkeit. Ein Glas Wein zur Mahlzeit oder zu einem sonstigen Anlass, damit bewegt sich ein trinkender Mensch durchaus in einem verträglichen Rahmen. In diesem Rahmen bliebe er dauerhaft in einem grünen, tolerierbaren Bereich. Die Gedanken an das Trinken von Wein dürften ihn nur wenig einnehmen. Er entwickelt lediglich eine mäßige Gewohnheit, anlassbezogen ab und an ein Glas Wein zu sich zu nehmen. Die Kraftladung seiner Gedanken nimmt er eher beiläufig wahr, als Möglichkeit, Idee, Wunsch, sich das hin und wieder zu gönnen. Er ist überzeugt, alles im Griff zu haben, dass ihm das Geschehen um seinen moderaten Genuss des alkoholischen Getränks niemals außer Kontrolle geraten kann. Kein Grund zur Sorge also.

Bei vielen Menschen stellt sich die weitere Entwicklung jedoch merklich anders dar: Gedanken und Kraftladungen schleichen sich auf leisen Sohlen immer wieder rein, öfter, stärker, lockender, drängender. »Da ist doch noch eine geöffnete Flasche Wein. Die soll ja nicht verkommen …« So kommt dann am arbeitsfreien Wochenende auch schon mal zum Mittagessen ein erstes Glas Wein auf den Tisch. Oder aus dem einen bislang genehmigten Glas wird immer öfter ein zweites. Das kann sich sehr unbewusst vollziehen, auch über längere Zeiträume. Ein wachsendes Alkoholelemental kann sich Zeit lassen, es hat selten Eile. Doch nach und nach werden die Kraftladungen wie von selbst dichter, die Gedanken wandern fast beiläufig immer wieder Richtung Wein. Es kann vorkommen, dass die betreffende Person nach einiger Zeit zu jeder Mahlzeit ein Glas Wein trinkt, allein oder mit dem Partner.

Der geteilte gesellige Aspekt ist neben dem nach wie vor vorhandenen Genussfaktor nicht zu unterschätzen. Der Konsum von Wein, Erlebnisinhalte sowie Situationen koppeln sich aneinander. Zusammen nisten sie sich weiter ein im Erleben wie in den Gedanken, die gedacht und damit ausgesandt werden. Kehren diese aufgeladen mit weiteren Kraftladungen zu ihrem Erzeuger zurück, wird aus zwei Gläsern Wein womöglich eine halbe Flasche pro Abend. Damit ist dann schon ein subtiles Stadium, einer Dauerdrogierung durch Alkohol, erreicht. Der Geist ist nie mehr ganz frei davon, selbst wenn die akuten Wirkungen der getrunkenen Menge Wein längst verflogen sind. Die

Dauerdrogierung findet auf psychischer wie mental geistiger Ebene statt. Die Gedanken haben längst selbstständig laufen gelernt. Sie folgen ihren eigenen Wegen und Ladungen. Wer noch aufmerksam und wachsam genug ist, kann die verräterischen Gedankengänge ausmachen. Günstigstenfalls begreift er sie als warnendes Stoppsignal, sein Trinkverhalten zu ändern.

Wer morgens schon mit Gedanken an die abendlichen Gläser Wein durch den Tag geht, trägt ein erheblich gewachsenes Problem mit sich herum. Schreitet das Trinken fort, wird die Kraftladung des Geistes, den die trinkende Person rief, noch mächtiger. Das Sinnen nach Alkohol wird parallel stärker. Weshalb sich mit einer halben Flasche begnügen, wenn es doch eine ganze Flasche sein kann? Es macht doch Spaß und scheint doch immer noch so gut zu schmecken. Ein Weintrinker kann lange in einem solchen Stadium des gewohnheitsmäßigen Trinkens verharren, sogar lebenslänglich, solange sein Körper das mitmacht. Die gesundheitlichen Begleiterscheinungen nimmt er in Kauf. Es tauchen wie von selbst jede Menge gute Begründungen oder Anlässe zum Trinken im Selbstverständnis des Trinkers auf. »Das Wetter ist heute so wunderbar, da kann ich den Tag doch mit einem perfekt gekühlten Weißwein oder dem ein oder anderen Glas Rosé ausklingen lassen!« – »Was sollte schon dagegen sprechen, einen schönen Tag gleich mit einem Glas Sekt zu begrüßen und einzuläuten? Das Leben muss doch schließlich genossen werden!« Es kann genauso gut umgekehrt sein: Die Welt ist schlecht und der Mensch erträgt sie besser im nebulösen, rosa wattierten Zustand, den der Geist des Weines erzeugt. Die Arbeit oder irgendetwas anderes Unbequemes ist so anstrengend, da entspannt doch das allabendliche Ritual des Trinkens. Überhaupt, die Menschen scheinen so wenig nett zu sein zu unserem Weintrinker. Sie haben sich allesamt gegen ihn verschworen. Sie sind schuld, wenn er aufgrund seiner Entwertungsgefühle trinken muss.

Es erscheint so entlastend, andere für das eigene Trinken verantwortlich zu machen. Für wie auch immer geartete Rückmeldungen aus seinem nahen sozialen Umfeld hat der Trinkende kaum mehr ein Ohr. Dass sich ihre fortschreitenden Trinkgewohnheiten zu einer manifesten Alkoholabhängigkeit auswachsen, mag ihn kaum erschrecken. Sein selbst erzeugter oder herbeigerufener »Teufel Alkohol im Nacken«, das mächtige Elemental, das er selbst kraft seiner Gedanken und seines aktiven Verhaltens geschaffen hat, mag sich aber längst nicht zufriedengeben. Das Elemental möchte weiterwachsen, noch größer werden, noch mehr Macht ausüben – absolute Macht. Sein Ziel ist es, seinen Menschen komplett zu beherrschen. Es kann ihm gelingen, und so ernährt sich das Elemental jetzt immer stärker von seinem Erzeuger. Die Trinkmenge der betreffenden Person steigert sich: Zwei Flaschen Wein oder mehr machen mehr Spaß als bloß eine; oder sie trinkt jetzt wahllos durcheinander: Wein und Bier, dazu gesellen sich womöglich hochprozentige Spirituosen. Von Genuss kann längst nicht mehr die Rede sein, die Genussfähigkeit hat sich der Trinkende längst weggetrunken. Es geht nur noch um den Akt des Trinkens an sich und um die Wirkung des Alkohols. Die Trinkgelegenheiten oder -anlässe sind gänzlich beliebig, ja es braucht gar keinen Anlass mehr, da das Trinken längst zum Selbstzweck, zum Zwang, zur totalen süchtigen Abhängigkeit geworden ist. Maßlosigkeit ist das Gesetz der Stunde. Auch die Schnelligkeit des Trinkens nimmt rasant zu. Es gibt schon längst kein genüssliches Leeren eines Glases mehr, Schluck für Schluck, um einen guten Tropfen angemessen auszukosten. Es zählt nun ausschließlich, sich möglichst schnell an den Rauscheintrittspunkt heranzutrinken und anschließend sofort darüber hinaus. Folglich wird der Alkohol gekippt, in sich hineingeschüttet. Treibt er das unerbittliche Elemental weiter vor sich her, wird sich der Trinkende mit jedem Tag näher ans Delir herantrinken. Das destruktive Elemental sichert über seine errungene Macht sein Eigenleben wie sein Wachstum. Allerdings kostet es seinen Erzeuger jetzt immer mehr Kraft und bringt ihn an seine Grenzen. Die unbändige Lust, zu trinken und immer weiterzutrinken, hat nicht das Geringste mit dem Genuss von Alkohol zu tun.

Aktuelle neurobiologische Erklärungsversuche der Sucht, die die beschriebenen Vorgänge unter dem Stichwort »Sensitivierung« fassen, beschreiben die lokalisatorischen, neuronalen und biochemischen Vorgänge einer Suchtgenese. Sie stehen der Theorie der Suchtelementale in keiner Weise entgegen. Eher gehen sie sogar problemlos in ihr auf. Sie erklären in sich aber kein Elemental.

Spätestens in einem fortgeschrittenen oder gar dem delirnahen Stadium einer Alkoholabhängigkeit leidet der oder die Trinkende nicht bloß an den spürbaren Begleiterscheinungen einer süchtigen Abhängigkeit. Die Person leidet nun auch und besonders an sich selbst. Sie trinkt an gegen ihre eigene Scham, gegen ihre peinigenden Versagens- und Schuldgefühle, gegen den Ekel vor sich selbst. Bringt ein massiv alkoholabhängiger Mensch sich in diesem sehr weit fortgeschrittenen Stadium nicht um, äußert er schon mal die paradoxe Begründung: »Dass ich mich nicht umbringe, hat den einzigen Grund, dass ich dann nicht mehr trinken kann.« Ist dieser Mensch noch sozial eingebunden, leidet sein Umfeld schon seit längerer Zeit mit ihm. Da helfen keine unverbindlichen guten Ratschläge wohlmeinender Angehöriger oder Dritter mehr. Das Einzige, was Menschen in einer manifesten süchtigen Abhängigkeit noch helfen kann, ist eine konsequente Entgiftung, gefolgt von einer fachlich wie menschlich stimmigen Therapie. Manchmal hilft auch ein kleines Wunder, das vom Himmel fallen mag. Viel besser aber ist, das Wunder fällt zu einem viel früheren Zeitpunkt vom Himmel, zum Beispiel in Form einer Einsicht des abhängigen Menschen, dass es da um ihn und um sein Leben geht. Wer früher zu seinem Alkoholmissbrauch oder seiner Abhängigkeit steht und sich die bestmögliche Hilfe sucht, hat größere Chancen auf eine erfolgreiche Therapie und ein alkoholfreies Leben in Zukunft. Wer sich erst Hilfe sucht, wenn er oder sie sich schon fast bis zum bitteren Ende getrunken hat, leidet je nach Konstitution unter ziemlich starken Langzeitschädigungen durch seinen Missbrauch. Aufhören bleibt so oder so in jedem Stadium des Trinkens ein Gewinn.

Sollte ein Alkohol missbrauchender oder davon abhängiger Mensch zu irgendeinem Zeitpunkt seiner Beziehung zum Mittel seiner Wahl tatsächlich auf den heilsamen Gedanken kommen, sich von seiner Bindung an den Alkohol lösen und das von ihm erzeugte Elemental entkräften zu wollen, wird es ihm jeden erdenklichen Widerstand leisten. Spätestens jetzt ist der Zeitpunkt gekommen, ab dem der oder die Abhängige das Elemental wie eine innere Wesenheit zu sich sprechen hören wird. In den Termini derzeit verbreiteter Therapieverfahren wie der Ego-States-Theorie, der Schematherapie oder der Teilearbeit würden wir das Elemental als einen machtvollen Boykotteur oder einen sonstigen destruktiven Teil der Person identifizieren. In der Logik der Elementale bleibt es ein Elemental. Es flüstert seinem Erzeuger oder seiner Erzeugerin ein: »Aha, denkst du mal wieder ans Aufhören. Schön. Aber du willst doch gar nicht wirklich aufhören, zu trinken. Es bereitet dir doch Lust, das Trinken. Komm, nur noch heute, ein paar letzte Gläser! Gönn dir noch einen Tag und feiere damit deinen mutigen Entschluss, mit dem Alkohol aufzuhören.« Bereits weit im Vorfeld, vor einem reifenden Entschluss, aufzuhören zu trinken, könnte die betreffende Person leise innere Stimmen vernehmen: »Ach komm, die paar Bierchen ... das kleine Weinchen ... das Sektchen, das schadet dir doch nicht. Sei nicht so streng mit dir. Das hast du dir heute doch verdient!« Die Strategie der Verniedlichung bekommt das Elemental spielend hin.

Das ungemein Trickreiche eines Elementals als Boykotteur lässt sich von außen umgehend entlarven, wenn sich solch charakteristische Verniedlichungen in die Sprache und in die Gedanken des Alkohol missbrauchenden Menschen einschleichen. Sie kennen das doch nicht etwa von sich selbst – dieses Bierchen, Weinchen, Sektchen oder Schnäpschen? Die Eingebungen des Elementals können auch scheinbar vernünftig klingen. Gehört sein Erzeuger zu der Art trinkender Menschen, die Alkohol aufgrund ihrer Konstitution relativ gut vertragen und bekommt er im Zuge einer Untersuchung von seinem Arzt die Auskunft, seine Leberwerte seien im Normbereich, würde er im Innern sicherlich bestätigend hören: »Siehst du? Ich habe es dir doch versichert. Dein bisschen Trinken ist doch kein Problem. Das hat dein Arzt dir doch gerade bestätigt. Keine auffälligen Leberwerte. Also brauchst du dir doch gar keine Sorgen zu machen und kannst beruhigt weitertrinken wie bisher. Weshalb dich also mit unnötigen Gedanken quälen? Komm, lass uns die gute Nachricht gleich feierlich begießen!« Lässt sich der Träger oder die Trägerin des Elementals trotz der ganz leisen Gegenstimme des besseren, höheren Wissens einlullen und trinkt weiter, sind sämtliche guten Vorsätze schnell vergessen. Sie lösen sich sozusagen im Geiste des Alkohols rückstandslos auf. Einschlägige Frotzeleien über Alkohol als »Lösungsmittel« unter stark Alkohol gebundenen Menschen haben meistens die Funktion, sich über das Lachen von nötigen Konsequenzen im eigenen Verhalten zu distanzieren.

Hat die heilsame Stimme im trinkenden Menschen indes Überhand gewonnen, hat er sich in Entgiftung und Entwöhnungsbehandlung begeben, sie sogar mit Erfolg bewältigt, ist die Kraft des Elementals keineswegs besiegt. Vielleicht zeigt sich das Elemental vorübergehend neutralisiert oder hält eine Weile trügerisch Ruhe. Selbst wenn sein Wirt ein Jahr trocken bleiben sollte, hat es ihn längst nicht freigegeben. Es zeigt sich abwartend. Es wird die erstbeste Gelegenheit nutzen, seinem trockenen Träger einzuflüstern: »Du kannst stolz auf dich sein. Jetzt hast du es schon ein Jahr lang geschafft, nicht mehr zu trinken. Und eigentlich fandest du das gar nicht so schwer. Du hast es dir vorher viel schlimmer vorgestellt. Ob das tatsächlich stimmt, dass ein ehemaliger Alkoholiker nie wieder trinken darf, weil er dann ganz schnell wieder maßlos trinkt? Bei dir ist das doch sicherlich ganz anders. Du hast jetzt einen so starken Willen bewiesen, da kann dir doch ein feines Glas Wein kaum etwas anhaben. Komm, lass uns beweisen, dass es auch anders geht! Du schaffst das schon, dass du gelegentlich mal wieder ein Glas trinken kannst, ohne gleich wieder abzustürzen. Du hattest doch so eine Menge Spaß beim Trinken!«

Ein Elemental wird mit hoher Wahrscheinlichkeit Mittel und Wege finden, seinen Wirt zu einem Rückfall zu verführen, um sich dann an der wiedergewonnenen Macht zu laben. Es könnte auch flüstern: »Dein Chef ist heute mal wieder so ungerecht zu dir gewesen. Und dann noch deine Frau, die schon wieder ihre eigenen Pläne hat und ihren Abend lieber mit Freundinnen verbringt als mit dir. Die wissen dich alle überhaupt nicht wirklich zu schätzen. Und überhaupt, du könntest mal wieder richtig Spaß haben. War das nicht immer toll mit deinen Freunden beim Ausgehen? Lass und einfach ein Glas trinken, dann sieht die Welt gleich ganz anders aus und du fühlst dich freier.« Ein Elemental vermag auch mit weniger säuselnder Stimme zu sprechen, mit der hämischen Stimme abgrundtiefer Verachtung einen Frontalangriff zu starten: »Was willst du dir eigentlich vormachen? Du weißt doch selbst am besten, dass du es nie schaffen wirst, aufzuhören zu trinken. Du warst schon immer ein Versager, und du hast auch diesmal keine Chance. Der Alkohol ist einfach stärker als du. Deshalb schiebst du deine halbherzigen Gedanken, trocken zu werden, ja auch schon seit Jahren Tag für Tag vor dir her. Würdest du selbst noch dran glauben, mit dem Trinken aufhören zu können, hättest du es längst getan!« Ein Elemental kennt seinen Wirt oder seine Wirtin genau. Schließlich wurde es ja von ihm oder ihr erzeugt. Folglich trägt es auch deren Intelligenz und findet ihre Schwachpunkte, an denen es sie packen kann, um seine eigene Macht zu sichern.

2.3 Individuelle und kollektive Elementale

Der Weg, ein Elemental zu erzeugen, den ich hier gänzlich unspektakulär mithilfe erzählten Erlebens – das Elemental findet tausendfach passende Einflüsterungen – am Beispiel von Alkohol aufgezeigt habe, gilt analog für jede andere Form süchtiger Abhängigkeit. Zwar erzeugt maßloser Gebrauch von Cannabis, Amphetaminen, Kokain, Heroin oder sonstigen stofflichen Substanzen eine jeweils eigene Gestalt als Elemental, doch die Dynamik bleibt gleich. Auch nicht stoffliches Suchtverhalten wie Glücksspiel-, Kauf-, Computerspiel-, Arbeitssucht oder sonstiges kann sich zu machtvollen Elementalen entwickeln. Die absolut verheerendsten und dunkelsten Elementale sind global gesehen Macht-, Herrschsucht und Gier. Doch diese absolutesten Ausprägungen von Sucht, gar von süchtiger Besessenheit, finden in kaum einem Lehrbuch über Sucht auch nur Erwähnung. Dabei kann ihr Zerstörungspotenzial im Zweifelsfall den gesamten Erdball mit in den Abgrund reißen. Macht als süchtiges Elemental strebt mit aller Kraft nach noch mehr Macht. Herrschsucht als Elemental hat die uneingeschränkte totale Herrschaft zum Ziel. Und Gier als kollektives Elemental, das über alle Grenzen hinweg einen Großteil der Menschen erfasst hat, frisst sich ohne die geringste Rücksicht auf Verluste durch die Welt.

Elementale dieser Größenordnung sind kein Gegenstand der Suchttherapie. Therapierbar und behandelbar sind dagegen alle Gesichter einer individuellen stoffgebundenen Sucht oder Verhaltensabhängigkeit. Da gilt ein für alle Mal: Sucht ist kein unabweisbares Lebensschicksal, sie fällt nicht einfach vom Himmel. Ein Mensch muss aus sich heraus aktiv so manches tun, um letztlich eine süchtige Abhängigkeit auszubilden. Anschließend müsste er umso stärker aktiv werden, sofern er seine Freiheit zurückerlangen möchte, ist der Weg zur Freiheit doch ein schwerer, steiniger in unwegsamem Gelände. Zudem gehen die Elementale, wie wir gesehen haben, ohne jegliches Zögern mit aller Raffinesse oder auch schwerstem Geschütz in den Widerstand, um den durch sie gebundenen Menschen in seiner Abhängigkeit zu halten. Sie sind überaus erfinderisch darin, ihre Wirtsperson davon zu überzeugen, wie schön doch die Verbindung mit ihnen sei.

Und sie haben allzu häufig leichtes Spiel. Geschickt verbinden sie sich dabei auch gerne mit positiv klingenden Worten. Insbesondere junge Leute sprechen weitverbreitet davon, »feiern zu gehen«, wenn sie vorhaben, größere Mengen Alkohol zu konsumieren. Sind sie am folgenden Tag noch angeschlagen und verkatert, heißt es nicht etwa zutreffend »Ich habe gestern zu viel Alkohol getrunken«, sondern »Ich war feiern«. Das klingt so viel schöner und unverfänglicher.

Es ist auch beileibe nicht zu leugnen, dass psychoaktive Substanzen oder Alkohol bei zunächst bestimmungsgemäßem Gebrauch viel Spaß, Freude, Buntfarbigkeit und konstruktives Erleben mit sich bringen können. Es ist also keineswegs so, dass wachsende Suchtelementale ihrem Erzeuger keine positiven Erlebnisse bringen würden, selbst wenn ihnen eine ausgeprägte dunkle, destruktive Energie innewohnt. Nicht bloß zu Beginn, sondern noch längere Zeit, während derer die Suchtkarriere fortschreitet, scheinen sie ihm sogar alles zu geben, was er sich wünscht, was sein Herz begehrt. Sie können dem Nutzer und der Gebraucherin der vielen psychoaktiven Substanzen auf dem Markt der Möglichkeiten lange Zeit vorspiegeln, er oder sie sei attraktiv, liebenswert, unbesiegbar, grandios. Sie versprechen Genuss, Spaß, Freude, Leichtigkeit, Freiheit im Denken, Fühlen und Handeln. Sie lassen den Menschen entspannen und chillen, gesellige Drogenrituale feiern und genießen. Sie verhelfen ihm zu tollem Sex. Sie heben ihn empor, um ihn im siebten Himmel schweben zu lassen, holen ihm die Sterne vom Himmel, zaubern allerlei Farbe und fantastische Bilder in sein Leben. Sie können ihm zu psychonautischen Reisen verhelfen und ihm sogar außerkörperliche Erfahrungen ermöglichen. Sie können ihn durch verborgene Türen in seine eigene weite Innenwelt entführen, ihn durch die Augen anderer Menschen ohne Umwege direkt in deren Herz schauen lassen. Sie mögen diesen Menschen fühlen lassen, was er sonst nicht fühlt. Sie vermögen ihm einzugeben, er verstünde sämtliche Weisheiten und Geheimnisse der Schöpfung, des Universums, des unendlichen Alls. All das und noch viel mehr vermögen psychoaktive Drogen lange Zeit zu geben. Da sind sie unendlich freigiebig. Aber für ihre Freigebigkeit fordern sie einen hohen Preis. Nichts ist umsonst. Erzeugte Suchtelementale leben von den Wünschen, Gedanken und den wiederholten Taten ihrer Erzeuger. Sie ernähren sich von deren Substanz, Gefühlen, Lebenskraft. So entwickeln sie sich langfristig zu Räubern von Lebenskraft wie Lebensfreude. Das Buntfarbige im Erleben des hoch dosiert Konsumierenden oder der mittlerweile süchtig Gebundenen verliert mehr und mehr an Intensität. Jetzt reden wir von Sucht, und Sucht ist das absolute Gegenteil von Leichtigkeit, Genuss und Lebensfreude.

Einer meiner alkoholabhängigen Patienten beschreibt sein Erleben sehr drastisch:

> »Wie konnte ich bloß so dumpf werden? Seit 20 Jahren trinke ich mich um mein Leben. Wie habe ich es so weit kommen lassen können? Es hätte mir doch schon lange klar sein können, dass ich an keinem einzigen Morgen mehr wach und mit Lust auf den Tag aufstehe, wenn ich abends mit zwei Flaschen Wein oder mehr intus ins Bett gehe. Aber das wollte einfach nicht in meinen Schädel. Wie auch, da war doch nur noch Brei und Dumpfheit. Ich habe mir damit meine gesamte Lebenslust vertrunken. Es ist schlimm, mir da jetzt nichts mehr vormachen zu können. Ich fühle mich einfach fertig, mein Körper ist fertig. Und dann seit zwei Jahren die Ängste und Panikattacken. Es bleibt mir jetzt gar nichts anderes mehr übrig, als ganz gewaltig etwas zu verändern in meinem Leben. Ich wünsche mir vor allem wieder so etwas wie ein Gefühl von Vitalität zurück.«

2.4 Ein Suchtelemental lässt sich nicht bekämpfen

Wegen ihrer letztlich dunklen zerstörerischen Energien zählen Suchtelementale im System der paracelsischen Lehre von den Elementalen sowie bei Daskalos zu den *bösen* oder *unreinen* Geistern. Gehen wir bei solchen Vorstellungen und Begrifflichkeiten nicht reflexhaft in einen inneren Widerstand, weil uns bei rationaler oder abstrakter Sicht auf die Sucht derartige Bilder zu negativ besetzt, zu dämonisch anmuten – gelingt es also, sie erst einmal neutral stehen zu lassen –, kann sich im Anschluss ihre Nützlichkeit erweisen. Außerdem ermuntere ich all diejenigen, die sich mit der Vorstellung von Sucht als einer eigenen Wesenheit schwertun, chronisch Substanzgebrauchenden oder schwer abhängigen Menschen genau zuzuhören, wenn sie in gewonnener Selbsterkenntnis von ihren bösen Geistern berichten. Wie oft kommt es in den Erzählungen süchtig Abhängiger vor, dass sie ausdrücklich und mit allem Ernst von den »Dämonen« ihrer Sucht sprechen, die ihnen im Nacken sitzen und ihnen das Leben verstellen. Sie kennen ihre Dämonen, aber längst nicht jedes Gegenüber möchte von ihnen hören und sie zur Kenntnis nehmen.

Von Menschen selbst erschaffene zerstörerische Elementale zählen zu den machtvollsten und daher auch gefürchtetsten Kräften, die nicht bloß einen einzelnen Menschen, sondern gar ein soziales System bis hin zu einer Gesellschaft im Ganzen beherrschen können. Der Dynamik süchtiger Abhängigkeit wohnt eine ganz eigene Macht inne. Dennoch denken viele nicht süchtige Menschen oft noch leichthin, dass sich eine

Sucht doch bekämpfen lassen müsse. Mit einem starken Willen müsse ein süchtig Abhängiger seine Sucht doch wieder in den Griff und sein Leben unter Kontrolle bekommen. Wenn es so leicht zu bewerkstelligen wäre, hätten wir nicht eine solch immens hohe Zahl an süchtigen Menschen in unserem Gemeinwesen zu beklagen. Ein starker Wille kann zweifelsfrei sehr nützlich sein, aber er allein bezwingt kein ausgewachsenes Suchtelemental. Unzählige süchtige Menschen arbeiten sich mit bewusstem Willen an ihrem Elemental ab. Sie sind bitter enttäuscht von sich selbst, machen sich schwere Vorwürfe, dass sie es nicht schaffen, ihr süchtiges Rauchen, Trinken, Kiffen, Koksen, Fixen, Spielen, Essen oder Kaufen aufzugeben. Die Sucht ist einfach stärker als sie.

Nach über 30 Jahren professioneller Erfahrungen im etablierten Suchthilfesystem, nach der Beschäftigung mit der Theorie der Elementale sowie hautnahen Erfahrungen mit glückenden wie misslingenden Suchttherapien habe ich mich längst von der verbreiteten Vorstellung verabschiedet, Menschen könnte es gelingen, ihre Sucht zu bekämpfen. Alles, wogegen wir kämpfen, machen wir durch das *Dagegen*-Ankämpfen eher stärker. Ein anders gelagertes Beispiel im Weltmaßstab ist der Kampf gegen die Kräfte, die gemeinhin als Terrorismus bezeichnet werden. Seit den Anfängen des weltweiten Kampfes gegen dieses Gespenst, das ein weiteres destruktives Elemental im Gewand des Fanatismus ist, haben wir nur das Gegenteil erreicht: Der Terrorismus hat sich überall in der Welt ausgebreitet, und die Weltgemeinschaft ist weiter denn je davon entfernt, ihn als besiegt betrachten zu können.

Ein machtvolles Suchtelemental lässt sich mit unseren herkömmlichen Vorstellungen weder bekämpfen noch besiegen. Es kann ausschließlich durch eine größere Kraft geschwächt, neutralisiert oder überflüssig gemacht werden. *Dagegen*-Ankämpfen verbraucht und zerschleißt sämtliche Kräfte und Energien, die ein süchtig abhängiger Mensch aufbieten kann, um seinen Ausstieg aus der Sucht zu realisieren. Das Eintreten *für* eine größere Kraft erhöht von Anfang an seine Chance, seinen ganz persönlichen Weg aus der Sucht erfolgreich zu bewältigen.

Ressourcenorientiertes Arbeiten ist in sämtlichen Therapieformen und -schulen seit Jahrzehnten eine feste Größe. Niemand möchte mehr von defizitorientiertem Arbeiten und Therapieren sprechen. Dennoch geht in der Praxis der Suchttherapie der Blick auf die Ressourcen eines Abhängigen nur allzu leicht verloren, fühlt er sich doch so tief in den Brunnen gefallen, dass er kaum noch in der Lage ist, das Licht ganz oben am Brunnenrand zu sehen. Es empfiehlt sich generell, den Blick des Drogen Gebrauchenden oder der süchtig Abhängigen auf die Frage zu richten, was er oder sie denn noch aus seinem weiteren Leben machen möchte – unabhängig davon, für wie wahrscheinlich oder unwahrscheinlich es die betreffende Person im momentanen Ist-Zustand halten mag, überhaupt noch eines ihrer Ziele zu erreichen. Das dunkle, destruktive Drogenmissbrauchs- oder Suchtelemental braucht ein sich als stärker erweisendes helles, konstruktives Ausgleichsgewicht. Bereits in den frühen Jahren meiner suchttherapeutischen Lehrjahre verwies ich auf die Sinnhaftigkeit, den Fokus auf sogenannte »urheberschaftliche oder wirksamkeitsorientierte Interventionen« (Kuntz 2015 [2000], S. 296) zu legen. Damals hatte ich noch keine Ahnung von Sucht als Elemental, sehr wohl aber von neuerer Entwicklungspsychologie mit ihren Vorstellungen von den tragenden Säulen eines stabilen menschlichen Selbst. An dieser Art konstruktiver Interventionen kann ich bis heute getrost festhalten. Generell hat sich daran für mich wenig geändert. Weiterentwickelt und verschoben haben sich allerdings meine Gewichtungen bei den damals von mir so konzipierten Interventionen.

Was kann ein hilfesuchender süchtig abhängiger Mensch in der Begegnung mit seinem therapeutischen wie menschlichen Gegenüber an zutiefst lebensbejahenden, lichtvollen Gedanken und Gefühlen zulassen, hervorbringen und weiterentwickeln? Jeder lebensbejahende, helle Gedanke erzeugt ein lebensbejahendes, helles Elemental, das sich als stärker erweisen kann als das lebensverneinende, dunkle Suchtelemental. Die Kraftladungen lebensbejahender Gedanken entkräften die destruktiven Gedanken. In helfenden und heilenden Kontexten ist es folglich möglich, gezielt hilfreiche Elementale zu nutzen und, falls nötig, sogar zu erschaffen. Dann verwenden wir Geist-Substanz gleich einem Schöpferwesen. Zu Anfang, wenn der Mensch, der den Ausweg aus seiner Sucht finden möchte, noch wenig vertraut ist mit lebensbejahenden, lichtvollen und liebevollen Gedanken, mögen die Kraftladungen eines hellen und dunklen Elementals noch miteinander um die Vorherrschaft ringen. Doch sobald die Gedanken, das Erleben, die Gefühle des Suchtabhängigen freundlicher, selbstfürsorglicher, mitfühlender, liebevoller, barmherziger, gnädiger werden, vermögen sie das dunkle Elemental zu überstrahlen, zu neutralisieren und schlussendlich zu entkräften. Ein gemütlicher Spaziergang ist ein solcher Therapieweg nicht, auch wenn er sich sehr hell und leuchtend darstellen und lesen lässt. Ein solcher Weg zum Ausstieg aus der Sucht ist ein hartes Stück Arbeit. Aber es ist eine lohnende Arbeit, verspricht sie doch den Erfolg, das Leben wieder in die eigene Hand nehmen zu können.

Ich nutze für solcherart wirksamkeitsorientierte Interventionen neben meinem ganz klassischen therapeutischen Handwerkszeug die ganze Fülle imaginativer, imaginaler, meditativer und auch körpertherapeutischer Möglichkeiten, die Licht und Liebe ins Leben eines Menschen bringen. Nichts regt die Lebensgeister und die natürlichen Lebenskräfte derart zum konstruktiven Wachstum an wie Licht und Liebe im wohl verstandenen Sinne.

2.5 Elementale als unreine Geister

Unreine oder *böse* Geister sind wahrlich nicht die ersten Assoziationen, die Menschen mit dem Thema Sucht verbinden. Eher stoßen solche Begrifflichkeiten auf innere Skepsis in Form rationaler Vorbehalte. Im klinischen, psychiatrischen oder allgemein suchttheoretischen Diskurs sind sie erst gar kein Gegenstand ernsthafter Erwägung. Schlimmstenfalls wird eine Auseinandersetzung mit unreinen Geistern ziemlich abrupt gestoppt, weil sie als abwegige Vorstellungen keiner weiteren Diskussion für würdig erachtet werden. Im Grunde ist das völlig unverständlich, sprechen Drogen missbrauchende oder süchtig abhängige Menschen doch ziemlich offen von ihren bösen Geistern. Frei von vorschneller Wertung, überprüfen wir am besten die Sinnhaftigkeit von Elementalen als böse Geister anhand verschiedener Äußerungen. Wo finden sie tatsächlich Erwähnung? Und wer äußert sich in welcher Weise zu ihrer Existenz? Welchen Wert hat die Vorstellung von unreinen Geistern für unsere aktuellen Behandlungskonzepte im Suchtbereich?

Der Volksmund tut sich mit bösen Geistern, kaum überraschend, eher leicht, bringt er doch bloß auf den Punkt, was über Jahrtausende hinweg an kollektivem bewusstem wie unbewusstem Wissen um die tiefen Zusammenhänge der menschlichen Bedingtheit in der universalen Schöpfung tradiert wird. Die Zeilen »Die ich rief, die Geister, werd' ich nun nicht los« aus Johann Wolfgang von Goethes Ballade »Der Zauberlehrling« fand als geflügeltes Wort Eingang in die Volksweisheiten. Wohl jeder Mensch kennt die einen oder anderen Dämonen, die hinter ihm her sind; oder Plagegeister, die ihm das Leben endlos schwer machen. »Hier spukt es« drückt so manchen (Aber-)Glauben an gewisse »wilde Gesellen«, gespenstische Wesen oder Geister von Verstorbenen aus. Der Volksmund kennt noch weit mehr, und zum Glück nicht nur beunruhigende böse Geister, sondern umgekehrt auch die guten. Ein beliebtes Bild ist jenes vom Engelchen und Teufelchen: Auf der einen Schulter des Menschen sitzt ein hilfreiches, vernünftiges Wesen, auf der anderen ein Wesen aus der eher dunklen Welt, das nichts Gutes im Sinn hat. Bei diesem populären Bild ist die Unterscheidung unzweideutig. In der gelebten Realität kann es jedoch angebracht sein, bei engelsgleichen Wesen zweimal hinzuschauen. Da kann sich je nach Situation die Frage nach ihrer wahrhaftigen Qualität stellen, die deutlich macht, wie wichtig die Fähigkeit der Unterscheidung ist: Ist das engelsgleiche Wesen tatsächlich rein oder doch eher ein Engel der Verführung? Der Volksmund weiß sehr wohl um das Sinnbild der Verführung: »Wenn der Teufel die Leute betrügen will, so ist er schön wie ein Engel.«

Vom wirklich *reinen* und *guten* Engel, der dem Menschen gelegentlich begegnet, macht dieser sich ein ausschließlich helles, strahlendes Bild. Wird daraus mehr als ein Bild, weil der Mensch diesen Engel in seiner Präsenz erspürt, geht das Erleben immer mit der Anwesenheit einer großen Liebe einher. Sprechen Menschen über derartige von ihnen erfahrene Begegnungen, tun sie es mit Ernsthaftigkeit und Tiefe. Es kann ihnen allerdings auch die Sorge bleiben, wie manches Gegenüber auf ihre Erzählungen reagieren mag. Unsere Vernunft, der aufgeklärte Geist, möchte sich nur allzu gern über jedwede Engel, Geister, Wesenheiten und Dämonen erheben und sie ins Reich der Einbildung oder höchstens noch der Sagen und Legenden verbannen. Andere Kulturen sind da weiser, sie leben mit allerlei Geistern, weil sie sie als real existent anerkennen.

Drogen gebrauchende oder süchtig abhängige Menschen sind ihren behandelnden Ärzten oder Therapeutinnen nicht selten weit voraus, wenn es um die Vorstellung von bösen Geistern geht. Sie sind für sie sehr real, weil sie sie unmittelbar erleben, unter ihrem unbarmherzigen Diktat stehen. Ob Patienten noch von ihren bösen Geistern zu erzählen bereit sind, wenn sie bei ihrem Gegenüber Skepsis bezüglich ihrer Wahrnehmungen erleben – oft in das Gewand der akademischen Überlegenheit gekleidet –, ist eine andere Frage. Menschen das Erleben ihrer bösen Geister gar ausreden oder sie als falsche Vorstellung wegtherapieren zu wollen, beraubt sie der Chance, ihre Geister in Form veritabler Elementale zu entkräften.

Es ist doch eigentlich ganz einfach: Wir brauchen süchtig Abhängigen oder eigenmächtige psychoaktive Substanzen gebrauchenden Menschen bloß unser Ohr zu leihen – das physische des Hörsinns wie das dritte Ohr des inneren Hörens – und sie lassen uns ohne Umschweife ihre bösen oder unreinen Geister kennenlernen. Nicht alle, aber signifikant viele süchtig gebundene Menschen berichten von den »Dämonen« ihrer Sucht. Sie können sie auch exakt verorten. Sie sitzen ihnen im Nacken, manchmal auch auf der Brust, jedenfalls genau dort, wo die Elementale zu sitzen pflegen. Beschreiben sie ihre Dämonen präziser, benennen sie wörtlich etwa als »Nikotinmonster«, wenn sie ihr Rauchen als Laster empfinden, von dem zu lassen ihnen kaum mehr gelingen mag. Es kann auch das »Alkoholmonster« oder der »Dämon Alkohol« sein, den sie exakt so bezeichnen. Ermuntern wir sie, die jeweilige Gestalt des Monsters oder Dämons genauer zu beschreiben, nimmt das Elemental vor unseren Augen seine für die Menschen spezifische Gestalt an. Wir tun das klugerweise nicht als eine bloße Vorstellung oder Fantasiegestalt ab. Ein Elemental ist alles andere als eine bloße Einbildung.

Kiffer, also vorwiegend junge erwachsene Menschen mit chronischem Haschisch- und/oder Marihuanagebrauch, beschreiben uns ihr Elemental nicht selten als »die hässliche Fratze eines schleimig-grünen, dämonisch grinsenden riesengroßen Joints«. Oder sie beschreiben Zwittergestalten: beispielsweise einen »clownesken Harlekin«, der sich freundlich, bunt, lebendig, zugewandt auf der Vorderseite des Zwitterwesens zeigt. Beschreiben die Cannabismissbrauchenden die Kehrseite dieser doppelgesichtigen Gestalt, zeigt sich ein »teuflisch dämonisches Fratzengesicht« voller Häme und Verachtung in düsterer Färbung, einen widerlichen Gestank ausströmend. Alles Wichtige und Hilfreiche, dass es zu Cannabis zu wissen und zu beherzigen gilt, finden Sie in meinem Buch *Haschisch und Marihuana* (2021a).

Arbeitssüchtige sehen ihr Elemental schon mal als »einen riesenhaften Dämon mit Scherenhänden«. Das ist bloß eine winzige Auswahl von Beschreibungen von Suchtmonstern, die mir in der Vergangenheit von jugendlichen wie erwachsenen Patienten präsentiert wurden. Wichtig für ein angemessenes Verständnis ist, dass Worte wie Dämon oder Monster einer bildhaften Beschreibung dienen und keinesfalls einer monströs überhöhten Dämonisierung des süchtigen Geschehens. Der Fokus liegt darauf, dass die Gestalten der Suchtelementale für betroffene Menschen nicht etwa etwas Fremdes sind, sondern eine von ihnen zutiefst verspürte Realität, mit der sich sinnvoll arbeiten lässt.

Unreine Geister sind in der Geschichte der Menschheit seit Jahrtausenden über den gesamten Erdball hinweg eine vielmehr vertraute als imaginäre Form von Existentem. In sämtlichen Regionen der Welt kursiert Geisterhaftes in vielfältigster Weise in mündlichen Erzählungen und im Schriftgut. In Form von Märchen, Sagen und Legenden bevölkern gute wie weniger gute Geister unser überliefertes und geachtetes Kulturgut. Die wichtigsten Zeugnisse zu problematischen, unreinen Geistern stammen allerdings aus alten Schriften weit jenseits der Märchen, Sagen und Legenden, die längst nicht allen Menschen unserer Kultur vertraut sind. Lassen Sie mich einige Urzeugnisse zu unreinen Geistern anführen, und versuchen Sie diesen Zeugnissen neutral und offen zu folgen. Sie gehören nämlich nicht mehr wie selbstverständlich zu unserem heute gängigen Verständnis vom Lauf der Welt. Im Anschluss werde ich das Eingebundensein dieser Zeugnisse in unser modernes Verständnis von Heilung darlegen. Worin besteht also ihr Nutzen für unsere Zeit, wenn wir im Kontext des Kapitels »Sucht: Verbundener behandeln« eruieren, was für heutige Suchtpatienten hilfreich sein kann und was womöglich weniger?

Einem Asura aus den hinduistischen oder vedischen Schriften beziehungsweise einem Dschinn aus islamischen Texten möchte man als Mensch lieber nicht begegnen. Sie, als sich aufgeklärt verstehende Menschen westlicher Prägung, würden sie vermutlich ohnehin genauso abtun wie die Vorstellungen von Geistern, die uns überliefert sind. Die bedeutsamsten Erwähnungen der unreinen Geister im eigenen Schriftgut finden wir in der Heiligen Schrift, die wir als das Buch der Bücher, also als unsere kanonisierte Bibel, kennen, zumindest dem Namen nach.

Noch dürfen wir davon ausgehen, dass Religion als ordentliches Schulfach nach wie vor zum Fächerkanon öffentlicher Schulen zählt. Es ist höchstens durch Ethik oder verwandte Kurse einzutauschen, wenn sich Jugendliche dafür entscheiden. Die meisten Menschen unserer Kultur, unabhängig davon, ob sie sich als gläubig bezeichnen oder nicht, haben folglich noch von der einen oder anderen Episode aus dem Leben des Jesus von Nazareth erfahren. Zumindest in groben Zügen wissen sie um dessen Geschichte. Im Evangelium des Markus findet sich in einer Episode über das frühe Wirken Jesu eine erste Erwähnung der unreinen Geister. Als Jesus in der Synagoge von Kapernaum lehrte und einen von einem unreinen Geist besessenen Menschen heilte, geriet er in Konflikt mit der jüdischen Obrigkeit. Die Schriftgelehrten fragten sich aufgebracht: »Was ist das? Eine neue Lehre in Vollmacht! Er gebietet auch den unreinen Geistern, und sie gehorchen ihm!« (MK 1,26–27) Kein einziger ihrer höchsten Gelehrten verfügte auch nur annähernd über eine »Lehre in Vollmacht«, der es gestattet gewesen wäre, die Menschen von ihren unreinen Geistern zu erlösen. Wer oder was hatte Jesus diese Gabe oder Kraft verliehen, dieses Wissen, bösen Geister und Dämonen zu gebieten und sie auszutreiben?

Eine nächste Begebenheit aus dem Leben Jesu ist als Allgemeingut möglicherweise einer Mehrzahl der Menschen unserer Kultur nur noch in Grundzügen bekannt: nämlich die Erzählung darüber, wie Jesus Maria Magdalena von sieben Dämonen befreite und heilte (Lk 8,2). Wer mehr über Mirjam von Magdala, genannt Maria Magdalena, die tiefere Bedeutung ihrer Heilung von den sieben Dämonen sowie deren hochaktuellen Bezug zu unserem heutigen Verständnis von Heilen in Erfahrung bringen möchte, greife zu meinem Buch *Wie die Liebe alle Wunden heilt: Wurzeln eines heilsamen Wissens* (2021b). Kraft welcher Gaben war Jesus in der Lage, bei Maria Magdalena gleich sieben Dämonen auszutreiben?

Eine letzte Erwähnung finden die Dämonen und unreinen Geister in der berühmten Offenbarung des Johannes (18,2). Dieser Teil der Heiligen Schrift, der auch unter dem Namen »Die Apokalypse des Johannes« bekannt ist, ist nicht einfach zu entziffern. Da sie bei unzutreffender Deutung leicht misszuverstehen ist, versetzt sie bei apokalyptischer Lesart nicht selten in Furcht und Schrecken, was ihr dementsprechend viele Vorbehalte eingetragen hat. Manch zeitgenössische »Schriftdeutende« wähnen die Menschheit angesichts des chaotischen Zustands der Welt gar mittendrin in den Plagen und Wehen, die durch die sieben Engel mit ihren sieben Posaunen auf die Erde niederkommen. Für sie ist die Offenbarung keine Prophetie mehr, sondern dabei, sich zu vollziehen. Vergessen wir bei allen Schrecknissen der Apokalypse aber nicht, dass nicht die Plagen und Wehen der Kern ihrer Botschaft sind, sondern die Erlösung: »[...] und der Tod wird nicht mehr sein, noch Leid noch Geschrei noch Schmerz wird mehr sein«. Es wird eine »neue Erde« geben, die ererben wird, »wer überwindet« (21,4–7). Überwunden sein werden auch alle Dämonen, bösen und unreinen Geister. Bis dahin bleibt jedoch Tatsache, dass unreine Geister zu den übelsten Plagen der Menschen zählen, von denen diese sich im Leben heimgesucht sehen können. Allzu deutlich können wir das am Beispiel der machtvollen Suchtelemetale schwerlos nachvollziehen.

Wenn Plagegeister die Menschen quälen können, Jesus aber über die Kraft verfügte, sie als unreine oder böse Geister zu entkräften, muss es ein Mittel der Heilung geben, das Hoffnung macht. Dieses Hoffnung verbreitende Mittel, das *Agens*, findet sich mehrfach in unseren Heiligen Schrift. Nicht wenige Menschen wissen vermutlich um die Erzählung, dass Jesus seine Apostel in die Welt ausschickte, seine Lehren zu verbreiten. Die Einzelheiten der »Aussendung der Zwölf« erinnert nur, wer mit den Schriften ausreichend vertraut ist. Folglich vermögen wir auch nur in dem Fall deren Bedeutung für unser heutiges Verständnis von Heilen und Therapieren einzuordnen. Sehr ähnlich in Inhalt wie Wortlaut können wir diese »Aussendung« oder die »Berufung der Zwölf« durch Jesus nachlesen in den uns bekannten Evangelien der Bibel oder auch in der biblischen Fassung der Apostelgeschichte. Im Evangelium des Matthäus lesen wir: »Und er rief seine zwölf Jünger zu sich und gab ihnen die Macht über die unreinen Geister, dass sie die austrieben und heilten alle Krankheiten und Gebrechen« (Mt 10,1). Jesus bereitete seine Jünger ausdrücklich auf deren Aufgabe und Rolle in der Welt vor. Er übertrug ihnen seine »Lehre in Vollmacht«, gab ihnen sein Wissen, damit sie in seinem Geiste unreine Geister austreiben und Heilungen vollziehen konnten. Die Jünger heilten nicht aus sich heraus, aus eigenem Vermögen, sondern Jesus schickte sie zu heilen aus. Dafür stattet er sie mit allem aus, was sie brauchten, indem er ihnen sein Wissen um die Zusammenhänge des Heilens übertrug. Seine Jünger bewirkten die ihnen erlaubten Heilungen durch ihre unverbrüchliche Verbundenheit mit Jesus. Solcher Art Wissen kann nicht einfach gelernt und erworben werden. Es kann nur geschenkt, gegeben und wieder mit Ermächtigung weitergegeben werden. Das ist im wahrsten Sinne des Wortes eine übertragene Gabe und ein Grenzen übersteigendes unendliches Geschenk.

Wer über das Geschenk nicht verfügt, tut gut daran, bei dem zu bleiben, was ihm in seinen Begrenzungen erlaubt und möglich ist. Die Apostelgeschichte (19,11–16) unterstreicht unmissverständlich, dass nur derjenige die bösen Geister austreiben kann und darf, der dazu ausdrücklich ermächtigt ist. Ist er nicht in höherem Namen dazu befugt, bemächtigen sich die bösen Geister seiner, falls er sie dennoch zu beschwören sucht.

Wem diese Betrachtungen der bösen und unreinen Geister weiterhin fremd bleiben, kann über eine Brücke gehen, die ihn in unseren neuzeitlichen Vorstellungen ankommen lässt. Nicht bloß in verschiedenen spirituellen oder esoterischen, sondern sogar explizit in therapeutischen und heilenden Kontexten ist heutzutage ganz verbreitet die Rede von »fremden Energien«. Das klingt etwas vertrauter als unreine Geister, aber wenn von Ersteren die Rede ist, sind in der Regel dunkle, ungute Energien gemeint, die die gleichen Eigenschaften und Energien aufweisen wie unsere unreinen Geister. In dem Falle gilt gleichermaßen: Wer in welchem Kontext auch immer fremde Energien durch sein Wirken zu entfernen sucht, ist gut beraten, um seine ihm gewährten Kräfte wie seine Begrenzungen zu wissen, sofern er nicht das Risiko eingehen möchte, sich die fremden Energien selbst ins Haus zu holen.

Und noch eine Brücke zur Jetztzeit: Selbst die rationalsten Menschen, die weder an fremde Energien, geschweige denn an unreine Geister einen Gedanken verschwenden mögen, fragen sich aus eigener Betroffenheit – wenn die Einschläge immer näher kommen und ihre eigene bürgerliche Existenz gefährden – schon mal, welche unheilvollen Kräfte in unserer Welt am Wirken sind und weshalb sie mittels Hass, Feindseligkeit, Krieg, Machtmissbrauch und Gier den Planeten an den Rand des Abgrunds bringen. Die Gegenfrage kann dann nur lauten: Welcher heilsamen Kräfte bedarf es, um die Welt vor dem Abgrund zu bewahren? Und was können wir als Individuen dazu beitragen, sie zu stärken?

Sicherlich können wir allesamt mehr auf unsere Elementale achten. Haben wir erst einmal von den zunächst noch unvertraut klingenden Elementalen gehört und uns die Gedanken um ihre Entstehung wie ihre Kraft durch den Kopf gehen lassen, wird aus dem Fremden ganz rasch die eigene Lebensrealität. So kann es auch Ihnen gehen, und Sie stimmen ein in den Chor derjenigen Kolleginnen und Kollegen, die sich mit der Theorie der Elementale beschäftigt haben; um dann zurückzumelden, wie sehr sie begonnen haben, im Alltag auf ihre Elementale zu achten. Sie brauchen dafür in keiner Weise kompliziert zu denken, denn einmal begonnen, läuft das Achten auf die eigenen Elementale wie ein nützliches Hintergrundprogramm. Das hat einen unmittelbaren, äußerst heilsamen Einfluss auf die persönliche Selbsterkenntnis wie auf die daraus erwachsende Psychohygiene. So setzen Sie erworbenes Wissen um in eigenen Lebensvollzug, und Sie bekommen einen weiteren Blick auf die Geschicke der Menschen, mit denen Sie arbeiten.

2.6 Hilfreiche dienstbare Geister zur Entkräftung dunkler Elementale

So, wie es böse Geister, unreine Geister und dämonische Kräfte im Universum gibt, existieren als höhere Ausgleichskräfte selbstverständlich auch *dienstbare* Geister. Da es für Jesus, als menschgewordene Verkörperung des Höchsten, selbstverständlich war, über heilsame Kräfte und dienstbare Geister in Fülle zu verfügen, konnten die Menschen seiner Zeit sein Wirken immer wieder mit eigenen Augen verfolgen. Sie sahen dem Verstand nicht erklärbare Heilkräfte und die dienstbaren Geister unmittelbar am Werk. Insofern finden wir zwar wiederholt die Rede von der Aussendung und Ausstattung der Jünger Jesu mit heilkräftigen Gaben, die dienstbaren Geister finden indes selten ausdrückliche Erwähnung. Doch im »Brief an die Hebräer« (1,14) sind sie namentlich bezeugt: »dienstbare Geister, ausgesandt zum Dienst um derer Willen, die ererben sollen die Seligkeit«. Im ursprünglichen Sinne sind mit den dienstbaren Geistern Engel gemeint, ausgesandt vom Höchsten zum Dienst an den Menschen, deren Bestimmung es letztlich ist, die Seligkeit zu erben. Wenn von Engeln die Rede ist, dann können die einen Zeitgenossen reflexartig die Segel streichen wollen, weil sie deren Existenz verneinen und ins Reich der puren Einbildung verweisen. Andere dagegen würden sehr frei, fast spielerisch mit Engeln und ihrer Symbolik umgehen wollen, weil sie eine helle innere Freude dabei empfinden. Dritte aber wüssten wahrhaftig um die Existenz, das Wesen und die Rolle der Engel in der Schöpfung. Engel können wir Menschen nicht mit unseren physischen Augen erblicken. Es sind keine physisch, materiell existierenden Wesen. Engel sind Geisteswesen, die wir Menschen ausschließlich mit unserem inneren Sehen, über das Herz wahrnehmen können. Dürfen wir annehmen, dass sie als dienstbare Geister oder gute Geister auch für Menschen in der Realität des Hier und Jetzt noch eine Rolle spielen?

Wie oft haben Sie selbst Menschen von ihrem Schutzengel sprechen hören, wenn sie gerade knapp einem drohenden Unheil entgangen waren? Oder haben Sie gar selbst Ihren persönlichen Schutzengel schon einmal gebeten, auf Sie achtzugeben, weil Ihnen ein Wagnis, ein drohendes Unheil oder eine angsteinflößende Operation bevorstand? Haben Sie nicht manches Unheil oder manch gefährliche Situation überstanden und sich im Anschluss staunend und dankbar gefragt, wie Sie ein solches Glück haben konnten, unbeschadet aus dieser oder jener Situation herausgefunden zu haben? Ob Sie oder andere Menschen ihren Schutzengel nun wortwörtlich nehmen oder ihn mehr in der Vorstellung leben lassen, ist eher zweitrangig. Seine Rolle erfüllt er indes umso bereitwilliger und zuverlässiger, je mehr wir ihn ausdrücklich um seinen Schutz bitten oder gar dafür beten.

Wem der Blick ins Buch der Bücher fremd ist, trifft andernorts auf dienstbare Geister. Viele indigene Völker und Hochkulturen in Süd-, Mittel- und Nordamerika, die ihre schamanistischen Rituale und Gebräuche pflegen, wissen um die Existenz des sogenannten Großen Geistes. Als Bewahrer und Hüter der Erde rufen sie ihn und hilfreiche dienende Wesenheiten in ihren schamanistischen Heilungsritualen zum Wohle der Erde und der Menschen an.

Im Kontext des weitverbreiteten westlichen Rationalismus mögen meine Ausführungen zu hilfreichen geistigen Kräften sonderbar erscheinen. Wiederum kann die Brücke sein, diese hilfreichen Kräfte neutraler als *gute Energien* oder *positive Kräfte* zu denken. Sie haben jedenfalls einen unmittelbaren Bezug zum Phänomen Sucht, zum Aspekt des weiter Denkens und verbundenen Behandelns. Viele meiner weiblichen wie männlichen suchtgefährdeten oder abhängigen Patienten haben nicht die geringste

Scheu, mir von der Hilfe ihrer Engel in ihren schlimmsten Momenten zu berichten, sobald sie spüren, dass ich dafür offen bin und ihre Berichte mit andächtigem Ernst verfolge. Einer meiner sehr depressiven Patienten, der zu früheren Zeiten auch dem Alkohol nicht abgeneigt und tief misstrauisch gegenüber den Menschen war, stellte mir nach einigen Stunden des gemeinsamen Arbeitens mit einer leisen Freude seinen »Engel des Lichts« vor, den er seit Jahren an seiner Seite wusste, weil er ihn in seiner Präsenz spürte. Bezeichnenderweise hatte er seinen Schutzengel auf den Namen Seraphim getauft. Der Patient berichtete:

> »Ohne meinen ›Engel des Lichts‹ gäbe es mich schon längst nicht mehr. Ich hätte mir längst selbst etwas angetan, so oft, wie ich schon dachte, es wäre für mich und alle anderen um mich herum besser, es gäbe mich nicht mehr. Aber in meinen düstersten Stunden hat er mich immer zuverlässig vor dem Schlimmsten bewahrt. Dafür bin ich in meinem Leben wirklich dankbar.«

Das ist bloß eine Stimme von vielen jugendlichen wie erwachsenen Menschen, die mir von ihren Engeln und helfenden Wesen erzählt haben. Vertrauen mir meine Patienten solcherart Offenbarungen an, höre ich ihnen nicht bloß aufmerksam zu und nehme ihre Berichte ernst – wenngleich das allein schon wichtig wäre. Hilfreicher ist es jedoch für sie wie mich als Mensch und Therapeut, die dienstbaren Geister und deren heilsame Kräfte in die gemeinsame Arbeit miteinzubinden. Engel und andere geistige Wesen helfen bereitwillig, denn dafür sind sie da. Ihre Existenz jenseits unserer Materie zu bezweifeln, zu leugnen, als blühende Fantasie oder im schlimmsten Falle als Wahnvorstellung zu behandeln, beraubt Patienten einer hilfreichen Instanz und Ressource, deren Kraft herkömmliches fachliches medizinisches oder therapeutisches Wissen übersteigt. Was Engel oder sonstige dienstbare Geistwesen nicht tun, ist, uns die eigenen Entwicklungsaufgaben abzunehmen. Sie befreien keinen einzigen Menschen von seiner süchtigen Abhängigkeit, schon gar nicht gegen dessen Willen, der an Altem festhalten und sich nicht selbst bewegen möchte. Ist eine süchtig abhängige Person dagegen entschlossen und gewillt, ihren Beitrag zum Ausstieg aus seiner Sucht zu leisten, können wir sie im Verbund mit engelshaften Kräften darin unterstützen. Engelshafte Kräfte sind in der Lage, dunkle Suchtelementale als unreine Geister zu neutralisieren oder gar ganz zu entkräften. Abenteuerlich fremd klingt das bloß für Menschen, die das aus eigener Erfahrung noch nicht kennen. Lernen sie die hilfreichen Kräfte kennen, sind sie ihnen nicht länger fremd.

Ich nehme mir hier die Freiheit, den Begriff der dienstbaren Geister noch auf einige sonstige gute Geister auszudehnen. Jesus war als der eingeborene Sohn Gottes, des Allmächtigen oder des Höchsten, als Christus ermächtigt, mit der höchsten Vollmacht zu wirken: unreine Geister und Dämonen auszutreiben, Krankheiten und Gebrechen zu heilen und sogar Tote wieder zum Leben zu erwecken. Seine Fähigkeiten wie sein Wissen übertrug er auf seine Apostel. Er ließ den Heiligen Geist auf sie niederkommen. Insofern waren die Zwölf von ihm ermächtigt, in seinem Namen und Geiste als dienende Menschen oder gute Geister in die Welt zu ziehen, um zu heilen, wem Heilung erlaubt war. Jesus übertrug seinen Aposteln auch die Erlaubnis, ihrerseits neue Menschen auszuwählen, als »Menschenfischer« diejenigen zu erwählen, denen sie ihre von Jesus empfangenen Gaben in seinem Namen und Geiste dann weitergaben. Jesus lehrte seine Jünger sorgfältig, wie sie mit den ihnen verliehenen Kräften und dem Wissen darum umzugehen hatten. Sobald einer der Eingeweihten die ihm übertragenen Kräfte oder sein Wissen in einem falschen Sinne benutzte, konnten ihm sämtliche Fähigkeiten und Kräfte wieder genommen werden. Keine einzige Heilung vermochte sich letztlich durch eine bloße willentliche Absicht der Ausgesandten zu vollziehen. Ausschließlich in der inneren Verbundenheit mit dem Höchsten und im Namen Jesu Christi wurden Heilungen gewährt.

Heilen in der Verbundenheit, mit der Anbindung an etwas Größeres, Höheres, Lichtvolles, war auch die Grundlage des Wirkens der antiken Heilgötter sowie der ursprünglichen Gruppe der *therapeutae*, wie eingangs beschrieben. Heilen war Heilkunst und nicht einfach Medizin. Therapie war ein ganzheitliches Geschehen auf den Ebenen von Körper, Psyche, Geist und Seele inklusive einer Unterweisung oder Initiation in die rechte Lebensführung. Der oben erwähnte Paracelsus, der als Erster das Wesen der Elementale in eine Ordnung brachte, und Daskalos mit seiner Theorie der Elementale und seinen enormen Heilkräften verstanden ihr Wirken ebenfalls in diesem Sinne. Das ist ein so anderes Verständnis vom medizinischen wie psychotherapeutischen Wirken, als es die Lehrbücher unserer modernen Medizin und der Therapieschulen vermitteln. Ohne Zweifel haben sie der Medizin wie der Psychotherapie viel Nützliches und über andere Wege Heilsames hinzugefügt. Da ich davon ausgehe, dass alle, die den Beruf des Arztes, der Therapeutin, des Heilpraktikers oder einen weiteren helfenden wie heilenden Beruf anstreben, Menschen guten Willens mit dem Wunsch zu helfen sind, weite ich den Begriff der guten Geister bereitwillig auf sie aus. Sie sind an ihrem Platz in der Welt, um zu helfen. Viele von ihnen sehen ihr Selbstverständnis sogar ausdrücklich darin, zu dienen, den Menschen durch ihre Tätigkeit zu dienen und ebenso erklärtermaßen Gott oder einer von ihnen verspürten höheren Instanz durch ihre Anbindung. Doch da wir als Menschen im Verlaufe der Jahrhunderte wie Jahrtausende wertvolle Aspekte der Traditionen der Heilkunst aus der Hand gegeben haben, verfügen selbst diese dienenden guten Geister nicht mehr automatisch über die Fähigkeit oder die Kraft, über ein gegebenes Wissen, um die höheren dienstbaren Wesenheiten in ihrem Wirken um Hilfe zu bitten.

Suchtabhängigen Menschen ist gedient, wenn wir ohne falsche Scheu versuchen, uns wieder verstärkt anzubinden an ein höheres Wissen um die Qualität dienstbarer Geister. Die Motivation könnte uns daraus erwachsen, dass wir selbst zu Suchenden und Wahrheitsforscherinnen werden; oder wenn wir realisieren, dass unsere Tätigkeit in einem Feld von Helfen und Heilen nicht bloß ein Beruf, sondern eine innere Berufung ist. Dass wir also einem Ruf folgen, der uns innerlich ereilt hat und der uns wahrhaftig wieder in eine Tradition des Dienens stellt. Dabei ist es letztlich nachrangig, wie weit unsere eigenen Gaben, Kräfte oder Fähigkeiten gestärkt und angehoben werden. Nur noch äußerst wenige Menschen bekommen heute Heilkräfte gewährt, wie sie zu früheren Zeiten verstärkt auf der Erde wirksam waren. Aber ein Wissen, über das wir wieder angebunden werden, kann uns gegeben, geschenkt werden. Dann können und dürfen wir an unserem Platz in der Welt auch wieder verstärkt in Verbindung treten mit dienstbaren Geistern höherer Ebenen, wie sie uns zur Unterstützung beim Helfen oder Heilen zur Seite stehen mögen.

Damit hier kein grob falsches Bild und Missverständnisse entstehen: In der Behandlung Drogen missbrauchender oder süchtig abhängiger Menschen leistet das bestehende Suchthilfesystem sowohl im ambulanten wie im stationären Bereich unverzichtbare Arbeit. Bei den geborenen Kostenträgern und in den politischen Entscheidungsetagen erfährt das leider viel zu selten angemessene Würdigung. Viele Behandlungserfolge werden erreicht über die Beiträge der medizinischen Abteilungen einschlägiger Suchtkliniken oder über den Einsatz einer Vielfalt von Methoden aus den unterschiedlichen psychotherapeutischen Schulen und Verfahren. Das ist die eine Seite der Medaille. Die Kehrseite der Medaille ist, dass viele ambulante wie stationäre Behandlungen Drogen gebrauchender wie süchtig gebundener Patienten scheitern. Diese brechen häufig von sich aus eine begonnene Beratung oder Behandlung ab. Entweder, weil ihnen von vornherein die Motivation, der innere Antrieb fehlt, in ihrem Leben tatsächlich etwas Entscheidendes zu verändern. Oder weil ihnen aufgrund der Mächtigkeit ihrer Symptomatik – sprich, in unserem Verständnis: ihres selbst erzeugten Elementals – die Kräfte zur Bewältigung einer Behandlung fehlen. Eine Behandlung kann versanden oder sich quälend, ohne erkennbare Fortschritte dahinschleppen, weil Patienten und Therapeutinnen menschlich in keine förderliche Resonanz treten. Dann heißt es gewöhnlich: »Die Beziehungschemie zwischen ihnen stimmt nicht.« Ärztinnen wie Therapeuten oder sonstige Helferinnen aus einem psychosozialen Unterstützungssystem können sich auch entnervt, frustriert, verärgert, wütend, ohnmächtig, in Hilflosigkeit gebunden an einem Patienten abarbeiten. In dem Fall ist es hilfreich und nützlich, differenzieren zu können. Es macht viel Sinn, die Eigengesetzlichkeiten der süchtigen Dynamik zu verstehen, um mit Gelassenheit wie ein Fisch im Wasser darin zu schwimmen, statt selbst mit unterzugehen. Ich habe sie ausführlich beschrieben in dem Klassiker *Drogen & Sucht: Alles, was Sie wissen müssen* (2016) sowie in *Verstehen, was uns süchtig macht* (2015). Darüber hinaus ist es jedoch von enormer Sinnhaftigkeit, bei den Erscheinungsformen einer hartnäckigen süchtigen Abhängigkeit, an der sich das Suchthilfesystem die Zähne ausbeißt, die hier vorgestellte, bis heute wenig geläufige Theorie der Suchtelementale mitzudenken. Und noch mehr Sinn ergibt es, nicht bloß um die Existenz der Elementale und ihrer Natur zu wissen, sondern obendrein mehr als eine vage Idee davon zu haben, wie sie mithilfe dienstbarer Geister neutralisiert, entkräftet oder gar überflüssig gemacht werden können. Ein solches Wissen dient in erster Linie dem Wohle der Patienten. Gleichzeitig dient es aber auch dem Wohl des Arztes oder der Therapeutin, enthebt es sie doch der quälenden suchtimmanenten Gefühle von Hilflosigkeit, Ohnmacht und Unvermögen.

Es gehört schon länger nicht mehr zum allgemeinen Selbstverständnis der Menschen, in schwierigen Situationen oder Notlagen Unterstützung zu erbitten von dienstbaren Geistern in ihrer ursprünglichen Form – also von Engeln und sonstigen hilfreiche An-Wesenheiten aus der geistigen Welt. Not reaktiviert aber des Öfteren uraltes kollektives Wissen. Menschen in Not fangen plötzlich an, zu beten und zu bitten, für sich selbst oder für andere, woran sie bislang, unter anderen Umständen, nie einen Gedanken verschwendet hatten.

Sofern die Möglichkeit, die geistige Welt um Unterstützung zu bitten, zu unserem Horizont gehört, finden wir auch Mittel und Wege sowie die passenden Menschen, die uns mit entsprechenden Unterweisungen und einer Vermittlung von Wissen mit solcherart Vorgehensweisen wieder vertraut machen können. In der Regel setzt das bei Menschen, die einen solchen Weg beschreiten möchten, einen offenen Geist und ein offenes Herz voraus; außerdem die innere Bereitschaft zu eigener Entwicklung, Veränderung und Transformation zum eigenen Nutzen wie zum Nutzen aller. Da spannt sich der Bogen von Paracelsus zu heutiger Spitzenwissenschaft. Aktuelle Forschungen zu selbstlosem Helfen und Heilen, unter anderem die weltweiten Intentionsgruppen und -projekte von Lynne McTaggart, haben längst den wunderbaren Effekt nachgewiesen, der im rechten Lichte betrachtet auch Ihr persönliches Leben privat wie beruflich verändern könnte: Wer selbstlos in Liebe hilft und heilt, bekommt sein Wirken resonant hundertfach vergolten. Er oder sie erfährt selbst Hilfe und Heilung.

Mit Vorgehensweisen vertraut zu werden, mit denen wir engelshafte Wesen als Bündnispartner für ein Dienen in helfenden und heilenden Berufen oder sogar als Angehörige von süchtig gebundenen Menschen anrufen können, fügt uns im Grunde keine wirklich neuen Kräfte hinzu. Es ist vielmehr eine Reaktivierung von uralt vertrauten Kräften, die die Mehrzahl der Menschen jedoch vergessen und preisgegeben haben. Folglich schlummern sie ungenutzt in den Tiefen unseres Bewusstseins beziehungsweise in den Schatzkammern unserer Potenziale.

Sofern und solange wir uns nicht trauen oder nicht vertraut damit sind, dienstbare Geister aus den mystischen Sphären um Hilfe bei der Entkräftung von dunklen Suchtelementalen zu bitten, setzten wir eben eine Stufe tiefer an. So wie es dunkle destruktive Elementale gibt, gibt es umgekehrt helle, leuchtende, konstruktive Elementale. Gestatten wir uns folglich die innere Freiheit, zumindest lichtvolle engelshafte Elementale in der Arbeit mit süchtig gebundenen Menschen einzusetzen. Wir können auf Methoden und Vorgehensweisen zugreifen, die wie engelsgleiche Elementale wirken können. Hilfreiche, engelshafte Elementale sind immer Kräfte, die das Leben fördern und die Menschen bestärken. Zwar nutzen auch engelshafte oder engelsgleiche Elementale die Lebenskraft ihrer Erzeugerinnen und Erzeuger, doch niemals, indem sie diese verbrauchen. Engelsgleiche Elementale tragen Licht und Liebe in sich und bewegen die Menschen zu konstruktivem Verhalten. Konstruktives Verhalten erweckt aus sich heraus wieder die Lebenskraft in den Menschen. Es gibt zudem keine seelisch wie psychisch heilsameren Kräfte als Licht und Liebe. Licht und Leuchten in den Menschen bringt deren natürliche Lebenskraft hervor, die ihrerseits wieder die geborene Liebesfähigkeit nährt. Ist diese Kaskade erst einmal in Gang gesetzt, schraubt sie sich wie eine Spirale nach oben. Die organisierte Suchtselbsthilfe weiß um derartige Zusammenhänge schon lange und nutzt sie in ihrem Sinne. Das organisierte institutionelle Suchthilfesystem zeigt sich indes im Wesentlichen davon unberührt und ohne Resonanz.

Ich fühle mich sehr frei darin, die ursprünglichen Vorstellungen von dienstbaren Geistern auszuweiten und das Wirken engelsgleicher Geister auch in Methoden zu sehen, die ausschließlich das Gute, Helle, Lichtvolle, Liebevolle in den Menschen hervorbringen und bestärken. Darüber erzeugen sie ihre ganz eigenen Gedankenformen und Kraftladungen, die sich zu lebensbejahenden, engelshaften Elementalen auswachsen mögen. Greifen Sie selbst zu derart kraftvollen Methoden, verändern Sie spürbar Ihr therapeutisches Wirken.

2.7 Ein kleiner Königsweg: Selbsterkenntnis ist der erste Schritt zur Selbsthilfe

Wie kann das in den »Niederungen« der alltäglichen Sucht- und Drogenrealität konkret aussehen, erste Schritte in Richtung guter Geister und hilfreicher Elementale zu gehen? Absolut notwendige mentale Schritte auf der Ebene methodischen Vorgehens sind für einen Drogen missbrauchenden oder süchtig abhängigen Menschen erst einmal Selbsterkenntnis und Selbstbeobachtung als Voraussetzung einer Hilfe zur Selbsthilfe. So nüchtern, alltäglich und wenig spektakulär diese Schritte erst einmal klingen mögen, sind sie doch unverzichtbarer Bestandteil eines kleinen Königswegs. Es ist für einen Abhängigen ein fundamentaler Schritt, sich einzugestehen, dass er ein stetig gewachsenes Problem hat, das er durch seine eigenen Gedanken und Taten selbst geschaffen hat. Nicht die anderen sind an seiner Misere schuld, weil sie ihn so schlecht behandelt haben. Nicht das Leben als solches ist schuld, weil es ihm etwas schuldig geblieben ist. Er persönlich hat seine Sucht erzeugt, wenngleich natürlich eingebunden in familiäre und soziale Beziehungen wie gesellschaftliche Umstände, die längst nicht allen Menschen die gleichen Chancen gewähren. Psychosoziale Ursachen eines Drogengebrauchs oder einer Suchtabhängigkeit sind zu berücksichtigende verstehbare, erklärbare und zu würdigende psychosoziale Faktoren – nicht mehr, aber auch nicht weniger. Sie sind keine Rechtfertigung zur Abgabe von Verantwortung, zum Ausweichen und Flüchten. Sie taugen auch nicht, wenn sich der süchtig Abhängige darüber zum Opfer erklären möchte und lieber zeitlebens am Opferstatus festhält, als sein Leben in die Hand zu nehmen. Ohne jeden Zweifel bringt unsere Gesellschaft, die gesamte sogenannte Zivilisation, unzählige Opfer hervor. Als eine einzige Großveranstaltung, die gemäß der kollektiv erschaffenen Elementale von Wachstum und grenzenloser Gier nach den Grundprinzipien wie den Eigengesetzlichkeiten der süchtigen Dynamik funktioniert, ist sie daran beteiligt, es von Geburt an glücks- und liebesfähigen Menschen im Leben schwer zu machen. Nicht selten zu schwer, um ihr Leben tragen zu können. Oft so schwer, dass Menschen ihr Heil in den psychoaktiven Wirkungen potenter Rauschstoffe suchen. Das ist alles nichts Neues. Es ist verstehbar, erklärbar, kritikwürdig. Es hilft, dem süchtig Gebundenen sein Eingebundensein in all diese Bedingtheiten verständlich zu machen. Aber es hilft ihm erst einmal keinen Schritt weiter, solange er nicht seinen ureigenen aktiven und tätigen Beitrag zum Entstehen seiner Sucht anerkennt:

> »Ja! Ohne Wenn und Aber, ich bin dafür verantwortlich. Ich war das, niemand anderes. Ich habe die Drogen konsumiert. Ich habe meine Sucht erzeugt, mein Elemental geschaffen, durch Gedanken, Worte, Taten. Ich erkenne das vorbehaltlos an. Ich weiß: ›Jetzt geht es um mich.‹ Ich stelle mich meiner Sucht und ich gehe die notwendigen Schritte zum Einstieg in den Ausstieg.«

Steht ein süchtig Gebundener in diesem Sinne für sich ein, eröffnet er sich den Weg, sein Suchtelemental zu entkräften. Sind seine Selbsterkenntnis sowie sein Ausstiegsentschluss halbherzig oder mehr fremd- als eigenmotiviert, ist sein Scheitern vorprogrammiert. Wer die Wahrheit über sich selbst und das Leben scheut, flieht sie. Wer die Wahrheit sucht, findet sie. Und so lehrte Daskalos (1993) über die Pflicht eines jeden Menschen zur Aufrichtigkeit gegenüber sich selbst:

> »Er muss sich mit seinem Unterbewusstsein vertraut machen, um es einmal auf diese Weise auszusprechen, und zwar durch Beobachtung und durch Gebrauch des Geistes. Es gibt keine Entschuldigung das nicht zu tun.
> Der göttliche Vater hat uns den Geist gegeben, ganz genauso wie er uns die Luft und die ätherische Vitalität schenkt, um unsere Körper am Leben zu erhalten. Es gibt daher keine Ausrede diesen Geist jetzt richtig zu verwenden, statt ihn den kleinmütigen Begierden und Emotionen zu unterjochen. Durch Innenschau und rechtes Denken müssen wir die schlechten Elementale in unserem Unterbewusstsein oder in unserer derzeitigen Persönlichkeit, was dasselbe ist, kennen lernen und ihnen die Energie entziehen. Wie? – Indem wir sie bekämpfen? – Nein. Wenn ihr sie bekämpft, denn schenkt ihr ihnen Aufmerksamkeit und damit Kraft. Auch wenn es vielleicht eine Zeitlang so scheint, als wäret ihr mit dem Kämpfen erfolgreich gewesen, werdet ihr schließlich besiegt werden. [...] Das Unterbewusstsein eines Menschen empfängt Befehle, und führt sie aus, ohne darüber nachzudenken, ob sie vernünftig sind oder nicht. Es verwandelt sie einfach in Gewohnheiten. Nun, sobald wir die Natur unseres sogenannten Unterbewusstseins erkannt haben, müssen wir uns entschließen, mit diesem Wissen zu arbeiten, und es meistern und ihm befehlen.
> Und da das Unterbewusstsein auf Befehle wie Autosuggestionen gehorcht, kann es zu unserem Freund werden. [...] Wir müssen daher mit unserem Unterbewusstsein arbeiten.
> Es gibt keine Ausrede, den Geist nicht auf eine rechte Weise zu gebrauchen! [... E]s wird von uns erwartet, daß wir ihn verwenden, um die Natur unseres Unterbewusstseins kennen zu lernen, um Geist-Übersubstanz, wie gesagt, für Autosuggestionen zu nutzen oder um machtvolle Engel-Elementale zu erschaffen, die in unseren Diensten stehen.«

Dass ein Mensch Drogen einen übergroßen Platz in seinem Leben einräumen möchte oder dass er sich gar süchtig abhängig gemacht hat, ist kein Hinderungsgrund, seinen Geist im Sinne rechter Selbsterkenntnis zu benutzen, zumal dann nicht, wenn er dafür Hilfe erhalten kann. Selbsterkenntnis ist eine wertvolle, konstruktive menschliche Fähigkeit. Nehmen wir uns die innere wie spielerische Freiheit, sie unter die dienstbaren Geister einzureihen, die dem direkten eigenen Einfluss unterliegen. Die Fähigkeit zur Selbstbeobachtung gesellt sich untrennbar an die Seite der Selbsterkenntnis. Sie hilft dem ausstiegswilligen süchtig gebundenen Menschen, zuverlässig zu realisieren, wann er Gefahr läuft, wieder seinen »bösen« statt seinen »freundlichen Wolf« zu nähren. Ich bemühe hier kurz diesen in therapeutischen wie spirituellen Kreisen mittlerweile ziemlich verbreiteten Vergleich, der eindrücklich verdeutlicht, dass wir jederzeit eine Wahl haben, welche Persönlichkeitsanteile in uns wir nähren: die guten oder die weniger guten, die hellen oder die dunklen Elementale.

Zum Suchtaustieg entschlossene Menschen sind besonders zu Anfang ihres Wandlungsweges durch die Macht ihres Elementals stark gefährdet, in ihrem Entschluss zu wanken. Dann können sie sich als Hilfe zur Selbsthilfe der Kraftladungen individueller, auf sie abgestimmter Affirmationen zur Selbstbekräftigung bedienen. Sie finden dazu entweder in Eigenregie oder durch kompetente therapeutische Unterstützung. Affirmative Selbstbekräftigungen oder Glaubenssätze – Daskalos hat sie Autosuggestionen genannt (vgl. ebd.) – haben eine gewisse Ähnlichkeit mit dem, was vor Jahrzehnten als positives Denken in Mode kam. Autosuggestive Affirmationen reichen jedoch eine Etage tiefer in der psychisch-mentalen Struktur eines Menschen. Sie können wie ein Mantra wirken, sofern ein Mensch, der sich die ihnen innewohnende Kraft zugute kommen lassen möchte, sie sich immer wieder selbst vorspricht. Etliche eher alternative Heilverfahren bedienen sich von ihrem Selbstverständnis her mit signifikantem Erfolg dieser individuellen Affirmationen. Eine allgemeine, für alle süchtig gebundene Menschen passende Affirmation kann lauten:

> Ich übernehme die volle Verantwortung
> für mein Leben und werde zum
> Mitschöpfer.
> Ich befreie mich jetzt aus
> den Netzen der
> Abhängigkeit.

Keine Lösung eines Problems, keine Befreiung von einer süchtigen Bindung ohne ein Nach-innen-Schauen der betreffenden Person. Das Nach-innen-Schauen ist eine Steigerungsform von Selbsterkenntnis und Selbstbeobachtung, die wir auch Kontemplation nennen. In philosophischen, religiösen oder spirituellen Schriften steht Kontemplation für ein konzentriertes fokussiertes oder geistig weit offenes Betrachten. Es geht mit innerer Sammlung und geistigem Sich-Versenken einher. In unserem Zusammenhang der Dienstbarmachung hilfreicher Geister für eine erfolgreiche Suchttherapie bewegen wir uns eine ganze Etage höher als beim kleinen Königsweg einfacher Selbsterkenntnis und Selbstbeobachtung. Die meisten Menschen kennen die Kontemplation als direkteste Form tiefer Versenkung in sich selbst wie in die großen Zusammenhäng der Schöpfung von der Geschichte Buddhas.

Siddharta Gautama, genannt Buddha, erreichte im Zustand tiefer Kontemplation und Meditation unter seinem berühmten heiligen Bodhi-Baum die Erleuchtung und die Verwirklichung seiner eigenen Buddha-Natur. Kontemplation und Meditation sind über die gesamte Welt hinweg verbreitete Methoden zur Erlangung innerer Klarheit, innerer Ruhe, inneren Friedens. Der Erfolg hängt weniger von der exakten Form der Praxis eines Menschen ab, also der Art und Weise, wie er sich in Kontemplation oder Meditation versenkt; sondern vielmehr vom Ausmaß seiner Konzentration wie dem Ausmaß der ihm jeweils möglichen Verbundenheit mit der geistig-spirituellen Welt. Viele Zeugnisse von ehemals suchtabhängigen Menschen belegen eindrucksvoll, wie meditative Hilfen ihnen den Weg aus der Sucht bereitet haben.

2.8 Heilsame Hilfen aus anderen Welten

Hilfen aus anderen Welten – an dieser Stelle gewinnen die vielen Äußerungen Drogen missbrauchender wie süchtig abhängiger Menschen, die darüber berichten, wie wenig ihnen letztlich die ambulanten wie stationären Angebote unseres etablierten Suchthilfesystems zu helfen vermochten, ihre greifbare Bedeutung. Diejenigen, die ebenso einmütig wie einhellig äußern: »Wirkliche Hilfe habe ich von ganz anderer Seite her erfahren«, lassen uns wissen, dass sie damit eine Hilfe meinen, die sie von eher unvermuteter Seite bekamen. Auf den oftmals sehr verschlungenen Pfaden des bewältigten Ausstiegs aus ihrer Sucht sahen sie sich berührt von Bildern, Methoden wie Wesenheiten und Weisheiten, die allesamt verbunden waren mit einem spirituell-religiösen Hintergrund. Sie sahen und fühlten sich an Kontemplation und Meditation herangeführt. Die einen fanden einen Zugang zu Buddha und entsprechend buddhistisch inspirierten Meditationspraktiken; die anderen fühlten sich stärker mit den hinduistischen dienstbaren Geistern und Gottheiten sowie einer Praxis des Yoga verbunden; die Dritten fühlten sich wie von hinten »geboostet« und rückverbunden an eine Wesenheit unserer christlichen Tradition, sei es Jesus, Christus oder eher Maria, die Mutter Gottes; manche fanden auch eine Zuflucht beim Propheten des konstruktiven Islam.

Worum es hier entscheidend geht, ist nicht die einzig gültige Wahrheit eines religiös geprägten Welt- und Menschenbildes. Es ist die unabweisbare, durch viele Stimmen und Zeugnisse belegte Tatsache, dass zahlreiche süchtig gebundene Menschen Hilfe aus einer Verbundenheit mit einer spirituell-geistigen Welt empfangen haben, die ihnen ein drogen- und suchtfreies Leben ermöglichte. Sie durften sich der Hilfe kraftvoller dienstbarer guter Geister erfreuen, die sie gar nicht einmal immer selbst gerufen oder herbeigebeten hatten. Nur manche hatten aufgrund ihrer inneren Not aus eigenem intuitivem Antrieb heraus angefangen, sich an einen Gott oder eine andere himmlische Wesenheit zu wenden, sie möge ihnen Hilfe zuteilwerden lassen. Bei zahlreichen anderen traten dienende gute Geister und Wesenheiten in ihr Leben, weil es auf deren Ebene so entschieden wurde. Es war erlaubt, an die Seite der Menschen zu treten, die ihr Leben zum Positiven zu wenden suchten. Wieder andere bekamen während ihrer Suchtkarriere das ein oder andere spirituell-religiöse Erweckungserlebnis geschenkt, bis sie verstanden, wohin sie ihren Sinn zu richten hatten, um Drogen und Sucht entsagen zu können.

Dienstbare hilfreiche Geister aus der spirituell-religiösen Welt bringen in ihrem Gefolge immer eine Kraft mit, vor der ein erzeugtes Suchtelemental zurückweichen muss. Die höheren Kräfte sind diejenigen von Licht und Liebe, die ein dunkles Elemental mindestens neutralisieren, sodass es fortan unwirksam bleibt. Helfen die lichtvollen Kräfte einem Menschen auf seinem Weg, sein eigenes Licht unter dem Scheffel hervorzuholen, es zum Strahlen und Leuchten zu bringen, so hat das den Effekt, dass seine Lebenskraft angehoben wird. Wenden sich seine Gedanken weg von seinen alten Gewohnheiten, hin zu Licht und Liebe, erzeugt er neue, helle, lichtvolle Elementale, die die alten dunklen Suchtelementale weiter entkräften. Bleibt dieser Mensch auf seinem neuen Weg, werden seine Gedanken wie Taten von Tag zu Tag positiver, konstruktiver. Die Kaskade nach oben beginnt sich schneller zu drehen, denn jede positive Tat, jeder liebevolle Gedanke erzeugt weitere konstruktive Formen und Kräfte, noch mehr Licht, noch stärkere Lebenskraft. Im Endeffekt kann das Licht in Form vitaler existenzieller Lebenskraft in einem ehemals entkräfteten süchtig abhängigen Menschen so stark werden, dass er seinerseits als ein gewandelter menschlicher hilfreicher Geist von seinem Licht und seiner Kraft etwas an andere Menschen abgeben kann. Ein lebendiges Beispiel dafür ist Noah Levine, dessen Drogen- und Sucht- wie Ausstiegsgeschichte ich anschließend hier vorstellen werde, damit sie Ermunterung wie Ermutigung sein kann für andere ausstiegswillige Menschen in scheinbar auswegloser Situation.

Unser gewachsenes Problem mit lichtvollen dienstbaren Geistern aus der geistig-spirituellen, religiösen Welt ist, dass sie vom etablierten Drogen- und Suchthilfesystem kaum zur Kenntnis genommen werden. In dessen Ökonomisierung, vorherrschendem theoretischem Selbstverständnis sowie in der Struktur wie inhaltlich-methodischen Ausrichtung ausgefeilter Therapiepläne finden sie keine Berücksichtigung. Erzählungen und Berichte ehemals süchtig abhängiger Menschen finden zwar Gnade in manchen Gehörgängen und der Innenwelt aufgeschlossener Therapeutinnen oder Ärzte, aber das bleibt ohne weitere Konsequenz für die Gesamtheit des Suchthilfesystems. Das ist eine vertane Chance in allen Fällen, in denen ein Arbeiten und Therapieren in Verbundenheit mit dienstbaren Wesen aus der geistigen Welt die Chancen eines Menschen in Entwöhnungstherapie eindeutig steigern würde, auf Dauer ein drogenfreies und selbstbestimmtes Leben führen zu können. Außerdem müsste das eine das andere ja nicht ausschließen. Wir müssten Bewährtes, Funktionierendes ja nicht aufgeben, soweit es wirksam ist. Aber dort, wo standardisierte Methoden sich als unwirksam erweisen, dürften wir allesamt in unserem Gemeinwesen über unsere Schatten springen, um unser Denken, unseren Geist, unser Herz für die Welt, für das Licht und für die Liebe dienstbarer Geister zu öffnen. Wir könnten das schon aus purem Eigeninteresse tun, bringt es doch ein wachsendes Maß an Wirksamkeit in unser privates wie berufliches Leben – und mehr noch ein höheres Maß an verspürter Freude.

Hielten wir Menschen uns allesamt an die nachstehende, dem englischen Schriftsteller Charles Reade (1814–1884) zugeschriebene Weisheit, wüssten wir besser umzugehen mit unseren dunklen wie hellen Elementalen:

> »Achte auf deine Gedanken, denn sie werden Worte.
> Achte auf deine Worte, denn sie werden Handlungen.
> Achte auf deine Handlungen, denn sie werden Gewohnheit.
> Achte auf deine Gewohnheiten, denn sie werden dein Charakter.
> Achte auf deinen Charakter, denn er wird dein Schicksal.«

Oder, wie der römische Kaiser und Philosoph Marc Aurel es pointiert formuliert hat:

> »Auf die Dauer der Zeit nimmt die Seele die Farbe der Gedanken an.«

Menschen, die die Scheidekunst beherrschen, dürfen der Zeit getrost erlauben, dass die Seele – hier verstanden als Geist und Psyche eines Menschen – die Farbe ihrer Gedanken annehmen mag. Sie nähren nämlich den »freundlichen Wolf« und pflegen ihre heilsamen Gedanken. Sie beherzigen, dass sie eine Wahl haben.

2.9 Dharma oder das Eingebundensein in ein Drittes als Weg zum Ausstieg aus der süchtigen Abhängigkeit

Zahlreiche Drogen missbrauchende wie in süchtige Abhängigkeit abgeglittene Menschen kamen mit Gaben zur Welt, die ihnen die harte Realität dieser Welt bis zu den adoleszenten Lehr- und Wanderjahren längst »abgekauft« hat. Besonders feinfühlige, sensible, zu Liebe und Mitgefühl fähige Menschen können in einem Maße an den Ungerechtigkeiten dieser Welt leiden, dass sie ihre Enttäuschung, ihre Wut nicht mehr »entgiftet« bekommen. Letztlich wissen sie keinen anderen Ausweg mehr als eine Flucht in das, was Psychologie, Soziologie und Kriminalistik als »abweichendes Verhalten« bezeichnen. Verirren sich die von mir sogenannten »Weltschmerzkonsumierenden« in der Welt der süchtig bindenden Drogen, bilden sie ein Suchtelemental aus. Reagieren sie zusätzlich mit nach außen gerichteter Aggression und Gewalt und geraten über diesen Weg in die Spirale eines kriminellen Abstiegs, erzeugen sie ein zweites zerstörerisches Elemental: das der ungezügelten Zerstörungswut. Wir sind damit wieder bei dem bereits angedeuteten multifaktoriellen Ursachengeflecht der Sucht. Die süchtige Dynamik der Konsum- und Wachstumsgesellschaft befördert jeden Tag aufs Neue die Sucht des Einzelnen. Zwar trägt der Einzelne ohne Wenn und Aber persönliche Verantwortung für seine Gedanken, Worte und Taten, mithin also für die Erzeugung seines Suchtelementals, aber die Dysfunktionalität, Krisen und Krankheiten unserer vermeintlich so zivilisierten Welt drängen von Geburt an begabte und glücksfähige Menschen in Drogengebrauch und süchtig abweichendes Verhalten, sofern sie sich nicht anders zu helfen wissen.

Das klingt naturgemäß viel *grobstofflicher* als das mitfühlend *Feinstoffliche* im Gewebe des Zwischenmenschlichen und Mitgeschöpflichen, das vom menschlichen Licht und seiner Liebe getragen wird. Es steckt zudem eine gute Portion *mitfühlenden Zorns* darin. Die Dynamik dieses Zorns wird von keinem Zweiten so trefflich beschrieben wie von Noah Levine. Der Amerikaner agierte seine unbändige Wut auf die Ungerechtigkeiten in Politik und Wirtschaft lange Jahre in einem Sumpf aus Drogen, Alkohol, selbstverletzendem Verhalten, Kriminalität und Gewalt aus. Das Leben des rebellischen Punkers kannte in der Zeit nur eine Richtung: steil abwärts nach ganz weit unten und hinein in eine massive Abhängigkeit von Drogen und Alkohol. Seine Gewohnheiten und Exzesse hatten seine Gedanken vorherrschend dunkel, schwarz gefärbt. Seine Seele drohte ebenfalls von der Farbe seiner Gedanken verdunkelt zu werden. Doch die Persönlichkeit Levines nahm gerade noch vor einem *Exit* die letzte Ausfahrt Richtung Wandlung.

Um das im Gesamtkontext zu verstehen, ist es wichtig zu erfahren, welcher Abstammung Noah Levine ist. Er ist der Sohn von Stephen Levine, seines Zeichens ein angesehener spiritueller Lehrer in den USA. Dieser war äußerst bewandert in sämtlichen hinduistischen wie buddhistischen Lehren. Sein Lebenswerk war von seinem Herzensthema geprägt, das er mit seiner weltbekannten Studienkollegin Elisabeth Kübler-Ross gemeinsam beforschte: die Geheimnisse des menschlichen Todes. Jack Kornfield, selbst einer der größten zeitgenössischen Meditationslehrer in den USA, würdigte das Gedenken an den mittlerweile verstorbenen Stephen Levine. In seinen Augen war er »ein weiser, poetischer, unermesslicher Dharma-Bruder.«[5] Weshalb sollte das hier von Belang sein? Die Geschichte kann eine unschätzbare psychische Entlastung für Mütter und Väter Drogen missbrauchender und auf die schiefe Bahn geratener Söhne oder Töchter sein, die sich im Geiste familiärer »Erbsünden« unablässig mit der Frage quälen: »Was haben wir bloß falsch gemacht, dass unser Kind drogenabhängig geworden ist?« Bleiben Eltern im Zirkel von Schuld und Sühne gefangen, fallen sie als unterstützende Personen in einem familiären System komplett aus. Sie können ihre Elternkompetenz nicht mehr wahrnehmen. Mit peinigenden Schuldgefühlen lässt sich nicht arbeiten. Wohl aber mit dem konstruktiven Begriff der *Verantwortung*. Ebenso wie bindende Schamgefühle sind Schuldgefühle absolute Killer, die einem Suchtelemental in die Hände spielen, keineswegs aber eine konstruktive Hilfe im Ausstiegsszenario.

Stephen Levine und seine Frau versuchten sicherlich wie nahezu alle Eltern, ihrem Sohn Noah gute Eltern zu sein. Wenn aber selbst ein hoch anerkannter geistig-spiritueller Lehrer seinen heranwachsenden Sohn nicht vor den bösen Geistern des Drogen-

---

5 https://buddhismus-aktuell.de/stephen-levine-verstorben/ (letzter Zugriff: 24.07.2024).

missbrauchs, süchtiger Abhängigkeit und schweren kriminellen Verhaltens zu bewahren vermag, dann lässt das darauf schließen, dass auch die besten und wohlwollendsten Mütter und Väter in eine solche Lage kommen können: miterleben zu müssen, dass ihr Kind eine Entwicklung nimmt, die ihnen das Herz bricht.

Wir wissen noch längst nicht um die Geheimnisse einer menschlichen Seele und ihren Plan für ein gegenwärtiges Leben. Jede Seele hat ihren eigenen Plan. Manchmal führt sie einen Menschen auf seinem Lebensweg lange Zeiten durch innere Ödnis, durch Verzweiflung, durch tiefe Täler von Leid und Schmerz, in denen er auch seinen Mitmenschen kaum verkraftbaren Schmerz zufügt. Doch steckt darin auch ein Lebenssinn, selbst wenn dieser sich über lange Strecken hinweg derart maskiert, dass er gänzlich unverständlich bleibt. Auf das Leben von Noah Levine hätte keiner seiner ihm nahestehenden Menschen mehr einen Cent gesetzt. Doch was in Gänze hoffnungslos und ohne Lebensperspektive erschien, wandelte sich unerwartet ins Helle und Konstruktive – allerdings nicht über die Mittel eines sozialen Hilfesystems, die Bemühungen der Suchthilfe oder die Sanktionen seitens der Justiz. Noah Levine fand Hilfe über den Weg, den so viele aus der Sucht Ausgestiegene als den Einbruch der spirituellen Dimension in ihr Leben beschreiben. Wir täten folglich besser daran, statt von »*Aus*gestiegenen« von »*Auf*gestiegenen« zu sprechen. Das käme der erlebten Realität näher. Noah Levine bekam Hilfe aus der Welt der höheren dienstbaren Geister. Aus dem sich lange Zeit wie ein Opfer gebärdenden Menschen wurde ein Schöpfer, ein Schöpfer seines eigenen Lebens wie ein Mitschöpfer im Leben anderer süchtig gebundener Menschen, denen er zum Lehrer und Wegweiser wurde.

War er einen Großteil seiner Lebenszeit auf einem Weg aus dem Leben hinaus gewesen, schrieb er nach seiner Umkehr und inneren Wandlung bilanzierend in seinem Buch *Dharma Punx* (2013, S. 8), mit dem er zum Sprachrohr einer gesamten wütenden Generation wurde:

> »Also geriet ich wie viele andere auf die Straße, angetrieben von der Musik der Revolution, von Zorn, Angst, Furcht, Verzweiflung, Hass und der totalen Unzufriedenheit mit den Verhältnissen. [...] Der einzig gangbare Weg aus dem Gefühl der Hoffnungslosigkeit und der Verzweiflung schienen Drogen und Alkohol. Viele von uns griffen schon als Teenager zu Betäubungsmitteln. Wir aßen LSD wie Schokolade und soffen billigen Wodka um die Wette, rauchten ganze Wagenladungen Gras, schütteten literweise billiges Bier in uns hinein, und alles nur in dem vergeblichen Versuch, uns zu betäuben und betäubt zu bleiben.«

Am absoluten Tiefpunkt, als seine Elementale ihn schon fast sein Leben gekostet hatten, fand er Hilfe zur Selbstheilung. Meditation und Spiritualität wiesen ihm den Weg zur Überwindung seines Leidens. Nach einem Telefonat mit seinem Vater aus seiner Haftzelle heraus, in dem Stephen Levine seinem Sohn erklärt hatte, dass er nichts mehr für ihn tun könne, als ihm eine seiner wirkmächtigsten Meditationen ans Herz zu legen, nahm Noah Levine diesen letzten Liebesdienst seines Vaters an. Er hatte ohnehin nichts mehr zu verlieren und langweilte sich im Gefängnis. Er begann, ganz konsequent die ihm vom Vater gegebene Atemmeditation zu praktizieren. Im Sinne des kleinen Königswegs von Selbsterkenntnis und Selbstbeobachtung blieb er ganz beharrlich bei seiner Praxis. Meditation wie Kontemplation brachten Licht in die Zelle seines inneren Gefängnisses. Damit bestärkten sie seine wiedererweckten Lebensgeister, die ihrerseits wiederum seine meditative Praxis festigten. Seine Gedanken, die sich von Drogen und Gewalt abwandten, hin zu Licht und Liebe, zur Barmherzigkeit, hungerten sein Drogenelemental regelrecht aus. Es fand keine Nahrung mehr in seinem Geiste wie in seinen Taten. Mit der Unterstützung der dienstbaren Geister, die seine meditative Praxis spirituell begleiteten, fand Noah Levine den Weg zurück von seiner brennenden Aggression und Zerstörungswut zum wahren Wesen seines Menschseins. Sein Suchtelemental, seinen »verräterischen Feind«, Raub und Diebstahl ließ er hinter sich, um sich einem Leben von »Geben und Vergeben« zuzuwenden.

> »Nachdem wir eingesehen hatten, wie nutzlos Drogen und Gewalt sind, fanden ich und andere von uns positive Wege, gegen die Lügen der Gesellschaft aufzubegehren. Immer noch treibt uns der Zorn über die Ungerechtigkeit und das Leiden an, aber heute nutzen wir diese Energie, um unsere eigene natürliche Weisheit und unser Mitgefühl zu erwecken, anstatt uns selbst zu zerstören. [... W]ir haben die höchste spirituelle Wahrheit entdeckt, den Dharma.« (Ebd., S. 9 f.)

Spricht Noah Levine vom Dharma, meint er nicht nur den spirituellen Pfad Buddhas als jahrhundertelang erprobten Weg zur Freiheit vom Leiden, sondern »die Wahrheit schlechthin«. In diesem allgemeinen Sinne ist Dharma auch in der Überschrift zu diesem Kapitel zu verstehen. Es geht um die innere Gewissheit einer höheren Wahrheit im menschlichen kollektiven Bewusstsein, die der Verstand zwar abweisen kann, um die das Herz aber weiterhin weiß. Gegen den Strom der Verblendung führte Noah Levines Weg fortan stromaufwärts:

> »Die Wahrheit ist, dass es sehr viel rebellischer ist, gegen den eigenen inneren Strom der Verblendung anzuschwimmen, als eine kulturelle Revolution loszutreten. Es ist so leicht, zu hassen und auf alles, was an der Welt nicht in Ordnung ist, mit dem Finger zu zeigen; viel schwerer und auch viel wichtiger ist es dagegen, daran zu arbeiten, sich von den Fesseln der Angst und der Anhaftungen zu befreien.« (Ebd., S. 287)

Noah Levine und die sogenannten Dharma Punx, eine ganz eigene weltweite Selbsthilfebewegung Betäubungsmittelabhängiger, vollziehen die Revolution im eigenen Inneren: »Die Revolution im Inneren wird nicht im Fernsehen gezeigt und nicht im Internet verkauft.« Sie bedeutet nicht Verdrängung und Raushalten, sondern verlegt den Ort der Revolution: »Wir müssen sie selbst anführen, in unserem Geist und unserem Herzen.« Von den Fesseln der Angst – dem Gegenteil von Liebe – befreie ausschließlich die Kraft des Mitgefühls, erweckt von Licht und liebender Güte: »Mitgefühl ist unsere einzige Hoffnung«, weist Levine den Weg nach vorne. Das heißt nicht, keine Ungerechtigkeit mehr zu empfinden, aber »mitfühlender Zorn« schlägt niemals in Gewalt über. Er hält die Kraft aufrecht, die positiv verändernd wirken kann: unsere »wahre Natur, wie tief sie auch vergraben, wie verborgen sie auch sein mag« und die »am allermeisten der Liebe entspricht und nichts anderem« (ebd.).

Zwar arbeite ich in der konkreten suchttherapeutischen Arbeit ganz konzentriert und fokussiert mit dem jeweiligen Menschen daran, mithilfe dienstbarer Methoden, die zusätzlich den Geist dienstbarer helfender Wesenheiten transportieren können, sein Suchtelemental zu neutralisieren oder zu entkräften; doch war es mir von jeher ein inneres Bedürfnis, die Sucht durch eine eingebundene Sicht der Dinge aus dem ausschließlich privaten und kleinfamilialen Verschuldungsraum herauszunehmen und sie in das öffentliche Leben zu stellen. Suchttherapien, die solche Hintergründe von Suchtkarrieren nicht mitbedenken und nicht Position im Alltäglichen beziehen, drohen selbst zum Bestandteil der Krankheit im System zu werden, sofern sie ihren Erfolg daran messen, in welchem Maße sie den offiziellen Arbeitsaufträgen institutionalisierter Kostenträger entsprechen. Letztere haben vordringlich das gesellschaftliche Funktionieren der Menschen sowie ihre Reintegration in den Arbeitsmarkt zum Ziel. Das ist ein berechtigtes und wichtiges Anliegen, aber es reicht nicht aus, bleibt auf halbem Wege stehen. Nicht selten geraten über Halbheiten die Redlichkeit im Sinne des Paracelsus und die höheren Wahrheiten in Gefahr.

Auf den Punkt gebracht ist wirksame Suchtprävention wie -therapie heute die Fähigkeit, Menschen ein ausreichendes Maß an Achtsamkeit, Selbstfürsorge und Selbstannahme zu vermitteln, welches sie befähigt, mit den Mängeln im System so umzugehen, dass sie ihr persönliches Leben trotz allem bejahen und ihren selbstzerstörerischen Tendenzen und Elementalen zu entsagen streben. Das setzt bei Therapeutinnen wie sonstigen helfenden Personen auch private Antworten als Realperson auf die von süchtig Getriebenen häufig vehement vorgetragene Sinnfrage voraus: »Wozu soll ich eigentlich leben, wenn ich meinem Leben keinen klaren Sinn und Wert mehr beizumessen vermag?« Wie halten wir es allesamt selbst mit dem Licht und der Liebe und ihrer höchsten Blüte: dem Mitgefühl in liebender Güte?

Die eigentlichen Experten im Suchthilfesystem sind nicht die Menschen, die das Phänomen Sucht aus unterschiedlichen Blickwinkeln umkreisen und mit ihren theoretischen Ansätzen zu erklären suchen. Es sind auch nicht die Ärzte oder Therapeutinnen, so hilfreich und kompetent sie auch sein mögen. Die eigentlichen Fachleute für Drogen und Sucht sind diejenigen Menschen, die mit Haut und Haaren tief im Sumpf stecken. Weil ihnen von außen oftmals so schwer oder gar nicht zu helfen ist, helfen sie sich notgedrungen selbst. Zu jeder Form von Drogenabhängigkeit oder Suchtverhalten gibt es mittlerweile Selbsthilfegruppen. Dharma Punx ist nur eine von vielen. Das Vorbild für alle sind die Anonymen Alkoholiker. Nach deren Prinzipien organisieren sich auch die Narcotics Anonymous, die Emotions Anonymous oder die Gamblers Anonymus. Ihnen allen ist gemeinsam, dass sie sich an einem 12-Schritte-Programm orientieren. Es ist ein spiritueller Weg, der auf der Anerkennung einer höheren Macht und der

Erkenntnis, in ein größeres System eingebunden zu sein, beruht. Diese Überzeugung gibt Halt und Mut. In der Konsequenz heißt das auch: Niemand kann tiefer fallen als in Gottes Hand. Er kann aber aus Eigenantrieb viel tun, um nicht in Gottes Hand zu fallen, sondern sich Gott hinzugeben.

Die Erkenntnis der Eingebundenheit in ein Drittes nach der Kapitulation vor dem Suchtmittel oder dem Suchtverhalten hat die nach dem Vorbild der Anonymen Alkoholiker praktizierenden Selbsthilfegruppen – auch die erwähnten Dharma Punx – dazu bewogen, sich in ihren Meetings an das sogenannte Gelassenheitsgebet zu halten. Es wird dem amerikanischen Theologen Reinhold Niebuhr zugesprochen. Darin erfolgt ausdrücklich das Bekenntnis zu einem Höheren Dritten:

> »Gott, gib mir die Gelassenheit, Dinge hinzunehmen,
> die ich nicht ändern kann,
> den Mut, Dinge zu ändern, die ich ändern kann,
> und die Weisheit, das eine vom anderen zu unterscheiden.«

Diese vielen Menschen als Sinnspruch bekannte Version des Gebets wird von den wenigsten mit ausstiegswilligen suchtabhängigen Menschen in Verbindung gebracht. In einer anderen Version wird Gott nicht zuvorderst um Gelassenheit gebeten, sondern um eine viel höhere Gabe – seine Gnade:

> »Gott, gib uns die Gnade, mit Gelassenheit Dinge hinzunehmen,
> die ich nicht ändern kann,
> den Mut, Dinge zu ändern, die ich ändern kann,
> und die Weisheit, das eine vom anderen zu unterscheiden.«

Diese Version drückt noch stärker aus, dass Heilung des Beistands einer höheren Instanz bedarf, wenn es um so mächtige Dinge wie eine süchtige Abhängigkeit geht. Kapitulation vor der Sucht heißt nicht, zu kapitulieren, um sich dem Elemental der Sucht zu ergeben, sondern vielmehr: aufzuhören, dagegen anzukämpfen. Wie wir gesehen haben, ist der Kampf dagegen kein geeigneter Weg, es zu neutralisieren oder gar zu entkräften. Die Einbeziehung eines Dritten, die Hinwendung zu dienstbaren Wesenheiten oder die Verwendung heller, lichtvoller Methoden, erzeugt einen höheren Sinn als die Verneinung dieser Kräfte. Selbsthilfegruppen haben das im Ursprung verstanden und nutzen dieses Wissen. Deshalb heißt es in ihrem 12-Schritte-Programm konsequent:

> »Wir kamen zu dem Glauben, dass eine Macht, größer als wir selbst, uns unsere geistige Gesundheit wiedergeben kann.«

Vom Höheren Selbst und vom Lebensziel her gefragt bleibt für die Selbsthilfe eine letzte Frage: Gelingt es auf Dauer, einen wirklichen Abstand zu einem Problem zu schaffen, wenn das alte Problem gedanklich weiter umkreist wird? Fehlt nicht noch ein weiterer Schritt? Eine erlösende Antwort ist in den methodischen Kapiteln enthalten, die die »Erlösung« ausdrücklich zum Thema haben.

Wenn nun aber doch so viele von Sucht betroffene Menschen nach einem spirituell orientierten Programm arbeiten und damit Erfolg haben, mögen wir uns verwundert die Augen reiben, weshalb das etablierte Suchthilfesystem sich mit der Anerkennung einer Einbindung in etwas Drittes derart schwertut.

2.10 Sucht als (Um-)Weg zur spirituellen Erweckung

Gemeinhin scheint es schwer möglich, geschweige denn halbwegs sinnvoll, über den Missbrauch psychoaktiver Substanzen oder eine manifeste Rauschdrogenabhängigkeit ein gutes Wort zu verlieren. Was sollte es Gutes, Positives, Konstruktives, Förderliches daran geben? Zahlen Suchtabhängige mit ihrer körperlichen und geistigen Gesundheit oder gar gleich mit ihrem Leben doch so häufig einen sehr hohen Preis für ihr Spiel mit dem Feuer.

Doch es gibt sie: diese ganz andere, erst einmal sehr versteckte Seite des süchtigen Geschehens. Auf sehr verschlungenen Pfaden führt der Drogengebrauch oder eine süchtige Abhängigkeit manche Menschen zu einer spirituellen Erweckung und damit zu einem ganz neuen zweiten Leben. Ich spreche hier nicht von überlieferten schamanistischen Drogenritualen, insbesondere unter Verwendung von Ayahuasca, Psilocybin, Meskalin, San Pedro oder LSD, deren Faszination immer mehr spirituell suchende Menschen aus der westlich geprägten Hemisphäre folgen. Ebenso wenig meine ich den gezielten Einsatz psychotroper ethnobotanischer Stoffe im kontrollierten Rahmen psycholytischer, also substanzbasierter, Therapien. Hier geht es mir um die rettenden Erfahrungen von süchtig abhängigen Menschen, die plötzlich und gänzlich unerwartet einen inneren Ruf vernehmen oder sogar einen direkten »Besuch« aus der geistigen Welt erhalten, wonach sie sich in ihrem Leben auf den Kopf gestellt sehen.

Sehr klare, authentische Zeugnisse stammen von Menschen, die ein Leben im Lichte und im Scheinwerfer einer großen Öffentlichkeit verbracht haben. Unablässig im Rampenlicht stehend, ist nahezu jede Einzelheit ihres Lebens auf einem Präsentierteller ausgebreitet. Das Minus an Privatsphäre über lange Phasen ihres Lebens im öffentlichen Raum erlaubt uns umgekehrt ein Plus beim Nachvollziehen und Verstehen ihrer Suchtkarriere. Wenn ich hier jetzt Beispiele anführe, halte ich mich vorwiegend an Menschen, die ich mit meiner eigenen Generation in Verbindung bringe, weil ihr Leben auch eine Bedeutung im schönen Sinne für das meinige hatte.

Ron (oder »Ronnie«) Wood, der nach musikalischen Stationen bei der Jeff Beck Group und den Faces seit 1975 nicht mehr wegzudenkender Gitarrist der Rolling Stones ist, bezeugte ohne Wenn und Aber, er habe im Laufe seiner jahrelangen Drogenabhängigkeit etliche spirituelle Erweckungserlebnisse gehabt. Ron Wood nahm 1975, zunächst nur vorübergehend, später dann als vollwertiges Bandmitglied der Rolling

Stones den Platz von Mick Taylor ein, der als Leadgitarrist 1974 von heute auf morgen, ohne jegliche Vorankündigung ausgestiegen war. Sein Motiv war vermutlich ein großer Überlebenswunsch gewesen. Zu der Zeit war der Gebrauch von Drogen aller Art bei den Bandmitgliedern gewöhnlicher Alltag. Mick Taylor ahnte wohl, dass ihm darüber bald wohl die Kontrolle entgleiten würde, wenn er dieses Wandeln auf Messers Schneide weiter mit der Band teilen würde. Fünf Jahre vorher, 1969, war Brian Jones, geniales Gründungsmitglied und Leader der Rolling Stones, nach einem viel zu kurzen Leben verstorben. Als Gitarrist und Multiinstrumentalist war er zwar ein begnadeter Musiker gewesen, aber eben kein begnadeter Lebenskünstler. Bekannt für seinen exzessives Lebensstil verbrannte er seine überbordende Kreativität in immer maßloserem Konsum von Drogen und Alkohol. Seinetwegen konnten die Rolling Stones einige Jahre zwar noch Platten einspielen, aber nicht mehr touren. Nachdem sich Brian Jones derart im Niemandsland der Drogen verloren hatte, dass er selbst zur Arbeit im Tonstudio nicht mehr in der Lage war, trennten sich Mick Jagger, Keith Richards und Charlie Watts als Band von ihm. Brian Jones war in der Musikgeschichte der Rockmusik eines der ersten legendären Drogenopfer, etliche Jahre vor dem später als »Club 27« bekannt gewordenen Kreis der allesamt im Alter von 27 Jahren verstorbenen legendären Musikgrößen wie Jimi Hendrix, Jim Morrison, Janis Joplin oder Kurt Cobain. Dieser kurze Ausflug in Jones' Drogengeschichte ist hier insofern von Bedeutung, als sie als Kontrapunkt steht zu Ron Woods Geschichte. Er zählt nämlich als einer der Überlebenden einer langen harten Drogenkarriere zu den »Lichtgestalten«, die die Welt der Drogen nach etlichen erlebten spirituellen Erweckungserlebnissen als »Neugeborene« oder »Auferstandene« zu verlassen in der Lage waren, um in verändertem Zustand in ein zweites Leben in einer für sie neuen Welt einzutreten. Von seinen musikalischen Wurzeln hatte es Ron Wood schon lange zu den Rolling Stones gezogen. So war es nur konsequent, dass Mick Jagger ihn nach dem fünfjährigen Intermezzo von Mick Taylor fragte, ob er als zweiter Gitarrist neben Keith Richards in die Band einsteigen wollte. Seither bilden diese beiden ein magisch miteinander harmonisierendes Gitarrengespann, das vor allem bei Live-Konzerten zu immer neuer Größe aufspielt.

Rolling Stones und Drogen, das war über viele Jahre hinweg wie ein Amalgam. Ron Wood war lange Jahre Teil dieser Welt. Bisweilen war sein Gebrauch von Drogen aller Art plus Alkohol kaum weniger exzessiv als der maßlose Substanzmissbrauch des verstorbenen Brian Jones. Doch als Ron Wood seine totale Abhängigkeit von harten Drogen, namentlich von Free Base, der chemisch verarbeiteten Kokainbase, realisierte, kam sein Leben an einen Wendepunkt: Mit aller verbleibender Kraft entschloss er sich zu einer Umkehr. Zunächst begab er sich in einen schweren klinischen Entzug. Das hatten auch schon unzählige seiner Leidensgenossen im Musikgeschäft vor ihm versucht – mit mehr oder weniger Erfolg. Den einen gelang es, clean zu bleiben. Andere wurden schnell rückfällig und schafften den Ausstieg aus der Welt der Drogen nicht. Den entscheidenden Unterschied machten Ron Woods sogenannten spirituellen Erweckungserlebnisse. Nicht nur bekam er durch den erfolgreichen Entzug mit seiner verbliebenen Willenskraft den Kopf frei. Aus der spirituellen Erweckung bezog er zusätzlich eine stärkere Kraft, clean zu bleiben und sein Leben fortan darauf auszurichten, was er in einer für ihn drogenfreien Welt daraus zu machen gedachte. Sein musikalischer Schöpfergeist blieb ihm erhalten. Zwar wird es so langsam musikalisch ruhiger um die Rolling Stones, aber Ron Wood macht bis heute Musik. Sie ist ein untrennbarer Bestandteil seiner künstlerischen Kreativität, ein Lebensnektar. Wir dürfen auch sagen: Sie ist ein Kanal zum Ausdruck seiner Seele. Der zweite Kanal, der sich ihm nach seinem Ausstieg aus der Welt der Drogen eröffnete, ist die Malerei. Manch gestandener Maler in seinem Freundes- und Bekanntenkreis ist voller Bewunderung und sogar wohlwollendem Neid für sein neu aufgebrochenes Talent. Ron Wood bekam mit seiner spirituellen Erweckung ein Geschenk der geistigen Welt, das er als Chance zu würdigen und nutzen wusste.

Ein spirituelles Erweckungserlebnis ist noch keine Gewähr für ein verändertes Leben unter drogenfreien Vorzeichen. Etliche seiner musikalischen Kolleginnen und Kollegen, die sehr wohl eine Ahnung von spiritueller Erwecktheit hatten, ist dieser Schritt in ein Leben frei von den psychoaktiven Wirkungen von Drogen oder Alkohol nicht gelungen. Spirituelle Erweckungserlebnisse sind indes bei beharrlicher Befolgung ihres Rufes der Ausgangspunkt für eine psychische beziehungsweise seelische Neugeburt, eine innere Auferstehung oder eine Art geistiger Taufe. Ron Wood sah und fühlte sich in die Lage versetzt, seine Anbindung an die geistige Welt, an diese so ganz andere Dimension der menschlichen und schöpferischen Bedingtheit, aufrechtzuerhalten. Das war und ist seine Überlebensgarantie als ehemals schwerst drogenabhängiger Mensch. Seine positive menschliche Ausstrahlung ist ansteckend, nach einem Leben voller verschlungener Pfade und Umwege. Ein Charakteristikum dieser verschlungenen Pfade ist im Übrigen immer, dass sie durch die Tiefen großen psychischen wie seelischen Schmerzes führen. Ohne das erfolgreich bewältigte Durchschreiten der Tiefen von persönlichem oder menschlich geteiltem Leid und Schmerz vollzieht sich kaum einmal ein spirituelles Erwachen.

Zu den musikalischen Größen, die als Ron Woods Leidensgenossen zunächst lange Jahre im exzessiv gelebten *underground* der harten Drogen wie des Alkohols verbracht haben, gehört auch Eric Clapton, einer der »Gitarrengötter« des musikalischen Olymps. Jüngeren Jahrgängen, die wenig von seinen Wanderjahren bei den Yardbirds, Cream, Blind Faith sowie Derek and the Dominos wissen, ist der Gitarrist mit dem Beinamen »Slowhand« fast nur noch als musikalischer »Saubermann« bekannt. Von seiner einstmaligen totalen Abhängigkeit von Drogen und Alkohol als versteckterem, stillerem Teil seines Lebens wissen nur Zeitgenossinnen und -genossen, die seinen kompletten Werdegang verfolgt haben. Eric Clapton ist dem Drogentod durch Atem- und Herzstillstand mehrfach nur äußerst knapp von der Schippe gesprungen. Manch völlig indiskutable unwürdige Live-Auftritte während der Hochzeit seiner geistigen Umnachtung durch Dauerdrogierung sind ein ziemlich unrühmliches Kapitel seiner Karriere. Wenn ich das hier erwähne, dann nicht um am Lack des Ruhmes dieses Officer of the Order of the British Empire – eine Auszeichnung, die ihm 1994 von der englischen Königin aufgrund seiner Verdienste um die Musikgeschichte verliehen wurde – zu kratzen. »Slowhand« hat in der Tat eine beeindruckende musikalische Geschichte mit vielen Facetten zu bieten. Ich erwähne seine weniger rühmlichen Seiten hier, weil er seine

Genialität trotz aller Suchtexzesse zu bewahren wusste beziehungsweise sie nach einem Tiefpunkt neu aufleben lassen konnte. Zum anderen ist auch Eric Clapton ein lebendes Beispiel dafür, dass der Anstoß zu seinem zweiten, drogenfreien Leben das Durchschreiten eines tiefen Tales des Schmerzes war. Dieser Weg der vielen schmerzhaften Verluste, einschließlich des Todes seines Sohnes Conor 1991, war gekoppelt an etliche Drogen- und Alkoholentzüge. Seine eigene Umschreibung, lange Jahre in einer »Wolke aus rosa Watte« gelebt zu haben, ist ein Euphemismus in Bezug auf seine phasenweise hoffnungslos erscheinende Abhängigkeit. Und dennoch hat er letztlich seinen Weg aus der Anhängigkeit gefunden – durch Leid und Schmerz und viele spirituell verbundene Erlebnisse. Als Konsequenz aus seinem eigenen Leiden errichtete er auf Antigua eine eigene Suchtklinik, das Rehabilitationszentrum Crossroads Center bei Freetown, das er regelmäßig mit Erlösen aus Benefizkonzerten sponsort. Aus der totalen Abhängigkeit, der fast total zerstörerischen Sucht, erwuchs also auch im Leben von Eric Clapton etwas Neues, Gutes, Heilsames, das er nun sogar an viele andere Menschen weitergibt.

Bei Janis Joplin, die zum »Club 27« zählt, war die spirituelle Durchlässigkeit nicht lebensrettend. Von Kindesbeinen an litt sie unter Demütigung und massiver Ablehnung. Sie wurde schon sehr früh mit den Abgründen kaum aushaltbaren seelischen wie psychischen Schmerzes konfrontiert. Ihre Songs sind prall gefüllt mit diesem Schmerz und einer unstillbaren Sehnsucht nach einer Liebe, die ihre Wunden stillen könnte. Auch Janis Joplin verfiel den verführerischen Wirkungen harter Drogen, vor allem Heroin. Sie ging zwar eher selten bereits zugedröhnt auf die Bühne, weil ihre Konzerte für sie die berauschendste Droge von allen waren. Da sang, schrie und litt sie sich in immer größere Höhen hinauf. Weil ihr eigener Schmerz und der Schmerz der Welt so tief in ihr eingegraben waren und sie zudem spirituell geistig sehr durchlässig war, nahm sie während vieler Konzerte zusätzlich den geballten Schmerz des Publikums in sich auf. Diese geballten Ladungen waren allerdings eine unendliche Überforderung. Sie konnte sie nicht »entgiften« oder transformieren, nicht abgeben. Während ihre männlichen Bandmitglieder nach den Konzerten meistens mit irgendwelchen Mädchen abzogen, zog sie nicht mit irgendeinem Kerl ab. Sie fand sich allein und einsam in ihren Tourhotels wieder, also immer mehr in einer Situation, die ihr bis zum Überdruss vertraut war: einer Einsamkeit ohne jeglichen tragenden Boden. Nach außen hin gelang es ihr oft noch, gute Miene zum bösen Spiel zu machen, aber in ihrer Innenwelt war sie in ihrer eigenen Hölle gefangen. Mit Heroin versuchte sie den Dämonen dieser Hölle zu entkommen – ein zwar aussichtsloses Unterfangen, dennoch das Mittel ihrer Wahl, um sich nach den berauschenden, sie immer stärker pushenden Höhenflügen ihrer Konzertauftritte wieder herunterzuholen. Heroin war ihr Downer. Ohne ihn war sie hilflos ihren Gefühlsstürmen ausgeliefert. Sie vermochte sie nicht kraft eigenen Zutuns zu regulieren. Ihre spirituelle Durchlässigkeit für das Leid der Welt machte sie in dem Fall noch verletzlicher. Halt oder Antrieb zum Ausstieg aus dem sie auslöschenden Heroinmissbrauch fand sie in ihrer Empfindsamkeit nicht. Ein Schuss Heroin zu viel oder zu hoch dosiert setze ihrem viel zu kurzen Leben nach einem berauschenden Konzert ein tragisches Ende.

Einige Jahre, nachdem sich die Beatles musikalisch wie menschlich zerstritten und aufgelöst hatten, machte John Lennon, mit Yoko Ono an seiner Seite, in einem Interview mit einem der bekanntesten Talkmaster des US-Fernsehens die bemerkenswerte Aussage: »Kaum jemand in der Gesellschaft stellt jemals die elementare Frage, weshalb so viele Musiker in so hohem Maße Drogen gebrauchen. Sie wissen zu viel vom Schmerz. Von eigenem Schmerz und vom Schmerz der ganzen Gesellschaft. Und sie müssen sich schützen davor.« Das ist das ganze offene Geheimnis. Viele musikalische Größen hat dieser Versuch, sich vor dem eigenen Leid wie dem Leid der ganzen Welt mittels der Schleier dämpfender psychoaktiver Stoffe zu schützen, am Ende das Leben gekostet – was noch mehr Leid hervorgebracht hat. Eigentlich kann es jeder wissen: Drogen sind ein gänzlich untaugliches Mittel, sich vor schwer erträglichem seelischem Leiden abzuschirmen. Aber Wissen schützt nicht vor falschem Vollzug.

Nicht vermeintlicher Schutz vor Schmerz und Leid hilft, helfen kann ausschließlich die Bewältigung von Leid. Bewältigung ist auch Transformation, Umwandlung, tiefes Verstehen. So wird Leid zwar niemals ungeschehen gemacht, aber integrierbar ins eigene Leben, ertragbar, oder sogar so weit aufgelöst, dass das Leben nach vorne hin offen wird. In vielen Fällen helfen auf diesem Weg spirituelle Erweckungserlebnisse. Nicht selten stehen sie sogar ausdrücklich am Anfang eines solchen Weges. Sie leiten Menschen erst auf den Weg, indem sie wie eine Initiation zur zweiten seelischen Geburt wirken.

Was haben die personifizierten Beispiele aus der Musikgeschichte nun für einen Erkenntniswert bezüglich unseres Themas? Sie lenken den Blick ebenso exemplarisch wie symptomatisch auf den nicht abzuweisenden Zusammenhang zwischen Drogengebrauch beziehungsweise Suchtabhängigkeit und Spiritualität als heilsame Qualität, die einen Ausstieg aus der Sucht erlaubt. Zwar gibt es zwischen Drogengebrauch und spiritueller Erweckung keine messbare Gesetzmäßigkeit, möglicherweise nicht einmal eine vorhersagbare Wahrscheinlichkeit; dennoch ist die geistig-seelische Qualität eines spirituellen Erlebens für eine hohe Zahl süchtig abhängiger Menschen eine heilsame Triebfeder, die sie befähigt, die Geschichte ihrer Sucht umzuschreiben. Wird die transformierende heilende Kraft des spirituellen Erlebens stärker als die bindende zerstörerische Macht der Drogen, gibt die Sucht die Menschen frei.

Ich habe die Beispiele aus der Welt der Musik auch gewählt, weil diese Namen einem großen Publikum bekannt sind. Weit weniger bekannt sind die Namen anderer Menschen, die Erweckungserlebnisse erfahren und im Anschluss eine Entwicklung vollzogen haben, die sich jedem rationalen Begreifen entzieht. Etliche später berühmt gewordene geistig-spirituelle Lehrer entstiegen wie »Phoenix aus der Asche« einer Alkoholsucht, die sie an den Rande des Todes geführt hatte. Einer von ihnen ist David R. Hawkins (1927–2012), zweifacher Doktor der Medizin und Doktor der Philosophie. Als Psychiater war er lebenslang Mitglied der American Psychiatric Association, außerdem ein international anerkannter spiritueller Lehrer und Autor. Doch bevor er sich einen Ruf als Heiler psychiatrisch hoffnungsloser Fälle und als spiritueller Lehrer machte, durchmaß David R. Hawkins die Leidenstäler einer schweren Alkoholsucht, die ihn in die »Hölle der Höllen« absteigen ließ. Als er nach Jahren des Trinkens ins

Koma fiel, sah er dem Tod ins Auge. Wie durch ein Wunder erwachte er als Erleuchteter aus seiner Bewusstlosigkeit und wusste fortan ohne jeden Zweifel um die Wahrheit der An-Wesenheit Gottes. Keine Frage, dass er im Anschluss ohne abstinente Anstrengung auch von seiner Trinksucht erlöst war. Jahre an Integrationsarbeit allen bisherigen Erlebens waren allerdings noch notwendig, um sich zu dem großen Heiler zu entwickeln, der er werden sollte. Vor seinem Erweckungserlebnis mit maximalem Bewusstseinsebenensprung war David R. Hawkins auch ein Beispiel dafür, dass ein Mensch zwar schon länger dem Alkohol verfallen sein kann, aber dennoch in der Lage ist, seiner Arbeit nachzugehen – zumindest bis zum Kulminationspunkt, ab dem die Situation kippt (vgl. Hawkins 2012).

Ein weiteres beredtes Beispiel ist Jean-Yves Leloup. Auch ihm hat das Leben etliche harte Prüfungen beschert, bevor er seine Berufung fand. Leloup war und ist Philosoph, Autor und Schriftgelehrter, Hermeneutiker, Theologe, Dominikanermönch und orthodoxer Priester. Bevor er die Gnade seiner Erweckung fand, irrte er als Vagabund und Obdachloser durch die Gassen Marseilles. Hätte er sich in seinem heruntergekommenen Zustand an eine soziale Einrichtung der Drogen- oder Suchthilfe gewandt, hätte niemand einen Cent auf ihn gewettet. Nach seinem Gnadenerlebnis in der Gosse von Marseille erfuhr er seine zweite spirituelle Geburt (vgl. Kuntz 2021b).

Chögyam Trungpa (1939–1987), einer der wichtigsten Wegbereiter des tibetischen Buddhismus im Westen, nahm eine scheinbar entgegengesetzte Entwicklung. Er kam als Gesandter des Buddhismus in die USA, um dort zu lehren und buddhistische Zentren zu gründen. Dort erst kam er in Kontakt mit der Droge Alkohol und entwickelte sich zu einem körperlich vom Alkohol abhängigen Menschen. Letztlich verstarb er auch an den Folgen des unmäßigen Trinkens. Im Unterschied zu einem gewöhnlichen Alkoholiker, der ein Alkoholelemental erzeugt, wurde Chögyam Trungpa von keinem Elemental beherrscht. Er trank, weil er den Menschen, denen er begegnete, so viel Leid abnahm und es bereitwillig auf seine Schultern lud. Ein solcherart motivierter Weg in die Abhängigkeit ist viel seltener als der Weg aus der Abhängigkeit durch ein spirituelles Erweckungserlebnis. Das Verdienst von Chögyam Trungpa besteht auch darin, dass er wie kein Zweiter darauf aufmerksam machte, dass Spiritualismus genauso konsumiert werden kann wie sonstige materielle Güter in einer multisüchtigen Gesellschaft. Dann wird er zur Selbsterhöhung ins Ego eingebaut. Wenn Menschen einen spirituellen Weg beschreiten, ist es wichtig, dass sie ihn richtig gehen. Für Trungpa hieß das: »Es ist wichtig zu erkennen, dass das Hauptziel jeder spirituellen Praxis darin besteht, sich der Bürokratie des Ego zu entziehen [...]. Wir müssen aus dem spirituellen Materialismus aussteigen.« Aussteigen heißt hier »Durchschneiden« (Trungpa 2011, S. 23).

Die Liste mit Menschen, die durch ein spirituelles Schlüsselerlebnis aus ihrer Sucht erlöst wurden, ließe sich beliebig fortsetzen. Doch ein *Mehr* an Namen führt nicht zwangsläufig zu einem *Mehr* an Glaubwürdigkeit, wenn sich der Blick jetzt noch nicht dafür zu schärfen vermochte. Ich habe all diese verbürgten Zeugnisse erwähnt, damit verständlicher wird, weshalb mich die Verknüpfung von Drogenmissbrauch und Sucht sowie Heilung über spirituelle Wege seit Jahren immer stärker beschäftigt. Die offizielle klinisch-psychiatrische oder neurobiologische Suchtforschung nimmt davon kaum Notiz. Sie blickt konsequent darüber hinweg, was im Grunde einer erstaunlichen Verleugnungsleistung gleichkommt. Dieses konsequente Übersehen im Blick, verstehen wir die gleich und ähnlich lautenden Zeugnisse so vieler ehemals suchtabhängiger Menschen noch einmal besser. Sie erklären einhellig: »Die ganzen klinischen Entzüge und Therapien haben mir nichts gebracht. Hilfe bekam ich letztendlich von wo ganz anders her.« Und dann sprudeln die Erzählungen von ihren heilsamen spirituellen Erfahrungen aus ihnen heraus, angefangen bei den ersten spirituellen Erweckungserlebnissen bis hin zu langen Reisen der spirituellen Selbstfindung mit einem ständig vertieften Eintauchen in eine geistige Welt mit ihren heilsamen Qualitäten. Gemeinsam ist ihnen allen, dass sie sich selbst als menschliches Geschöpf, ihr Leben und ihr Eingebundensein in die Geschicke der Welt nach und nach mit ganz anderen Augen sehen durften. Allesamt durften sie erleben, wie sie eine neue Anbindung erlebten an etwas Größeres, das *Dritte*, dem sie in ihrem Leben lange Zeit keinen Platz einräumen mochten.

Der neu erfahrene oder geschenkte Zugang zum Spirituellen, zum Mystischen, Numinosen oder Transzedenten ging mit einem neuen Glauben an etwas einher, das viele Namen trägt. Für manche ist es eingebunden in ein religiöses Bekenntnis, sei es christlicher, buddhistischer, hinduistischer oder muslimischer Prägung. Es kann auch frei von einem Bekenntnis zu einer der Weltreligionen sein. In dem Falle ist es ganz einfach eine Konfession im Sinne eines Bekenntnisses zu einer *Quelle*, aus der alles Leben hervorgeht und in die alles Leben wieder eingehen wird. Doch ohne Scheu bekennen viele ehemals suchtabhängige Menschen, dass sie ihre Heilung Gott zu verdanken haben, einer göttlichen Instanz, oder neutraler: einer An-Wesenheit, der sie sich fortan verbunden fühlten. Wiederum bezogen auf die Musikgeschichte haben Musiker unzählige Songs geschrieben, mit denen sie Zeugnis ablegen von ihrer spirituell-religiösen Erweckung. Manche Songs blühen eher im Verborgenen, andere stürmten sogar die kommerziellen Charts, wie »My Sweet Lord« des Ex-Beatles George Harrison, der im Übrigen in enger Verbindung zu den Lebensgeschicken von Eric Clapton stand. Mit diesem Song feiert George Harrison sozusagen seine Rückbindung an Gott, von dem er sich allzu lange Zeit schmerzhaft getrennt gefühlt hatte.

Andere weltberühmte Musiker widmen ihrer Verbindung zum Göttlichen gleich ganze Alben oder ebenfalls Songs, die zu Welthits werden: etwa der Frontman von U2, Bono. Er musste nicht erst den Umweg durch eine Suchtmittelabhängigkeit gehen, um seine Spiritualität zu offenbaren, gekoppelt an eine Leidenschaft zur irdischen politischen Einmischung. Längst nicht immer verstehen oder teilen die Fans von U2 ihre religiösen und spirituellen Songinhalte, nicht einmal die gesellschaftskritisch politischen. Sie stehen zwar auf die kraftvoll drängende Musik, aber nicht auf manche »Predigt« von Bono bei Live-Konzerten, mit der er das Publikum in eine Verantwortlichkeit für die Welt miteinbezieht.

Unter dem Stichwort »Verantwortlichkeit für die Welt« gibt es wenig zu idealisieren. Die musikalischen Perlen, in denen sich herausragende Gesichter der Weltmusik zu einer höheren geistigen Welt bekennen, stehen in kaum einem Verhältnis zu der Menge an Liedern und Songs, in denen gleichermaßen berühmte Musiker wie Bands

Denkmäler für die psychedelischen Drogen ihrer Wahl eingespielt haben – angefangen bei einer zarten Liebeserklärung des großen Jazz-Trompeters Louis Armstrong an Marihuana über unzählige Songs von den Beatles, den Rolling Stones, Led Zeppelin, J.J. Cale, Eric Clapton und vielen, vielen anderen zu den Wirkungen von LSD, Acid, Meskalin, Kokain, Heroin und weiteren Substanzen bis zu aktuellen Drogensongs aus dem Genre Rap. Musikalisch ist da eine unglaubliche Genialität am Werk, die Songs hervorgebracht hat, die Musikbegeisterte nicht missen möchten. Die in vielen Texten enthaltene Glorifizierung psychedelischer Substanzen ist allerdings weniger genial.

Lieder und Songs, die gegen den Gebrauch von Drogen und Alkohol Position beziehen, sind weniger zahlreich. Manche wie »Cocaine« in der Cover-Version von »Slowhand« Eric Clapton oder »Alkohol« von Herbert Grönemeyer wurden sogar eine Zeitlang in der Drogen- und Suchtprävention eingesetzt – mit ernüchterndem Ergebnis. Abschreckung stellt keine wirksame Präventionsstrategie dar. Es mag im Rückblick auf die Sturm- und Drangjahre der Pop- und Rockmusik auch sehr schmerzen, wie viele großartige Musikerinnen und Musiker ihr Leben gelassen haben, weil sie aus welchen Gründen auch immer von ihrem Alkohol- und Drogenkonsum »verschluckt« wurden. Welch eine Verschwendung an Leben und Genie! Manche Musikerinnen und Musiker konnten musikalisch ersetzt werden durch jemanden, der ihren Platz in einer Band einnahm. Menschlich konnten sie nie ersetzt werden. Bisweilen bedeutete ihr Tod das gleichzeitige Aus für die gesamte Band. Als Led Zeppelin sich nach dem alkoholbedingten Tod ihres Schlagzeugers John Henry Bonham auflösten, brach ein ganzes musikalisches Imperium in sich zusammen.

Zu idealisieren gibt es nichts, wohl aber zu differenzieren und zu prüfen, was diejenigen, denen sich ein zweites Leben eröffnete, unterschied von denen, die auf der Strecke blieben. Die rettenden Unterschiede gilt es, alle Zeit zu nutzen.

Sofern wir innerlich bereit sind, Sucht mit weitem Blick über sämtliche Tellerränder hinweg zu betrachten, lohnt es sich, in den Lebensgeschichten suchtabhängiger oder Drogen missbrauchender Menschen die eventuell aufscheinenden Funken des Göttlichen oder sonstige Anzeichen für spirituelle Erweckungserlebnisse zu suchen. Manchen Patienten sind sie längst erinnerbar und bewusst. Andere haben noch kaum einen Schimmer davon, dass sie von etwas Größerem berührt worden sind, obgleich sie von ihnen unbegreiflichen Erlebnissen erzählen, die ein geübtes hellhörendes Ohr unzweifelhaft als ein spirituelles Geschehen zu identifizieren vermag. Ist das der Fall, stößt man in der Arbeit mit diesen Menschen auf eine heilsame Ressource, die gar nicht hoch genug einzuschätzen ist. Keine heilende Kraft ist stärker als die des Lichts, das in einem spirituellen Erleben aufleuchten und sich verstärken mag. Es handelt sich nicht um irgendein Licht, sondern um das »Licht der Welt«, das als göttliche Qualität die Heilung eines suchtabhängigen Menschen erlauben und bewerkstelligen mag – gelegentlich mit der irdischen Hilfe spirituell offener Therapeuten oder Therapeutinnen, die das göttliche Werk begleiten dürfen.

Ein Mensch, der sich nicht offen für die Wunder des Spirituellen zeigt, wird auch nicht danach Ausschau halten mögen, um seinen Patienten entsprechend zur Seite zu stehen. Und damit stehen wir unmittelbar vor einer empfindlichen Leerstelle im etablierten Drogen- und Suchthilfesystem. Der vorherrschende klinisch-psychiatrische Blick oder die neurobiologischen und systemischen Ansätze zeigen sich kaum offen, spirituelle Erweckungserlebnisse in der Behandlung der Sucht besonders ernst zu nehmen. Schlimmstenfalls deuten sie ihnen unklare Erzählungen suchtabhängiger Menschen sogar noch fehl als drogeninduzierte psychotische Episoden. Ohne Zweifel existieren eindeutig als solche zu diagnostizierende und einzustufende drogeninduzierte Psychosen, die mit abebbender Drogenintoxikation entweder rasch abklingen oder aber längerfristig fortdauern. Im ungünstigsten Falle sind sie sogar nicht mehr reversibel. Aber nicht jede so verstandene Psychose ist auch eine. Manche sind wertvolle, aber leider gänzlich fehlgedeutete spirituelle Erlebnisse. Sie können sich schnell heilsam auswirken, wenn sie entweder vom Süchtigen selbst als solche verstanden werden, wie im Falle von Ron Wood; oder der süchtig Abhängige hat das Glück in Form von Fügung, dass er sein Erleben zum richtigen Zeitpunkt am richtigen Ort einer richtigen Person erzählt, die es entsprechend stimmig zu deuten weiß, um es als heilsame Qualität zu nutzen.

Nicht wenigen suchtmittelabhängigen Menschen werden mehrerer Chancen geschenkt. Ein spirituelles Erleben allein macht noch nicht in jedem Falle ein spirituelles Leben aus. Ein Ersterlebnis kann von Menschen, die sich dadurch überrascht sehen, fehlverstanden werden. Es mag bei nicht angemessener Beachtung in Vergessenheit geraten oder erst einmal ohne weitere Folgen im Leben bleiben. Unter Umständen bleibt es sogar lebenslang eine verpasste, weil unverstandene Chance. Es besteht jedoch eine gewisse Wahrscheinlichkeit, dass einem spirituellen Inselerlebnis nach einiger Zeit ein weiterer Weckruf folgt. Im Abstand von Monaten oder gar Jahren können Menschen folglich ganz verschiedene spirituelle Erweckungen erfahren, bis endlich ein wohlverstandener spiritueller Einbruch in ihr gesamtes Leben die Koordinaten ihres Da-Seins neu ausrichtet. Das gilt im Übrigen nicht nur für Menschen mit Drogengebrauch. Jeder Mensch kann in seinem Leben einen unerwarteten spirituellen Ruf vernehmen, dem er folgen kann oder auch nicht.

Ich möchte spirituelles Erleben als einen Einstieg zum Ausstieg aus der Sucht nicht überhöhen. Es gibt auch ungezählte suchtabhängige Menschen, die in ihrem derzeitigen Leben eine Suchtkarriere durchlaufen, während der sie zu keinem Zeitpunkt auch nur im Geringsten von einem spirituellen Anflug gestreift würden. Vielleicht dürfen sie auf einem ganz klassischen Weg von Entgiftung und Entwöhnungsbehandlung einen glückenden Ausstieg aus ihrer Sucht erfahren. Oder sie gehen ihren Weg bis zum bitteren Ende, denn so oder so kommt jede Sucht an ihr Ende. Ich möchte umgekehrt die spirituelle Dimension im Heilungsgeschehen einer Sucht aber würdigen. Ich würde immer dafür plädieren, sie als ein ziemlich wahrscheinliches Element im Fokus zu behalten, um die Chance nicht zu verpassen, wenn sie sich offenbart. Würden wir das konsequent ernst nehmen, müssten ganze suchttherapeutische Ausbildungsgänge um die Dimensionen des Spirituellen und Transzendenten bereichert werden. Das wäre in sich schon eine Bereicherung für jedes Leben. Die Zeit für diesen Quantensprung rückt in Reichweite.

Potente psychoaktive Drogen oder Alkohol ziehen psychoaktive Wirkungen nach sich. Diese können höchst eigenmächtig geraten und werden sowohl von den bewussten Nutzern wie eher unbedachten Gebraucherinnen der Mittel ihrer Wahl gerne sträflich unterschätzt. Der eigentliche Bestimmungszweck psychoaktiver Substanzen ist beileibe nicht ihr Gebrauch in Beliebigkeit, um jederzeit nach Lust und Laune in Gefühle und Befindlichkeiten steuernd eingreifen zu können. Für jede ihrer angestrebten und zur Verfügung gestellten Wirkungen oder Gratifikationen fordern sämtliche verfügbaren Rauschmittel einen Preis ein. Gemeint ist nicht der Preis in klingender Münze zu ihrem Erwerb, sondern der Preis, den Rauschmittelkonsumierende als körperlichen, psychischen oder gar seelischen Tribut zu zahlen haben. Halten wir uns in dem Zusammenhang die Verantwortlichkeit vor Augen, dass die meisten Nutzer und Nutzerinnen von Rauschmitteln schon um deren mögliche Risiken und Nebenwirkungen wissen, wenngleich häufig auch nur in sehr groben Zügen. Wer psychoaktiven Substanzen dennoch willentlich einen Raum in seinem Leben gewähren möchte, blendet das Risiko entweder aus oder nimmt es wegen der angestrebten Wirkungen des Mittels der Wahl ganz bewusst in Kauf. Dann kann es angesichts der Verlockungen spezifischer Substanzen schon mal heißen: »Ich liebe Ecstasy, es zerstört meinen Körper, es zerstört meine Seele, es macht mich selber kaputt, aber es befriedigt mich.« Das ist ein Statement, wie in Granit gemeißelt. Wie würden Sie mit einer Frau, die auf die 30 zugeht und die Ihnen eine derart entschiedene Aussage an den Kopf wirft, weiter verfahren? Wüssten Sie den Teil in ihr anzusprechen und zu erreichen, der von Ecstasy befriedigt wird? Hätten Sie Mittel und Methoden in Ihrem menschlichen wie fachlich-therapeutischen Angebot, die aufgrund ihrer Wirkmächtigkeit geeignet sind, die Befriedigung durch Ecstasy nicht bloß zu ersetzen, sondern sogar eine noch höherwertige Befriedigung zu schenken vermögen?

Die spezifischen entaktogenen, empathogenen und entheogenen Wirkungen von Ecstasy oder vergleichbaren Substanzen werden strukturell wie seelisch stark nährend erlebt (vgl. Kuntz 2016). Sie bedienen perfekt das weite Spektrum der menschlichen Grundbedürfnisse von Liebe und innerem Halt. Bei Alkohol funktioniert das bei einer bestimmten Dosierung auf einem weit niedrigeren Niveau im Grunde ähnlich.

Entaktogen heißt: das eigene Innere, das Zentrum des eigenen Herzens berührend. *Empathogen* bedeutet: wechselseitig das Innere, das Herzzentrum eines anderen erkennend. *Entheogen* heißt: den Kern des Spirituellen, das Zentrum des Göttlichen antippend. Für dieses tief reichende verlockende Wirkungsspektrum entsprechender Substanzen, dessen die Menschen im Übrigen dringend bedürfen, hat das organisierte Suchthilfesystem wenig Adäquates anzubieten, da es auf Abstinenz ausgerichtet ist. Bei Methoden, die mit ihren inhärenten hellen, heilsamen Kräften geeignet sind, exakt das Spektrum der Herzebene zu bedienen und dort in einem Menschen anzudocken, wo Substanzen chemisch induziert wirken, sieht es da schon anders aus. Sie tragen die heilsamste Kraft aller in sich: die bedingungslose Liebe, die ein Suchtelemental »das Fürchten« zu lehren vermag. Einige dieser wirkmächtigen Übungen werde ich Ihnen folglich im Methodenteil (ab Kapitel 3.4) dieses Buches ans Herz legen.

2.11 Eine Vision als Ausweg aus der Sucht

Erweckungen können sehr unterschiedlich erlebt werden. Bei schwer suchtabhängigen Menschen kann lange vor der tatsächlich in Angriff genommenen Veränderung ein inneres Bild des Anstehenden als Vision auftauchen. Mit Worten, von denen jedes einzelne einen Rettungsanker bildet, beschreibt Amy Liptrot die aufkeimende Ahnung ihres in der nahen Zukunft liegenden Wendepunktes, der die Macht des Alkohols über sie brechen sollte. Ich führe ihr Beispiel hier exemplarisch an, weil es für jeden zugänglich ist und lege zu Demonstrationszwecken die fünf Entien des Paracelsus darüber.

Bis zu ihrer weichenstellenden Vision lebte Amy Liptrot ihr Leben als ein Spiel mit den Extremen – zwischen flüchtigen illusionären Freuden und dem jegliche Lebensfreude abtötenden Furor ihrer Alkoholabhängigkeit. Ihre schonungslose Offenbarung eines langen Weges, auf dem der Alkohol ihr ständiger Gefährte gewesen war, lässt nicht den geringsten Raum für eine Verniedlichung des sich verselbstständigenden Trinkens (vgl. Liptrot 2017). Ihre Selbstbekenntnisse wie -erkenntnisse lassen auch erahnen, welche besonderen Schwierigkeiten eine empfindende Seele zu bewältigen hat, die sich im Körper eines Menschen inkarniert sieht, der mit seiner derzeitigen Persönlichkeit einer Alkoholabhängigkeit verfallen ist. Ihr Alkoholelemental ist mit Händen greifbar. Liptrot lässt nacherleben, wie von der Lust am Trinken im Anfangsstadium des Alkoholismus sowie von den beschwingten Hochgefühlen und den verführerischen Grandiositätsfantasien als Gratifikation des Trinkens immer weniger übrig bleibt. Ihr maßloser Gebrauch von Alkohol führte sie unaufhaltsam in den Abgrund. Die Macht des Ens Veneni, des Giftes, das den Leib wie den Geist »kränkt«, war derart überwältigend, dass sämtliche unternommenen klinisch-psychiatrischen Behandlungsversuche krachend scheiterten. Sie entfalteten nicht einmal ansatzweise einen Wirkungsgrad, der das Elemental hätte entkräften könnte. An der Stelle stand keinerlei Interventionsmöglichkeit zum Einstieg in den Ausstieg aus der Sucht mehr offen. Das Ens Astrale schied als bewusste Interventionsmöglichkeit gleichfalls aus, da es kaum dem menschlichen Einfluss unterliegt. Für den besonderen Weg der Amy Liptrot aus ihrer Alkoholabhängigkeit heraus spielte es aber dennoch eine wesentliche Rolle, wie Sie gleich erfahren werden. Das Ens Naturale wirkte sich auf Amy Liptrot suchtverlängernd aus oder, besser gesagt: Es hielt sie lange genug am Leben, um unter dem Aspekt der »Zeitigkeit« den Ausstiegspunkt finden zu können. Hätte sie nicht über eine leiblich unverwüstliche Konstitution verfügt, wäre sie den unglaublichen Mengen an Alkohol, die sie ihrem Körper zumutete, längst erlegen gewesen. Amy Liptrot trank sich bis an einen Punkt, an dem ihr am Ende bloß noch der bodenlose Sturz in die Leere, in die totale, schwarze, hoffnungslose Leere blieb – hätte es da nicht diesen überlebenswilligen wie überlebensfähigen gesunden Teil in ihr gegeben, den sie in *Nachtlichter* als Visionär beschreibt:

> »Ich hatte genug. Eines Nachts überkam mich für einen Moment eine flüchtige Ahnung, die dennoch tief und verlockend war, so als würden die Scheuklappen vorübergehend angehoben und mein Blickfeld mit Licht geflutet, dass ein

> Leben ohne Alkohol nicht nur möglich sein könnte, sondern voller Hoffnung, ja geradezu überwältigend. An dieser Vision hielt ich fest, und sagte mir, dass es meine letzte Chance sei. Wenn ich mich nicht änderte, würde mein Weg nur noch tiefer in den Schmerz hineinführen.« (Ebd., S. 80)

Ihre heilsame Vision erfuhr Amy Liptrot über das Ens Spirituale. Hoch wahrscheinlich wurde sie ihr sogar als Erweckungsvision durch eine höhere Kraft im Ens Dei eingegeben, damit sie eine wirksame Heilung von der Sucht im Bereich des Ens Spirituale erfahren durfte. Dort eröffnete sich ihre einzige Chance, das Alkoholelemental zu entkräften. Und sie wusste diese Chance zu nutzen. Sie ist jedenfalls ein lebendes Beispiel, wie Menschen dank eines visionären Antriebs den Weg aus einer sie gänzlich vereinnahmenden Suchtabhängigkeit herausfinden können. Dabei wählt ihre Persönlichkeit ihre eigenen, für sie spezifisch hilfreichen und wegweisenden Therapieformen.

Der eine Weg der Hilfe zur Selbsthilfe ist, sich die Sucht aus dem Leib zu schreiben. Wie Liptrot in *Nachtlichter* ihre inneren Erlebniswelten, ihre Zustände und Abgründe, ihr Trockenwerden und -bleiben beschreibt, wird in der Welt der Bücher literarisch gefeiert. Für ihr »Nature Writing« ist die Autorin mit renommierten Preisen bedacht worden. Für die Befreiung von der Sucht entscheidender als das »Nature Writing« ist allerdings das »Nature Living« der Amy Liptrot. Ihr Mut, ihr Wille, in die gewaltigen heilsamen Kräfte der Natur auf den Orkney Islands ihrer Heimat Schottland einzutauchen, sich ganz und gar mit Leib und Seele diesen heilsamen Kräften anzuvertrauen, sie sich für die eigene Genesung wissentlich und willentlich zunutze zu machen, ließ sie in die Elemente ein- und im Gegenzug aus der Sucht auftauchen. Liptrot realisierte ihre Selbstheilung auf dem richtigen Weg. Sie verschwendete und verbrauchte ihre Kräfte nicht mit einem Kämpfen *gegen* den Alkohol, sondern sie setzte stattdessen von Beginn an eine tragende, das Leben nährende Alternative an seine Stelle: die unbändige Kraft der Natur, die sie als belebende Kraft in sich selbst aufnimmt, indem sie sich zu einem verbundenen Teil dieser Kraft, des Ens Astrale, macht. Sie gibt sich dieser Kraft voller Vertrauen hin. Über die Hingabe darf sie die heilsamen Kräfte der »Grünkraft« erfahren, wie die große Seele Hildegard von Bingen diese Kraft nannte. Das ist beste, ebenso gelingende wie glückende Selbsttherapie auf anderem Wege. Liptrot ermöglichte sie über die Rückverbindung mit der Schöpfung, die Rückverbindung mit sich selbst – und das ist ein gnädiger Akt der Liebe. Am Anfang des Weges stand ihre Vision, an der sie unbeirrbar festhielt.

Nun steht zwar nicht jedem suchtabhängigen Menschen eine direkt vergleichbare, in die Schöpfung eintauchende »Naturtherapie« offen. Doch die »Grünkraft« und das Tor des Ens Spirituale verstärkt zu nutzen, das sind allen Menschen gegebene Möglichkeiten. Offenbart sich ihnen das Rettende, indem es sich ihnen in einer Vision zeigt oder indem es durch eine innerlich hörbare Stimme zu ihnen spricht, brauchen sie es bloß anzunehmen. Niemand kann im Vorhinein sagen, an welchen Orten oder zu welchem Zeitpunkt ihm das Rettende begegnen mag.

In den Worten und der Sprache der jugendkulturellen Szene, in der sie sich jahrelang bewegte, erzählt Mareile Kurtz in *Mausmakis blaue Pumas* (2013) ihr Erweckungserlebnis, das ihr den Weg aus Drogenabhängigkeit und Bulimie eröffnete. Ihre Begegnung mit »Gott auf der Tanzfläche« in einer ihrer bevorzugten Techno-Locations ist stilistisch wie inhaltlich ein außergewöhnliches Zeugnis einer spontanen Heilung von süchtiger Mehrfachabhängigkeit. Sie war in der Lage, den Ruf aus der geistigen Welt zu hören, ihn zweifelsfrei von substanzinduzierten Halluzinationen zu unterscheiden und somit Wandlung und Transformation zu erfahren.

Das Exemplarische der hier beschriebenen glückenden (Selbst-)Heilungen kann allen Menschen offenstehen, die tief in eine Abhängigkeit von Suchtmitteln oder ein anderes seelisches Leiden verstrickt sind. Um eine Abhängigkeit zu bewältigen, um sich weniger von Depressionen gequält zu fühlen oder seltener Angst- und Panikattacken zu erleiden, ist weniger das Praktizieren von energieverzehrenden Kontrollstrategien erfolgversprechend. Richtungsweisender sind von vorneherein konstruktive Fragen: Wer entscheidet über die Geschicke meines Lebens? Wie kann ein höheres Maß an Freude in mein Leben Einzug halten? Mit welcher guten Nahrung nähre ich zukünftig mich und mein Leben: körperlich, geistig, seelisch, spirituell? Wie nähre ebenso ich mich in meinem nach vorne hin offenen Leben ausschließlich mit den »Speisen zum Leben«?

2.12 Clean werden, sein, bleiben: Ein erweitertes Verständnis von Abstinenz

Kaum einem Paradigma wird im Denken und Handeln des gesamten Drogen- und Suchthilfesystems ein derart herausgehobener Stellenwert beigemessen wie dem der Abstinenz. Unverrückbar, unveränderlich, unbezweifelbar führt es die Liste der zu erreichenden Ziele in der ambulanten wie stationären Suchthilfe an. Der akzeptierende Suchthilfeansatz hat es weit schwerer. Das Paradoxe an der Situation ist aber, dass nur diejenigen Patienten darauf hoffen dürfen, eine ambulante oder stationäre Entwöhnungsbehandlung durch die geborenen Kostenträger bewilligt zu bekommen, die schon abstinent sind. Wer zum Zeitpunkt der Antragstellung für eine Entwöhnungsbehandlung noch mit seinem Drogenmissbrauch ringt, hat schlechte Karten, sofern er eine Suchttherapie beginnen möchte, für die seine Krankenkasse oder der Rentenversicherungsträger kostenpflichtig wären.

To clean heißt auf Deutsch bekanntlich »reinigen«. Das weiß so ziemlich jedes Schulkind. Wovon soll sich ein Drogen missbrauchender oder von ihnen süchtig abhängiger Mensch aber reinigen? Unser herkömmliches Verständnis davon ist so eindeutig wie eingeschränkt. Jeder stoffliche Substanzen gebrauchende wie missbrauchende Mensch kann ausschließlich dann zu einem drogenfreien Leben zurückkehren, wenn er clean wird. Folglich muss er sein Denken und Handeln ändern. Der Kiffer, also der Haschisch- und/oder Marihuanakonsument, muss sich von seiner Liebe zu Cannabis verabschieden. Die Gebraucher von in der Drogenhierarchie weiter oben rangierenden Stoffen müssen sich frei machen von Amphetaminen, Kokain, Heroin oder allerlei anderen synthetischen Stoffen. Je nachdem, wie stark sie dem Mittel ihrer Wahl verhaftet oder gar verfallen sind, benötigen sie eine körperliche Entgiftung, um clean zu werden. Die Entgiftung von den Substanzen können sie entweder in Eigenregie, als »kalten Entzug«, absolvieren oder sie lassen sich klinisch gestützt entgiften, meistens mit medikamentös unterstützter Begleitbehandlung, in eher seltenen Fällen ohne die Verabreichung von Medikamenten.

Der alkoholabhängige Mensch kann in einem weit fortgeschrittenen Stadium kaum noch von selbst entgiften, um trocken zu werden. Die medizinischen körperlichen Risiken und Nebenwirkungen eines heftigen Alkoholentzugs sind zu kritisch, um sie ohne medizinische Aufsicht anzugehen. Mildere Formen von Alkoholmissbrauch können in Eigenregie bewältigt werden, sofern das Ziel heißt: »Ich will nicht mehr trinken und trocken bleiben.«

Der körperliche Entzug stofflich abhängig machender Substanzen ist aber bloß die eine Seite des Clean-Werdens per Entgiftung. Der Körper hat noch viel mehr zu tun. Das ist für die Entgiftungsorgane im Körper nicht selten Schwerstarbeit. Der gesamte Stoffwechsel ist in Mitleidenschaft gezogen. Jahrelanger Missbrauch stofflicher Substanzen oder von Alkohol hinterlässt Spuren im physischen Körper. Manche sind reversibel, andere nicht. Entzug und Entgiftung können körperliche Schmerzen unterschiedlichster Art hervorrufen, von betroffenen Organen bis hin zum gesamten Knochengerüst, Bewegungsapparat und Nervensystem.

Zu den zwei Seiten der Medaille körperlicher Entgiftung gesellt sich die psychische Seite. Der psychische Entzug ist häufig der noch weit schwierigere Teil des gesamten Unterfangens beim Ausstieg aus einer Sucht. Rückfälle sind an der Tagesordnung und eher die Regel als die Ausnahme. Immerhin werden Rückfälle heutzutage vom Suchthilfesystem meistens als »Vorfälle« behandelt und führen nicht automatisch zu einem Therapieabbruch. Das ist ein Fortschritt des Systems.

Der Entzug von Alkohol ist kein Kinderspiel. Doch die gute Nachricht ist: Er ist möglich, und paradoxerweise ist er trotz seiner Schwierigkeiten nicht selten sogar viel leichter möglich, als das zahlreiche alkoholabhängige Menschen fürchten. Es gehört nämlich auch zur Realität, dass Alkoholikerinnen und Alkoholiker eine Angstdynamik entwickeln, die ihre Befürchtungen, was sie bei einem Entzug zu erwarten haben, weit übersteigert. Die Angst vor der Angst lässt sie demnach ihren Einstieg in den Ausstieg immer länger hinausschieben. Überwinden sie die Schwelle, sehen sie sich bisweilen überrascht. Das Trockenwerden gelingt ihnen viel leichter als gedacht. Einer meiner Patienten, der etwa 20 Jahren lang täglich mindestens fünf Flaschen Bier getrunken hatte, stellte fest:

> »Meine Ängste vor dem Entzug und dem Nicht-mehr-Trinken waren viel größer als das, was ich jetzt tatsächlich erlebe. Am Anfang habe ich zwar noch häufig ans Trinken gedacht, aber ich konnte trotzdem jedem Impuls zum Trinken relativ gut widerstehen. Ich mache wieder mehr Sport, das hilft mir, auf andere Gedanken zu kommen. Ich habe den Kopf frei, fühle mich klar. An Silvester

> habe ich nach Monaten der Abstinenz ein Glas Sekt mit meiner Schwester getrunken. Das hat richtig beschissen geschmeckt. Ich hätte da trotzdem noch ein zweites und drittes Glas trinken können, habe ich aber nicht. Mir wurde so klar, dass ich nur wegen der Wirkung trinken würde, und dass ich das aber gar nicht mehr brauche. Neulich habe ich dann mal in einer typischen Situation, wo ich häufiger am frühen Mittag schon mein erstes Bier getrunken habe, gedacht, es wäre doch ganz nett, jetzt ein Bier trinken zu können. Aber dann kam sofort der Gedanke: ›Was für eine absurde Idee, ein Bier trinken zu wollen. Wie skurril!‹ Das ist mir geblieben. Ich halte es nur noch für eine absurde, wirklich blödsinnige Idee, was zu trinken. Und wenn ich andere Leute trinken sehe, vor allem, wenn ich sehe, wie besoffen sie sind, dann ekelt mich das nur an. Also, nicht zu trinken, ist jetzt das Normale.«

Solche Berichte sind wichtig, weil sie anderen Alkoholabhängigen Mut machen können, einen Entzug zu wagen, wenn ihr Angstpegel sowohl vor den befürchteten Entzugserscheinungen wie einem vorgestellten Scheitern hoch ist.

Der bisweilen harte und steinige Weg eines psychischen Entzugs betrifft auch alle Menschen, die ein Suchtverhalten praktizieren. Glücksspielabhängige und kaufsüchtige Menschen können abstinent werden, wenn sie von ihrem süchtigen Verhalten ablassen wollen. Beide Formen von Abhängigkeit sind nicht leicht zu therapieren, die zugehörigen Elementale mächtig. Gleiches gilt für sämtliche Erscheinungsformen selbstverletzenden Verhaltens und für die verschiedenen Gesichter von Ess-»Störungen«.

Ganz schwer mit der Abstinenz haben es die Legionen von Menschen, die in die Fänge von Computerspielsucht, Internet- und Medienabhängigkeit getappt sind. Um in der Welt von Schule, Ausbildung, Studium und Beruf mithalten zu können, ist eine Abstinenz vom Computer und von digitalen Formen der Kommunikation schlichtweg nicht realisierbar. Altvertraute Abstinenzregeln sind gänzlich außer Kraft gesetzt. Hier kann ausschließlich unter großen und größten Mühen ein bestimmungsgemäßer Gebrauch erlernt werden. Außerdem haben sich im Bereich Digitalisierung die Gewichte verschoben. Sie ist global politisch gewollt, wird mit aller Macht eines kollektiven Elementals politisch wie wirtschaftlich propagiert und durchgesetzt. Erkennbare und benannte Risiken wie Nebenwirkungen werden nach den Eigengesetzlichkeiten suchtartiger Dynamiken ebenso heruntergespielt oder gar schlichtweg geleugnet wie bei individuellen Suchtverläufen. Im Bereich von Computer-, Internet-, Medien-, Smartphone- oder KI-Nutzung gelten heutzutage neue, verschobene »Normalitäten«, die geeignet sein können, unseren gesamten Suchtbegriff zu verschieben.

Im Übrigen sind Rückfälle für die süchtig abhängige Person das, was bei Menschen, die ihr Leben ohne stoffliche Abhängigkeit meistern, die »Rückschläge« sind, die ein »normales« Leben fast immer so mit sich bringt.

Wer sich in den Reihen des etablierten Suchthilfesystems außerhalb des absolut gesetzten Abstinenzparadigmas eine eigene Position erlaubt, erfährt schnell, wie eng gesetzt die Toleranzen im System sein können. Da kann jemand mit einer abweichenden Sicht der Dinge urplötzlich massive Ausgrenzung erleiden, wie ein Abweichler von Linientreue. Es spielt auch kaum eine Rolle, wie begründet die eigene Position ist. Die Gedanken sind nicht frei, wenn die Scheren in den Köpfen von Institutionen zur Schere im eigenen Kopf werden. Personen, die ein Amt in einer die Richtung der Drogen- und Suchtpolitik vorgebenden Behörde bekleiden, dürfen zwar eine Meinung haben, sie aber häufig nur außerhalb des ihnen gesetzten institutionellen Rahmens äußern. Ansonsten drohen ihnen Konsequenzen, die ihren Arbeitsplatz gefährden.

2.13 Die Kehrseite der Abstinenz

In der Zeitschrift *Kontext* erschien 2016 in einem programmatischen Themenheft zur »Misere der deutschen Suchttherapie« ein hoch interessanter Beitrag von Robert Anatol Stein zur Reduktion der Alkoholabhängigkeit. Sein Artikel »Drei statt Dry« ist in höchstem Maße eigensinnig, in dem Sinne nämlich, dass er nicht aus einem theoriebasierten Verständnis von Alkoholismus heraus verfasst ist, sondern auf der leiblich-psychisch-seelischen Eigenerfahrung des systemisch orientierten Kollegen beruht. Selbst als Arzt oder Therapeutin zu arbeiten, ist kein Garant dafür, dass einem oder einer die Sucht nicht auf den Leib rückt und sich schlussendlich in einem mächtigen Elemental ausdrückt.

Robert Anatol Stein erfuhr als Mensch wie Therapeut sämtliche Kehrseiten des wenig durchlässigen Abstinenzparadigmas. Wir haben schon gesehen, dass die Therapie der Alkoholabhängigkeit vielerorts noch die strikte Abstinenz des Trinkenden voraussetzt. Vielen Betroffenen wird damit der Zugang zur Therapie erschwert, wenn nicht sogar auf Dauer verwehrt. Selbst von der Widersinnigkeit des Suchthilfesystems leidgeprüft, suchte und fand der Autor obigen Artikels seinen ganz eigenen Weg aus der Abhängigkeit. Weder war die strikte Abstinenz die Voraussetzung zum Erfolg noch das erklärte Ziel. Das klingt für eingefleischte Vertreterinnen und Vertreter des Abstinenzgebots schon sonderbar genug. Die Lösung, die Robert Anatol Stein für sich fand, klingt für sie noch paradoxer. In ihren lösungsorientierten Ansätzen widerspricht sie in ihrem Wesen sämtlichen bekannten Konzepten von Abstinenz- oder Reduktionstherapien. Abgeleitet aus den eigenen Erfahrungen mit einer verheerenden Abhängigkeit von Alkohol fand hier ein Mensch zu einem neuartigen Verständnis der Alkoholsucht, das einerseits die typischen Begleitsymptome *Kontrollverlust* und *Alkoholtoleranz* in einen neu definierten Zusammenhang stellt und andererseits das unterschiedliche Trinkverhalten zwischen alkoholabhängigen Trinkenden und nicht abhängigen Trinkenden erklärt. Einem Alkoholiker oder einer Alkoholikerin braucht der Humor nicht abhanden zu kommen, solange er oder sie noch am Leben ist. Deshalb liest sich der Artikel des therapeutischen Kollegen nicht bloß in der Sache spannend und konstruktiv, sondern er enthält auch erfrischend sinnigen Humor. Insofern ist er sogar ein vitales Lebenszeichen.

Jeder Mensch, der sich einigermaßen mit den spezifischen Wirkungen alkoholischer Getränke auskennt, mag im Alkohol anfangs eine Art »Zaubertrank« sehen. Er verspricht ja auch allzu verlockende Wirkungen. Robert Anatol Stein verfiel schon als Jugendlicher diesem »Zaubertrank«, der seine Mannwerdung begleitete. Er machte aus einem »schüchternen Außenseiter einen echten Draufgänger«. Da bewegte er sich in seinen jugendkulturellen Kreisen noch im Bereich der Legendenbildung. Die antrainierte Fähigkeit, bis zu zwei Flaschen harten Schnaps wegtrinken zu können, machte ihn tatsächlich zu einer »trinkenden Legende« oder sogar zu einem »unbesiegbaren Alkoholix« (vgl. Stein 2016, S. 36). Sie brachte ihn aber auch ganz schnell auf die Entgiftungsstation. Entgiftung, Abstinenz, Rückfall ... Entgiftung, Abstinenz, Rückfall ... Erlittene Verluste in seinem Leben verlangten ihm Bewältigungskompetenzen ab, die er sich ohne seinen »Zaubertrank« nicht zutraute: »Trotz des ganz ohne Zweifel hässlichen Gesichts, das der janusköpfige ›Freund‹ Alkohol zeigen kann, hatte ich das Trinken damals als sehr hilfreich empfunden, um die Zeit meiner Trauer zu überstehen.« Er war das geeignete Hilfsmittel, eine »emotionale Panzerung« aufzubauen. Die Jahre des hohen Alkoholkonsums gingen einher mit einem hohen Bewusstsein um das Problem. Immer wiederkehrende Versuche, die Kontrolle über die Menge des getrunkenen Alkohols zu erlangen, mündeten in die für fast alle alkoholabhängigen Menschen typische Erfahrung des »kontinuierlichen Scheiterns«. Auch sämtliche anderen Kontrollstrategien wie festgelegte Trinkzeiten, Mengenobergrenzen oder »grüne Tage, rote Tage« verfingen nicht. Der Autor definiert Alkoholismus im Artikel sehr einfach: »Alkoholismus bedeutet in der Hauptsache, die zugeführte Alkoholmenge zu keiner Zeit erfolgreich kontrollieren zu können.« Sein Sich-im-Kreis-Drehen ließ ihn jegliche Kontroll- wie Abstinenzversuche frustriert aufgeben (vgl. ebd., S. 37).

In den Phasen periodischer Abstinenz spielte der Alkohol keine geringere Rolle in seinem Leben als in seinen »nassen« Trinkphasen. Er war unentwegt im Kopf präsent, sogar im Schlaf: »Ich litt unter wiederkehrenden Alpträumen, in denen ich rückfällig wurde und in denen mir mein Unterbewusstes intensive Schamgefühle auflud. Ich hatte mit meiner langjährigen ›Liebe zum Alkohol‹ scheinbar eine Schuld auf mich geladen, die es nun mit bedingungsloser Trockenheit zu bezahlen galt.« (Ebd., S. 37 f.)

Im inneren System des Abstinenzlers oder der Abstinenzlerin bleibt der Alkohol auf gewisse Weise sehr präsent. Das Elemental gibt keine Ruhe. Robert Anatol Stein beschreibt sein inneres Getrieben-Sein sehr plastisch:

> »Systemisch gesehen wurde in meinem Fall die Rolle des Alkohols zwar zunächst geschwächt, aber diese Schwächung wurde mit der Zeit mehr als nur kompensiert dadurch, dass ich ständig daran dachte, wie schädlich, heimtückisch und bedrohlich der Alkohol doch ausgerechnet für mich wäre! Mein abstinentes Ego lehnte sich immer wieder gegen diese Machtposition des Alkohols auf: Ich wollte nicht für immer krank sein müssen! Im Verlaufe der andauernden Trockenheit hüllte ich mich infolgedessen irgendwann stets in eine Art ›arroganten Stolz‹ über den Alkohol mittlerweile erhaben zu sein. Eine Selbstüberschätzung, die ich mit dem jeweils nächsten Rückfall immer

wieder mit Pauken und Trompeten karikierte. So tragisch und entmutigend jeder Rückfall auch war, empfand ich die ›hochprozentige Flucht‹ aus diesem Stigma gleichzeitig auch immer als einen Akt der Befreiung. Heute würde ich sagen, es kam einer Flucht aus einem Kerker in den nächsten Kerker gleich.« (Ebd., S. 38)

Wir lesen hier in einem Text, widmen uns dem geschriebenen Wort, sind nicht im Fluss des gesprochenen Wortes. Würden wir mit der Wucht dieser ebenso fachlichen wie menschlichen Äußerungen in Form des gesprochenen Worts im unmittelbar verbundenen zwischenmenschlichen Bereich konfrontiert, wäre die angemessenste Reaktion erst einmal ein andächtiges würdigendes verbundenes Schweigen, Hand in Hand mit einem haltenden Blick in die Augen des Gegenübers.

Der bekennende Kollege bestätigt mit seinen Bekenntnissen die Aussagen von Daskalos über das Wesen der Suchtelementale. Ein Elemental ist nicht zu bekämpfen. Scheint es geschwächt oder sogar besiegt, ist das eine trügerische Selbsttäuschung. Am Ende gewinnt es immer seine Macht zurück, sofern sein Wirt oder seine Wirtin nicht zu Lösungen findet, die es tatsächlich entkräften. Solange die alten Denk- und Verhaltensmuster fortdauern, dauert das Elemental mit fort: »In meinen nassen Phasen entmenschlichte mich der Alkohol schleichend.« Und dann das unablässige Ringen – nicht bloß mit der Hassliebe zum janusköpfigen Objekt der Begierde, sondern obendrein mit den wie in Granit gemeißelten Glaubensätzen des Suchthilfesystems: »[... I]m nichts Anderes zulassenden Vakuum zwischen Nass und Trocken hatte mich die Alkoholsucht über die Jahre fest im Würgegriff. Gerade die starke, genau austarierte Ambivalenz der gegenläufigen Kräfte zwischen diesen Extrempositionen ist es, die einen förmlich zerreißt und Alternativpositionen vollkommen ausblendet.« (Ebd.)

Das erkennend und kapitulierend, gebiert der Autor aus seiner eigenen inneren Weisheit sowie aus »einer Schleuse für neuen Lebensmut« (ebd.) eine eigene Idee, sein Problem zu lösen. Da die Suchthilfe keine Lösung für ihn parat hatte, formuliert er für sich erst einmal ein neues Ausgangsszenario, das zugleich seine Vorschläge an die etablierten Suchtmodelle darstellt: »Die eigentliche Ursache des Alkoholismus ist nicht, dass der Betroffene immer zuviel trinkt (das ist die Folge). Sondern die Ursache ist, dass die Selbstregulation in Bezug auf Alkohol außer Kraft gesetzt ist. Genau das ist die Erkrankung.« Damit stelle auch Abstinenz keine Antwort dar, denn »das Hauptproblem besteht augenscheinlich darin, dass es bei der Abstinenz trinktechnisch keinen ›Lernbereich‹ gibt, keine sichere Zone, in der sich der Betroffene bewegen darf. Selbstregulation kann aber nur dort erlernt bzw. wiedererlernt werden, wo auch selbst reguliert werden darf.« (Ebd., S. 39)

Systemisch paradox kehrte Robert Anatol Stein das gesamte herrschende Denken um Abstinenz völlig auf den Kopf. Sein im Selbstversuch erprobtes Selbsthilfemotto lautete fortan: »Trinke doch soviel Du willst!« (Ebd.) Um sich aus eigener Kraft aus dem alkoholischen Teufelskreis zu befreien, stellt er sich selbst nur eine Rahmenbedingung, mit deren Einhaltung er zwar *gefordert,* aber nicht *überfordert* war. Er ging die Verabredung mit sich ein, nur noch alkoholische Getränke zu trinken, die nicht mehr als 3 Prozent Alkohol enthalten, also Biermischgetränke, stark verdünnte Weinschorle oder Viez. Diese prozentuale Alkoholgrenze einhaltend, durfte er so viel trinken, wie er wollte. Es war sein erster Reduktionsversuch, der von »innen heraus« praktisch trinktechnisch funktionierte. Innerhalb weniger Wochen gelang ihm eine rasante Mengenreduktion. Er erklärt seinen Erfolg mit zwei hautnah erlebten Auswirkungen seiner von ihm so benannten Methode »Drei statt Dry«.

Wer sich mit dem Trinkverhalten alkoholabhängiger Menschen auskennt, weiß, dass das erste alkoholische Getränk eines Tages oder einer Trinkgelegenheit besonders schnell getrunken wird. Der oder die Trinkende tut es, weil beim schnellen Trinken die Rauschwirkung sowohl rascher wie stärker eintritt als bei gemächlichem Trinken. Dieser Effekt wird in der Suchttheorie unterschätzt. Sie könnte ihn auch von dem lange bekannten Wissen um das Phänomen ableiten, dass bei einem unter Suchtdruck stehenden alkoholabhängigen Menschen bereits vor dem konkreten Trinken des ersten Schluckes ein Zustand der inneren Entspannung eintreten kann, wenn er den Schluck geistig vorwegnimmt – im Wissen darum, dass er sogleich, nach dem Füllen seines Glases oder dem Öffnen einer Flasche, den ersten Schluck seine Kehle hinunterrinnen fühlen wird.

Die erste spürbare Auswirkung der »Drei statt Dry«-Methode ist, dass durch die geringe Alkoholkonzentration das zügige Leeren des ersten Glases nicht mehr direkt zum Rausch führt, meist auch das zweite und dritte Glas noch nicht. Die größere Flüssigkeitsmenge des niedrigprozentigen Getränks hemmt das schnelle Trinken und vermindert die Rauschwirkung. Der Rauscheintrittspunkt wird nach hinten verlagert oder sogar kaum noch verspürt, weil der oder die Trinkende mit dem langsameren Trinken in der Schwebe vor dem Rauscheintrittspunkt verbleibt. Die Person findet so leichter einen Stopppunkt. Der tendenzielle Kontrollverlust ereignet sich nämlich erst hinter dem sogenannten Rauscheintrittspunkt. Er ist selbst bei Nicht-Alkoholikern und -Alkoholikerinnen zu beobachten, auch sie trinken nach Überschreiten des Raucheintrittspunktes vermehrt. Sie haben dagegen kein Problem mit dem Stopp, solange sie sich nicht an den Rauscheintrittspunkt herantrinken, sondern intuitiv davor bleiben. Jenseits des besagten Punktes ist jedwede Selbstregulation eingetrübt. Ob ein problematischer Umgang mit Alkohol bei einem Menschen vorliegt, ist gut abzulesen an seinem typischen Trinkverhalten vor dem Rauscheintrittspunkt. Nicht abhängig Trinkende nehmen den Bereich vor einem Kippen der Wahrnehmung bewusster wahr und passen ihre Alkoholmenge wie Trinkgeschwindigkeit bewusst so an, dass sie in aller Regel immer deutlich oder zumindest knapp vor diesem kritischen Punkt bleiben. Ein Freund aus meinen eigenen jugendlichen Sturm- und Drangjahren beschrieb sein Überprüfen des kritischen Punktes immer so: »Wenn ich die Augen schließe, um zu testen, ob ich schon Karussell fahre, weiß ich, ich habe genug, und höre auf zu trinken. Dreht es sich noch nicht, kann ich noch weitertrinken, sofern ich Lust dazu habe.«

Alkoholikerinnen und Alkoholiker nehmen die Annäherung an den Kipppunkt weniger wahr oder überspringen ihn mit raschem Trinken. Durch eine Resensibilisierung erlangen sie die Fähigkeit wieder, die Veränderungen in der Wahrnehmung im

Vorfeld des Überschreitens des Point of no Return zu spüren und entsprechend »abzubremsen«. Der Rauscheintrittspunkt geht wieder in das Körpergefühl der oder des Trinkenden über. Das ist eine Rückerlangung von Steuerungskompetenz.

Damit aber nicht genug. Die Methode hielt eine zweite Überraschung bereit: Obwohl Robert Anatol Stein seine Alkoholmenge stetig reduzierte, stieg seine Sensibilität gegenüber dem Stoff extrem an. Er begann, sich mit den Nachwirkungen des wenigen Trinkens körperlich unwohl zu fühlen. Die erlebte »Resensibilisierung« reduzierte spürbar seine ausgebildete Alkoholtoleranz. Wie bereits gesagt: Humor ist eine eigene Stärke und Kompetenz im Leben. Und so zog der Autor nach einem Jahr Bilanz: »Nach über einem Jahr mit meiner Methode trank ich mindestens so zaghaft und vorsichtig (und wenig!) Alkohol wie meine hochbetagte und tugendhafte Großmutter es zu Lebzeiten zu tun pflegte. Ich kann heute ruhigen Gewissens behaupten, dass ich meine Alkoholabhängigkeit hinter mir gelassen habe.« (Ebd., S. 42)

Für sein mutiges Rütteln am Abstinenzparadigma erfuhr der Autor einiges an Gegenwind und musste seinerzeit erst einmal heftig einstecken. Das etablierte Suchthilfesystem war zu großen Teilen *not amused* über seinen Vorschlag, die gängigen Vorstellungen von Abstinenz zu überprüfen und zu modifizieren. Ich empfand und empfinde seine Eigenerfahrungen hingegen als einen konstruktiven Diskussionsbeitrag zu Alternativen, wenn die ausgetretenen Wege in der Suchtarbeit zu keinem Ziel mehr führen. Wer einen zielführenden Weg gefunden und eingeschlagen hat, beschreitet ihn unbeirrt weiter. Robert Anatol Stein vermittelt sein »systemisch-autoregulatives Therapiekonzept zur Behandlung missbräuchlichen oder abhängigen Trinkverhaltens« gelegentlich auch in Workshops an Interessierte, die ebenso wie er selbst mit herkömmlichen Abstinenztherapien krachend gescheitert sind. Die Erfahrungen mit seiner Methode verfügen inzwischen über eine gewisse Repräsentativität. Auch die Forschung ist zeitweilig aufmerksam geworden und hat seine Arbeit mit einer evaluativen Pilotstudie begleitet, wobei die Zahl der Probandinnen und Probanden allerdings begrenzt war. Der Autor hat seine Methode inzwischen auch in einem Buch vorgestellt: *Drei statt Dry. Trinkend dem Alkohol entkommen* (2019).

Die Methode »Drei statt Dry« wirkt rein autoregulativ. Es gibt keine vorgegeben Trinkpläne, keine Trinkprotokolle, keine Fremdkontrolle, keinen Erfolgsdruck. Der oder die Trinkende befolgt im Grunde nur eine einzige Trinkregel und die Reduktion der täglichen Alkoholmenge vollzieht sich gewissermaßen »von selbst«. Der Körper reguliert von innen, ohne dass dazu Kopfarbeit erforderlich wäre. Der Urheber der Methode versichert: »›Ungeplant‹ abstinente Tage schleichen sich mit der Zeit der Anwendung der Methode ein und werden zunehmend häufiger, bis diese irgendwann die überwiegende Mehrzahl der Tage ausmachen. Der Betroffene merkt es aus sich selber heraus, wenn der Heilungsprozess abgeschlossen ist!« Im Anschluss fühlt er sich nicht als Außenseiter in der Gesellschaft, sondern kann recht »normal« am Leben teilnehmen, an einem für ihn sogar neuen Leben.

Am gängigen klinischen Ampelmodell orientiert, gaukelt die »Drei statt Dry«-Methode nicht vor, lebenslang automatisch im grünen Bereich bleiben zu können. Betroffene wissen um das verbleibende Restrisiko, dass die Ampel auch einmal von

Grün auf Gelb umspringen kann. Mit der zurückgewonnenen Fähigkeit zur Selbstregulierung ist ihre Chance aber groß, den roten No-go-Bereich künftig zu vermeiden.

Wenn ich diesem Gegenentwurf zum strikten Abstinenzgebot hier einen Platz einräume, dann nicht, weil ich in der Methode einen neuen absoluten Heilsweg sähe. Ebenso wenig, wie ich eigene, von mir praktizierte imaginative und imaginale Methoden in den Rang ultimativer Wege zum Heil erheben möchte. Ich würde diese – mittlerweile nicht bloß vom Urheber selbst erfolgreich erprobte – Methode zur Lösung von einer Alkoholabhängigkeit auch nicht jedem maßlos trinkenden Menschen empfehlen wollen. Aber da, wo andere Strategien scheitern, und sie scheitern öfter als nicht, würde ich jeden Menschen therapeutisch in diesem Vorgehen begleiten. In wenigen Fällen habe ich es sogar getan, mit dem Ergebnis: unentschieden. Erfolg und Misserfolg halten sich die Waage. Scheitern ist keine Schande. Eine menschliche Fehlleistung ist es allerdings, ein Scheitern erst gar nicht zu riskieren und gleich an seiner Sucht festzuhalten.

So führt auch die »Drei statt Dry«-Methode an einer Erkenntnis nicht vorbei, die wir schon weiter oben als einen kleinen Königsweg eingestuft haben: an der Selbsterkenntnis. Das wirksamste Moment bei einem wie auch immer methodisch gearteten Einstieg in den Ausstieg aus einer Suchtabhängigkeit ist das eigene Freisetzen von Veränderungskräften durch den Ausstiegswilligen, das mit einer Selbsterkenntnis einhergeht. Dann kann der Wille wachsen und das Herz sich weiten. Dieser Öffnungsprozess ist für ein geistig-seelisches Entwachsen aus der Abhängigkeit unentbehrlich. Nur dann lassen sich auch helle kräftige Elementale als hilfreiche Geister oder Methoden nutzen, denen die Kraft innewohnt, ein Suchtelemental zu neutralisieren, zu entkräften oder von ihm zu erlösen. Einer möglichen Heilung geht immer eine neue Liebe zum Leben voraus, oder sie erwächst parallel zu einem eingeschlagenen Heilungsweg.

Nicht alle hilfreichen Ausstiegsmethoden aus der Abhängigkeit von Alkohol lassen sich auf das Clean-Werden von anderen stofflichen Substanzen übertragen. Gebraucher von Cannabis, Amphetaminen, Kokain, Heroin oder anderen neuen psychoaktiven Substanzen bedürfen eigener Ausstiegshilfen. Da aber Alkohol als Volksdroge Nummer Eins für jedes Gemeinwesen die höchsten Folgekosten in barer Münze wie an menschlichem Leid verursacht, ist es gut, zu wissen, dass es immer wieder Menschen gibt, die aus Eigenantrieb oder aus einer inneren Führung heraus über sämtliche Tellerränder hinweg denken, Neues ausprobieren und Neues in die Welt tragen. Dass das Abstinenzparadigma gerade bei Alkohol nach wie vor ganz oben in der Suchttherapie rangiert, mag auch der Tatsache geschuldet sein, dass nahezu alle Welt trinkt. Würde Alkohol als Droge Nummer Eins tatsächlich so ernst genommen, wie es ethisch und gesundheitlich angebracht wäre, müssten sich fast alle Menschen in unserer Kultur an die eigene Nase fassen. Da das Kehren vor der eigenen Haustür in Sachen Aufrichtigkeit aber nicht gerade der beliebteste Volkssport ist, liegt trotz aller Bemühungen um eine präventive Eindämmung alkoholischer Trinkmengen immer noch so etwas wie ein Mäntelchen des Schweigens über diesem Gesicht von Sucht. Das erleichtert auf den Metaebenen, auf denen die Weichen einer gesellschaftlichen Drogenpolitik gestellt werden, nicht gerade die offene Diskussion um eine Erweiterung der Spielräume in der Drogenpolitik.

Resultierende Krisen in der Suchttherapie schreien nach einem Denken und Handeln jenseits ausgetretener Pfade. Das mag auch eine freudige Genugtuung an einem erweiterten Verständnis der Erkenntnis einschließen, das Clean-Werden und Clean-Bleiben weit mehr bedeuten als die bloße Entgiftung von einer abhängig machenden Substanz.

2.14 Clean werden auf innerer, mentaler Ebene

Für Paracelsus war Entgiftung die »Mutter aller Therapien«. Das gilt auch für die Entgiftung von stofflichen Abhängigkeiten. Wir müssen uns allerdings von der Idee verabschieden, dass der Abstand vom Suchtstoff, bei Paracelsus also vom Unverträglichen, vom Gift im Ens Veneni, die Therapie wäre. Im Bereich des Ens Veneni kann eine Gesundung von der Sucht bestenfalls noch so lange gelingen, wie das zugehörige Elemental noch nicht zu stark gewachsen ist. Das Elemental erwächst nicht aus dem Ens Veneni, der Suchtstoff ist bloß ein Treiber. Ein Elemental wird im Ens Spirituale erzeugt und wächst sich dort auch aus. Folglich kann es bloß dort mit der Kraft »spiritualer Arzneien« entkräftet oder neutralisiert werden. Wer sich mit diesen Vorstellungen nach wie vor nicht anfreunden mag, ist dennoch mit der Konsequenz vertraut: Für alle suchttherapeutischen Praktiker und Praktikerinnen ist es heutzutage ein Allgemeinplatz, dass auf eine erfolgreiche körperliche Entgiftung eine psychische Entwöhnungsbehandlung beziehungsweise eine Psychotherapie folgen muss. Der Entzug bereitet darauf vor, indem er den Körper so weit *cleaned*, dass der Kopf frei werden kann für die anschließende geistig-seelische Arbeit, die sich im Ens Spirituale vollzieht. Wer mit den Begrifflichkeiten und den ihnen innewohnenden Vorstellungen lange vertraut ist, braucht nicht immer aufs Neue darin einzutauchen. Er oder sie weiß dann ohnehin, in welchen Bereichen sich am ehesten die Chancen auftun können, dass ein Suchtelemental seinen Erzeuger oder seine Erzeugerin freigeben mag.

Jede Therapie verlangt den Therapiewilligen eine Mindestaufarbeitung ihrer Lebensgeschichte wie Lebensgeschicke ab, mal tiefergehend, mal oberflächlicher – je nach Behandlungskonzept, Art der Therapie, Dauer der Behandlung und weiteren Einflussfaktoren. Wer keine innere Öffnung im Sinne einer Eigenmotivation mitbringt, kann es eigentlich lassen; ebenso, wer nach dem Motto antritt: »Wasch mir den Pelz, aber mach mich nicht nass.«

Patienten, die als Drogen missbrauchende Menschen mit dem Gesetz in Konflikt geraten, vor Gericht landen und nach der gut gemeinten Devise »Therapie statt Strafe« eine Auflage zur Drogenberatung oder gar zu einer Suchttherapie bekommen, sind im Suchthilfesystem nicht besonders wohl gelitten. Sie können durchaus eine erfolgreiche Behandlung durchlaufen, wenn sie aus der Fremdauflage eine Eigenmotivation erwachsen lassen, um ihr Leben auf neue Beine zu stellen. Erfolgt diese Wandlung in ihrer Motivation nicht, ist jede Auflage Zeitverschwendung. Leider ist diese Art eines leeren Verbrauchens von fachlichen wie menschlichen Ressourcen ein Bestandteil der Realität nahezu jeder ambulanten Drogen- und Suchtberatungsstelle. Ob motiviert oder nicht, die Aufarbeitung der Lebensgeschichte, prägender Erlebnisse in der Herkunftsfamilie, traumatisierender Lebensereignisse, der Erfahrungen von Verlust und Trauer sowie sonstiger Lebensprüfungen oder schlichtweg des ganz »normalen Wahnsinns« eines an die Drogen gebundenen Lebens – all das wird unter den Stichworten Aufarbeitung oder auch Integration angegangen. Wenig bis gar nicht üblich ist es in der Suchthilfe, die Begrifflichkeiten Clean-Werden oder Entgiftung auf den therapeutischen Prozess einer geistigen, psychischen, mentalen oder gar seelischen Entgiftung zu übertragen. Dabei ist das der eigentliche Kern eines inneren Entgiftungsprozesses, an dem sich kein suchtabhängiger Mensch vorbeidrücken kann, der sich ein wahrhaft »entgiftetes« Leben eröffnen möchte. Diese Art Clean-Werden vollzieht sich ein einem mühsamen und auch schmerzhaften Prozess einer tiefreichenden inneren Reinigung, die bis an die Grundfesten eines Menschen reicht. Da werden sämtliche erworbene oder selbst aufgeladene Altlasten einer Person angeschaut und bereinigt, die ihr ansonsten als schwere, kaum tragbare Bürden weiter auf den Schultern, im Nacken oder auf der Seele lasten würden. Eine derart verstandene Reinigung innerer Topografien und Seelenlandschaften reinigt auch von dunklen, zerstörerischen Elementalen. Die zum Einsatz kommenden »Reinigungsmittel« sind wirkmächtige, helle, konstruktive, dem lebensförderliche Ausgleichselementale, gerne mal unterstützt von den Kräften, die Paracelsus im Ens Dei verortet hat.

Innere Reinigung als ein wahrhaft weites Verständnis von Entgiftung und Abstinenzfähigkeit findet sich kaum in den Behandlungsplänen von ambulanten wie stationären Einrichtungen des Suchthilfesystems. Oftmals ist die Vorstellung dieser inneren Reinigung dort nicht einmal als gedachte Idee oder Vision vorhanden. Nicht dass die dort tätigen Menschen in ihren helfenden Berufen unfähig wären, derartige therapeutische Reinigungsprozesse zu praktizieren. Das System, in dem sie tätig sind, erlaubt es vielmehr kaum. In der Theorienbildung um das Phänomen Sucht findet das Konzept der inneren Reinigung bis heute keinen angestammten Platz. Und nicht wenige Menschen in helfenden und heilenden Berufen leiden darunter, weil sie intuitiv spüren, wie sehr sie als menschliche Wesen unter ihren menschgegebenen Möglichkeiten bleiben müssen. Das ist gleichsam eine permanente moralische Verletzung. Wiederum nicht wenige unter ihnen werden selbst zu Patienten anderer therapeutischer Hilfeeinrichtungen, weil sie ausbrennen. Wenn es liebesfähigen Menschen mit hoher menschlicher wie fachlicher Kompetenz systemisch erschwert wird, »für etwas zu brennen«, brennen sie aus. Nicht selten verlassen die besten therapeutischen Kräfte auch aus freien Stücken das System, weil die fortschreitende Ökonomisierung wie Bürokratisierung des Hilfesystems ihrem heilsamen Wirken immer engere Fesseln anlegt.

Wovon müssen sich suchtabhängige Menschen reinigen, damit sie sich innerlich tatsächlich wieder frei fühlen können? Von sämtlichen Worten, Gedanken, Handlungen, Taten, die sie in ihrem Leben behindern. Von sämtlichen abträglichen, schwer oder gar nicht zu verdauenden Gefühlen: peinigenden Gefühlen unablässigen eigenen Versagens; runterziehenden Gefühle eigener Wertlosigkeit; Gefühlen fehlender Anerkennung und Bestätigung; Mangel an empfangener Liebe; existenziellen Gefährdungsgefühlen; mangelndem Vertrauen in Menschen, in Gott und die Welt; Killergefühlen wie abgrundtiefer Scham, Beschämung oder Schuld und Beschuldigung; Gefühlen von Verrat, Eigenverrat wie Fremdverrat; Gefühlen von Ansprüchlichkeit nach dem passivierten Lebensmotto »Die Welt ist mir noch was schuldig«; sämtlichen andere belastenden Gefühlen, mit denen ein Mensch nicht im Wesentlichen zufrieden durch sein Leben gehen kann. Zu allen Gefühlen hat ein Mensch in Gedanken wie Taten das zugehörige Elemental als geistig mentale Substanz erzeugt, die bei süchtig Abhängigen ihr dunkles übergeordnetes Suchtelemental hervorbringen.

2.15 Angesammelte Schuldkonten und deren Ausgleich

Menschen sind keine Engel. Folglich sind sie nicht perfekt, sondern fehlbar. Menschen machen Fehler. Ja, sie dürfen und müssen in ihrem Leben sogar Fehler machen, sonst könnten sie aus ihren Fehlern nicht lernen und daran wachsen. Aber längst nicht alle Menschen machen die gleichen Fehler. Manche Fehler wiegen deutlich schwerer als andere: sowohl für den Menschen, der sie macht, wie für seine Mitmenschen. Je länger und je höher dosiert junge wie erwachsene Menschen psychoaktive Drogen gebrauchen oder missbrauchen oder je stärker sie sich in den Fängen einer süchtigen Abhängigkeit verheddern, desto heftiger leiden sie im Laufe ihrer Zeit an den besonders schwer zu tragenden Scham- und Schuldgefühlen. Ob bewusst oder unbewusst, ob wahrgenommen und angeschaut oder verdrängt, sie zermürben die Persönlichkeit eines Menschen, wenn er sich nicht von ihnen entgiftet und reinigt.

Schuld ist kein Begriff, mit dem sich gut arbeiten lässt. Mit Verantwortung dagegen lässt sich konstruktiv umgehen. Jeder und jede suchttherapeutisch oder auch sonst psychotherapeutisch Tätige weiß, dass man sich an drängenden Schuld- und Schamgefühlen die Zähne ausbeißen kann. Es ist nicht einmal so, dass Menschen nicht über diese Killergefühle sprechen könnten. Sie sind einem Darüber-Reden mit Worten durchaus zugänglich. Das kann dann allerdings schon mal merkwürdig abstrakt, kühl, distanziert klingen. Denn zu spüren sind diese Gefühle in ihrer affektiven Wucht selten. Menschen strengen sich so sehr an, Schuld- und Schamgefühle nicht wirklich zu spüren, dass sie unter deren Wucht zerbrechen können, wenn sie plötzlich von ihnen eingeholt und überflutet werden. Allein über ein Darüber-Reden lassen sie sich auch nicht auflösen. Schuld- und Schamgefühle gehören zu den hartnäckig persistierenden Gefühlen. Sie lassen sich nicht einfach wegtherapieren, indem sie eben mal so besprochen werden.

Selbst wenn mit Schuld schwierig zu arbeiten ist, es führt kein Weg daran vorbei:

Ein Mensch mit höher dosiertem Drogengebrauch oder süchtiger Abhängigkeit muss sich mit der Schuld, die er sich im Verlaufe seiner Karriere erworben und aufgeladen hat, auseinandersetzen. Gemeint ist hier selbstverständlich eine Bestandsaufnahme und keine Anklage, kein Mit-dem-Finger-Zeigen, denn das wäre eine weitere unzuträgliche *Beschuldigung*. Beschuldigungen seitens anderer Personen haben drogen- und suchtanhaftende Menschen im Übermaß erfahren, seien sie berechtigt oder fälschlich beschuldigt worden. Ausstiegswillige Menschen, die sich von ihrem Drogengebrauch oder ihrer Sucht entbunden sehen möchten, müssen der Schuld, die sie sich mit eigenen Worten, Gedanken, Taten aufgehalst haben, ins Auge blicken. Sich diese Schuld anzuschauen, heißt, die persönliche Verantwortung für die eigenen Worte, Gedanken und Taten zu übernehmen. Das ist ein reifer Schritt. Ohne Beschönigung, Ausflüchte, Ausreden oder Hintertüren Verantwortung übernehmen zu können, ist der erste unverzichtbare Schritt zur inneren Reinigung. Ein angesammeltes Schuldkonto kann nur abgetragen werden durch eigenes verantwortliches Reinigen. Es kann nicht anderen zur Entsorgung vor die Füße gelegt werden, noch kann es in einem Endlager deponiert werden.

Schuldkonto ist nicht gleich Schuldkonto. Drogen gebrauchende oder süchtig abhängige Menschen verschulden sich doppelt: Sie verschulden sich an der eigenen Person und sie laden Schuld auf sich, indem sie anderen Mitmenschen Leid zufügen. Das geschieht im Kleinen wie im Großen. Die Beispiele sind so zahlreich wie alltäglich, so unspektakulär wie dramatisch.

Der Kiffer, der über einen gelegentlichen Genuss von Haschisch oder Marihuana hinaus konsumiert, verschuldet sich an der eigenen Person, weil er die unausweichlichen Risiken und Nebenwirkungen eines längerfristigen Cannabisgebrauchs in Kauf nimmt. Unkenntnis von Risiken aufgrund unzulänglicher Basiskenntnisse zur Substanz beziehungsweise die schlichte ignorante oder naive Leugnung von Nebenwirkungen schützen nicht davor, der eigenen Person Schaden zuzufügen. Jeder längerfristige oder höher dosierte Gebrauch einer psychoaktiven Substanz ist ein Angriff auf die eigene körperliche wie psychische Unversehrtheit.

Eine der verheerendsten Folgen chronischen Cannabisgebrauchs ist der Verlust der angeborenen Glücksfähigkeit, weil die spezifischen biochemischen Wirkzusammenhänge den Kiffer »runterregulieren«. Auf der geistig-mentalen Ebene geht das damit einher, dass sich sein Elemental von seinen höheren Gefühlen ernährt. Spätestens dann leiden ein Mutter- oder ein Vaterherz, weil sie nicht zusehen können, wie ihr Kind das Lachen verlernt und ihm jede wahrhaftige Freude vergeht. Der Kiffer, der andere mit in sein Kiffen hineinzieht, verschuldet sich an ihnen – freilich ohne das selbst so einzuschätzen. Den Joint oder die Bong kreisen zu lassen, geschieht nicht mit der böswilligen Absicht, einem anderen Schaden zufügen zu wollen. Meistens geschieht es sogar in positiver Absicht: gemeinsam »chillen« oder »abhängen«. Aber kein jugendlicher Cannabiskonsument vermag in jungen Jahren die Weitsicht aufzubringen, was aus einem anderen Jahre später werden kann, mit dem er das Mittel seiner Wahl teilt. Kiffen in geteilter Gemeinsamkeit kann fraglos Vergnügen bereiten. Ebenso fraglos kann es erste Weichen stellen in eine sich entwickelnde Abhängigkeit von Cannabis.

Der Kiffer, der seinen gesteigerten Konsum und Geldbedarf nicht mehr aus eigener Tasche finanzieren kann und seinen Eltern in den Geldbeutel greift, lädt Schuld auf sein inneres Konto, mag er sich noch so abgebrüht geben. Für Eltern, die diese Situation zum ersten Mal erleben, bricht eine ganze Welt zusammen. Sie erbleichen vor Fassungslosigkeit, dass ihr eigenes Kind eine Grenze nicht mehr zu wahren weiß und sie bestiehlt. Das ist wie seelische Folter für Eltern. Gelegentlich ist der »reine« Schaden auch nicht bloß materiell, sondern hoch ideell. Vertickt ein Kiffer einen wertvollen Ring, der als altes Familienerbstück eine hohe symbolische wie emotionale Bedeutung trägt, ist diese Wunde kaum mehr angemessen zu schließen. Wer seine Eltern bestiehlt, scheut auch kaum davor zurück, sich an den Habseligkeiten eventueller Geschwister zu vergreifen. Oder er setzt jüngere Geschwister moralisch unter Druck, ihm Geld zu leihen, damit er sich seine nächsten Gramm besorgen kann. Wenn die Person dann auch noch selbst dealt, Cannabis verkauft, verschuldet sie sich sowohl an der eigenen Seele wie an sämtlichen anderen, freilich in aller Regel, ohne das im Geringsten so sehen zu wollen. Nicht-sehen-Wollen schützt aber nicht vor dem Anhäufen von zu verantwortender Schuld. Der »ehrliche Dealer mit ideellen Ansprüchen« ist so verstanden eine sehr eigenartige Blüte einer sehr weitgehenden akzeptierenden Drogenarbeit. Wer seine Affekte auf Cannabisentzug – also wenn er gerade mal nichts zur Hand hat – nicht mehr unter Kontrolle hat und im Zustand überschießender Aggression handgreiflich gegenüber Mutter oder Vater wird, lässt sein Schuldkonto anwachsen. Die wenigsten Kiffer sind so weit jenseits von Gut und Böse, dass sie dafür keine Wahrnehmung mehr hätten. Kiffen sie gegen ihre Schuldgefühle an, um sie nicht zu spüren, drehen sie die Spirale weiter. Wer sich in psychotisches Erleben kifft oder gar darauf hängenbleibt, fügt sich selbst wie seinen nahen Angehörigen sowie Freundinnen und Freunden Leid zu. Derartige Situationen sind gelebter Alltag in Hunderttausenden Familien. Die Not von Eltern, anderen nahen Angehörigen oder befreundeten Personen ist aber eher eine sehr stille, vielfach beschwiegene Not. Und es gibt auch keine Garantie, dass sie mit ihrer eigenen Not in den Einrichtungen des Suchthilfesystems auf allzu großes Verständnis hoffen dürfen. Quälen sich Mütter und Väter mit der meist unfruchtbaren Frage »Was haben wir bloß falsch gemacht?« – und das tun nahezu alle –, werden sich ihre Schuldgefühle im ungünstigen Fall im Verlaufe einer Elternberatung eher erhöhen, als dass sie entgiftet werden. Und so wird es nur noch schwieriger, die Tür zu konstruktivem Elternhandeln aufzustoßen.

Der Konsument von Drogen, der zur Finanzierung seines Stoffs »eine Oma abzieht«, kriminelle Kleindelikte begeht oder sogar in größerem Umfang straffällig wird, lädt sich Schuld auf sein Konto. Meistens hat er sogar noch ein letztes Gespür dafür, dass er sich selbst in seiner menschlichen Integrität Schaden zufügt und Leiden für andere verursacht. Fügt er anderen zur Durchsetzung seiner Sucht körperlichen Schaden zu, womöglich sogar nicht reversiblen körperlichen Schaden durch entsprechend schwere Körperverletzung, bewahrt ihn keine justizielle Anerkennung verminderter Zurechnungsfähigkeit vor der Anhäufung großer Schuld. Und keine Macht der Welt wird ihn davor bewahren, dass er seine Schuld wird ausgleichen müssen, selbst wenn er nie als Urheber und Täter erwischt wird. Eine eventuelle Verurteilung durch ein weltliches

Gericht ist bloß eine justizielle Strafe. Eine per Gericht verhängte Strafe mindert zudem nicht das innere Schuldkonto. Hier meint Ausgleich etwas anderes, das eher zu erfassen ist über den nicht allen Menschen so geläufigen Begriff des Karmas. Was wir uns selbst wie anderen Geschöpfen antun, haben wir auszugleichen: durch innere Wandlung und in der Folge durch gewandelte Worte, Gedanken und Handlungen. Erfolgt der Ausgleich nicht mehr im gegenwärtigen Leben der jetzigen Persönlichkeit, dann in einem folgenden. Die Seele weiß darum, was auszugleichen bleibt. In der generationenüberspannenden Draufsicht einer multigenerationalen Therapie lassen sich derartige Ausgleiche zwischen über angesammeltes Karma verbundenen Menschen lösend ausmachen, wenn es zum Welt- und Menschenbild einer therapeutisch tätigen Person gehört, sie bei schwer auflösbarem Leiden in Erwägung zu ziehen.

Ein angehäuftes Schuldkonto oder angesammeltes schlechtes Karma wächst sprunghaft an, je mehr Leid die Handlungen eines Menschen verursachen. Wer durch seinen Drogenmissbrauch den Tod eines Menschen verursacht, sei es durch unachtsame Überdosierung, durch unterlassene Hilfeleistung im drogierten Zustand oder durch den Handel mit entsprechenden Substanzen, lädt höchstmögliche Schuld auf sich. Wer total bekifft oder im betrunkenen Zustand einen Verkehrsunfall verschuldet, bei dem eine andere Person zu Tode kommt, ist für den Rest seines Lebens gestraft. Davon wird er oder sie sich niemals mehr ganz erholen. Wie bereits oben gesehen, erlöst ihn oder sie von der Schuld nicht einmal eine mögliche Verurteilung wegen fahrlässiger Tötung und Steuerung eines Fahrzeugs unter Drogen- oder Alkoholeinfluss. Der Ausgleich des angesammelten Karmas vollzieht sich auf anderen Ebenen.

FALLBEISPIEL

Bei einem 20 Jahre jungen Mann kommt vieles zusammen, was er irgendwann wird ausgleichen müssen: Weder geht er zur Schule noch absolviert er eine Ausbildung. Dafür liegt er seiner Mutter auf der Tasche, die er obendrein bestiehlt. Außerdem dealt er mit allem, was er in die Finger bekommt. Er selbst kifft und kokst sich besinnungslos. Im zugekoksten Zustand hat er ein schönes altes Auto seiner Mutter, die sich in ihrer eigenen Hilflosigkeit gefangen fühlt, zu Schrott gefahren und etliche andere beschädigt, selbstverständlich ohne überhaupt jemals einen Führerschein gemacht zu haben. Für dieses Delikt wartet er noch auf sein Strafverfahren. In einem bereits verhandelten Verfahren wegen Körperverletzung ist er schon zu einer hohen Zahl von Sozialstunden verurteilt worden. Justiziell lief es da suboptimal für ihn, denn da er schon bekannt ist, wie ein bunter Hund, interessierte sich der Richter wenig dafür, dass er eigentlich der zuerst Angegriffene war. Durch seine Drogenkontakte lebe er eben entsprechend risikoreich. Von weiteren gravierenden Delikten hat die Polizei bislang keine Kenntnis. Über Monate hinweg hat er zudem mit anderen zusammen Rezeptdiebstahl und -fälschung begangen. Die entsprechenden Mittel wurden vertickt. Die bestohlene Ärztin, die von Tat und Tätern weiß, hat den Vorgang allerdings nicht zur Anzeige gebracht. Schließlich handele es sich um Jungs aus der Nachbarschaft und aus »gutem Hause«. Vielleicht scheut sie aber auch vor befürchteter Gewalt zurück, denn der junge Mann bedroht jeden, der ihm auch nur im Geringsten zu nahe kommt. Eine Freundin von ihm ist an einer Überdosis Medikamente verstorben, als er für Stunden abwesend war. Er wirft sich ihren Tod aber vor, weil er mit seinem eigenen bekifften Kopf ihren lebensbedrohlichen Zustand nicht wahrzunehmen in der Lage war.

Wer soll diesen haltlos treibenden jungen Mann – der im Kern überaus sensibel ist, seinen inneren Schrei nach Liebe und Halt allerdings abwehrt, wie der Teufel das Weihwasser – halten, wenn er irgendwann einmal realisieren wird, welches Schuldkonto er angesammelt hat?

Zum Glück sammelt sich nicht jeder Drogen gebrauchende oder Alkohol trinkende Mensch ein hoch beladenes Schuldkonto an. Doch wenn wir ohne Beschönigung, Verniedlichung oder falsches Verständnis ganz konsequent hinschauen, geht nahezu jeder Gebrauch von psychoaktiven Substanzen mit einer Verschuldung einher – und sei es auch nur ein einziges unbedachtes böses, hässliches Wort gegenüber einem anderen Menschen, der ein Herz hat; oder ein noch so geringfügig eingestufter Eingriff in das wunderbar austarierte Gleichgewicht in seinen menschlichen Körper wie in das Wunderwerk seines Gehirns. Keine einzige Substanz stellt ihre gesuchten Wirkungen zum Nulltarif zur Verfügung.

Das Hervorbringen und Anhäufen von Schuld ist eine der besonders dunklen Seiten eines gewachsenen Suchtelementals. Diese Seite ist schwer *clean* zu bekommen. Ich möchte dabei aber nicht unterschlagen, dass diese »dunkle Seite des Mondes«[6] bloß diejenige ist, die den Alltag mit psychoaktiven Substanzen für viele Menschen so schwer verdaulich gestaltet.

Von der potenziell erhellenden Seite bestimmter wirkmächtiger Substanzen reden wir hier weniger, weil sie nicht die Besorgniserregende ist. Dort, wo Menschen wirkmächtige entaktogene, empathogene oder ethnobotanische Stoffe in ihrem ursprünglichen Verwendungszweck benutzen, erzeugen sie keinen Schaden. Jedenfalls dann nicht, wenn sie von dazu befugten, eingeweihten Personen, in der Regel Schamanen, Heilerinnen, traditionellen Medizinmännern oder auch therapeutisch Befugten, verabreicht werden – und zwar unter Beachtung überlieferter Rituale und Zeremonien, über die den »Pflanzen der Götter« der nötige Respekt entgegengebracht wird. Unter solchen Umständen stellen sie Menschen ihre innewohnenden magischen Kräfte sogar freigebig zu Heilzwecken zur Verfügung. Der hedonistische Missbrauch von psychoaktiven Stoffen in Beliebigkeit zieht sämtliche Probleme nach sich, mit denen wir es in unserem Gemeinwesen zu tun haben. Das Alltäglichste unter ihnen ist die traurige Tatsache, dass sich derart viele Menschen in einem Maße von ihrem stofflichen Mittel oder einem süchtigen Verhalten binden, eigentlich versklaven lassen, dass sie in ihrem eigenen Leben als der Mensch, der sie von ihrem Höheren Selbst her sind, kaum noch vorkommen. Doch dagegen sind noch »heilsame Kräuter«, sprich wirkmächtige

6 Vgl. hierzu auch Martin Suters Roman *Die dunkle Seite des Mondes* (2000).

heilsame Methoden gewachsen. Sie müssen nicht einmal bitter schmecken. Davor ist jedoch eine innere Wahl zu treffen.

2.16 Es gibt immer eine Wahl, oder: 80 Jahre sind 29 200 Lebenstage

Es ist so einfach: Jeder Mensch geht in seinem Leben durch zwei Tore. Geht er durch die erste Pforte, erblickt er mit seiner Geburt das Licht dieser Welt. Die Schleier des neuen Lebens lüften sich, während sich die Schleier des Vergessens über die Erinnerung legen, aus welcher Welt er mit seiner physischen Geburt kommt. Mit dem Tod durchschreitet der Mensch dann die zweite Pforte und geht wieder hinüber in die Welt, aus der er kam. Die Schleier legen sich über die Erinnerung an sein mit dem Hinübergehen gerade vollendetes Leben. Die Schleier der jenseitigen Welt lüften sich. Zwischen diesen beiden Toren liegt der Lebensweg eines jeden Menschen.

100 Jahre sind rund 36 500 Lebenstage. Wenn wir auf diese absolute, unverrückbare Zahl an Lebenstagen schauen, dann könnten wir heftig zusammenschrecken. Das klingt nicht nach unendlich viel, zumal wenn wir des Abends realisieren, wie schnell ein Tag an uns vorübergezogen ist, wie er sich verflüchtigt hat, womöglich sogar ohne einen nennenswerten verspürten Höhepunkt. Nun werden eher wenigen Menschen 100 Lebensjahre geschenkt. Einigen wir uns bei einer derzeit durchschnittlichen Lebenserwartung der Einfachheit halber auf 80 vergönnte Lebensjahre. Das sind dann bloß noch rund 29 200 Lebenstage. Wie können wir die so einfach vertun, wie es nicht wenige Zeitgenossinnen und -genossen machen, ohne zu berücksichtigen, wie flüchtig ein Leben ist?

Was ist der Sinn meines Jonglierens mit solchen Zahlen? Ich habe dabei konkret einen aktuellen Suchtpatienten vor Augen.

FALLBEISPIEL

Ein 45-jähriger Mann vereint drei Abhängigkeitsprobleme auf sich: Rauchen, Trinken, Gaming, also Computerspiele. In den bisherigen Gesprächen wollte er Veränderungen stets mit gedachten Bedingungen verknüpfen, als wäre er in einer Verhandlungsposition. Die anstehende Kapitulation vor der Sucht suchte er mit jeweils neuen Ausflüchten zu umgehen.

Als wir in einer aktuellen Sitzung seine Ausstiegsperspektiven umkreisten, wurde er von einem Moment auf den anderen ganz still. Seine Mimik und seine gesamte Körpersprache veränderten sich sichtbar. Mochte er seine Sucht wenige Augenblicke zuvor noch wie einen »guten Kumpel« betrachten, gefror ihm plötzlich sein Lächeln im Gesicht. Bestürzung trat in seine Züge, tiefe Trauer. Seine Augen verdunkelten sich. Und dann bekannte er sich erstmalig zu seiner kaum erträglichen Schuld und Scham: »Wenn ich zurückschaue und daran denke, dass ich seit 30 Jahren rauche und seit 20 Jahren trinke, und dazwischen ja noch ganz andere Sachen konsumiert habe, das habe ich ja erzählt, dann wird mir ganz schlecht. Da will ich eigentlich gar nicht hinschauen. Was habe ich mir da nur angetan? Wenn ich mir das klar mache, kann ich es eigentlich gar nicht aushalten. Dann spüre ich sofort den Druck, zu trinken, damit ich das nicht spüre. Ich bin jetzt 45, also habe ich wahrscheinlich mehr als die Hälfte meines Lebens so verbracht. Was bleibt mir denn da jetzt noch?« Während er sprach, wanderte sein Blick ständig von links, der Seite der Vergangenheit, nach rechts, zur Seite der Zukunft. Dort verharrte er mit seinem Blick eine Weile, bevor er still wieder meine Augen suchte. Ich hielt ihn mit meinem Blick und ich hielt ihn mit meinen Worten bei seinen aufgebrochenen Gefühlen. Er wich auch nicht mehr aus, um sich Hintertürchen offenzuhalten. Stattdessen realisierte er in aller Klarheit: »Ich muss mich jetzt entscheiden: Mache ich so weiter wie bisher oder ändere ich jetzt endlich durchgreifend mein Leben, das, was davon noch bleibt?«

Um in unserem Rechenbeispiel zu bleiben: Würde mein Patient das Lebensalter von 80 Jahren erreichen, blieben ihm noch 12 775 Lebenstage, die er suchtfrei mit sich und seinen Lieben verbringen könnte. Vorausgesetzt, er entscheidet sich. Es gibt zu jedem Zeitpunkt eine Wahl!

Zur Lebensrealität meines Patienten gehört nicht bloß seine dreifache Suchtabhängigkeit. Er ist trotzdem berufstätig. Er ist verheiratet und er hat zwei Kinder. Dass er raucht, zu viel trinkt und spielt, hindert ihn nicht an dem Versuch, seinen Kindern ein liebevoller Vater zu sein. Aber zum Prozess seiner Selbsterkenntnis gehört für ihn leider auch die ihn beschämende Einsicht, dass er seinen Kindern bislang niemals der Vater war, der er ihnen ohne sein Rauchen, Trinken und Spielen hätte sein können. Er bürdet ihnen durch sein eigenes Handeln ein familiäres Suchterbe auf. Ob und wie sich das später einmal auf seine Kinder auswirken wird, vermag im Augenblick niemand vorherzusagen. Mein Patient realisiert indes sehr wohl die gelegentlichen Bände sprechenden Blicke seines Sohnes oder seiner Tochter, wenn er wieder zu seinen Zigaretten greift oder sich eine Flasche Bier öffnet.

Diese Erläuterungen stehen hier ohne Wertung im Sinne von »besser«, »weniger gut« oder »schlechter«. Mein Patient disqualifiziert sich nicht automatisch als Vater, weil er mit seinen Süchten etwas Unverträgliches vorlebt. Es kann andere, völlig cleane, suchtfreie Väter geben, die dennoch weniger Liebe zu ihren Kindern verspüren als mein süchtig gebundener Patient. Der entscheidende Punkt ist: Mein Patient hat als duldender, tragender, belasteter Mensch den für ihn entscheidenden Punkt erreicht, an dem er realisiert, dass er nicht nur eine Wahl hat, sondern dass er sie auch verantwortlich treffen muss – jetzt!

Er steht hier stellvertretend für ungezählte andere Patienten, die sich früher oder später an dem Punkt finden, wo sie Bilanz ziehen: »Wenn ich daran denke, wie lange ich schon kiffe (trinke, Pillen nehme, zocke, mich selbst verletze usw.), wird mir schlecht. Wenn ich von meinem Leben noch etwas anderes haben will, muss ich jetzt etwas ändern.« Es ist immer das gleiche Muster. Veränderung geschieht *jetzt*, oder sie geschieht nicht.

2.17 Gleich und gleich gesellt sich gerne

Veränderung *jetzt oder nie*, das gilt für Einzelpersonen wir für ganze Systeme. Von süchtiger Abhängigkeit sind ja bekanntlich nicht bloß einzelne Menschen betroffen, sondern oft ganze familiäre oder gesellschaftliche Systeme. Außerdem haben wir bereits gesehen, dass das gesamte Funktionsprinzip der Wachstumsgesellschaft nach den Eigengesetzlichkeiten der süchtigen Dynamik funktioniert. Wir können hier von einem einzigen riesigen kollektiven, ja sogar globalisierten Elemental sprechen. Einer therapeutischen Veränderung ist dieses nicht mehr zugänglich. Von der kollektiven »Verschuldung« unserer Erde gegenüber gar nicht erst zu reden.

Anders sieht es aus bei übersichtlichen sozialen Systemen, in denen verschiedene Menschen über ihre jeweiligen Suchtelementale miteinander in Beziehung stehen, zumeist in sehr verstrickter Form. Elementale bleiben meist nicht lange allein. Sie senden ihre Energien aus und suchen sich neue Menschen, an die sie sich binden können. Mit vereinten Kräften können sie ganze soziale Teilsysteme lähmen und in den Netzen der Abhängigkeit gefangen halten.

Ein beredtes Beispiel ist die Verstrickung von drei Menschen, die zwar jeweils ihr eigenes spezifisches Suchtelemental ausgebildet haben, über das »Triumvirat« ihrer Elementale wie über angehäufte Schuldkonten aber unlösbar miteinander verbunden scheinen. Es ist zugleich ein Beispiel, wie ich als Therapeut drei miteinander verstrickte Menschen über mehrere Jahre hinweg, aber während ihrer jeweils eigenen Zeitfenster, durch Wandlung und Veränderung begleite.

FALLBEISPIEL

Da ist zum einen eine 27-jährige junge Frau, die seit elf Jahren ohne Unterbrechung hoch dosiert Cannabis konsumiert. Bei unserem Erstkontakt ist sie schon länger erwerbslos, weil sie im Zustand ihrer Dauerdrogierung erstens gar nicht arbeitsfähig ist und zweitens jeden Mut zur Lebensgestaltung preisgegeben hat. Sie lebt ohne jegliche innere wie äußere Struktur in den Tag hinein und kifft buchstäblich bis zur Besinnungslosigkeit. »Ich schaffe es nicht etwas zu ändern«, ist ihr resignativer Kommentar zu ihrer desolaten Situation. Sie ist nicht bloß von ihrer Droge Cannabis abhängig, sondern obendrein menschlich wie finanziell abhängig von ihrer Mutter. Aus Gründen, die hier nichts zur Sache tun, kann die Tochter weder Bürgergeld noch eine andere Sozialleistung beziehen.

Ihre finanziell vermögende Mutter finanziert ihren gesamten Lebensunterhalt, einschließlich der geschätzten 600 Euro im Monat, die ihre Tochter locker verkifft. Die Mutter zahlt, weil sie fürchtet, ihre Tochter käme völlig unter die Räder, würde sie ihr weniger Geld überweisen. Außerdem leidet sie unter einem quälend schlechten Gewissen ihrer Tochter gegenüber. Sie muss unentwegt für diese da sein. Sobald die Tochter sie auch nur anruft, springt die Mutter. Sie kann keine Grenze wahren. Mit ihrem Agieren versucht sie sich von ihrer »Schuld« zu entlasten, dass sie in jungen Jahren für ihre Tochter nicht genügend da war, sondern immer »im Geschäft auf Arbeit«. Obwohl ihr klar ist, dass das vergebliche Liebesmüh ist, durchbricht sie das

untaugliche Muster nicht. Die mittlerweile 57-jährige Mutter ist extrem süchtige Raucherin. Kaum hat sie eine Zigarette geraucht, zündet sie die nächste an. Sie ist auch dem Alkohol nicht abgeneigt, trinkt aber nicht regelmäßig. Außerdem hat sie einen Hang zur Magersucht.
Der Vater ist abwesend, seit sich die Eltern getrennt haben, als die Tochter sieben Jahre alt war. Zu der Zeit hatte der Vater ein Alkoholproblem. Die Mutter lebt aber schon lange mit einem Mann zusammen, der wiederum ein lebendes Beispiel dafür ist, dass jemand über Jahre hinweg Alkoholiker sein, aber trotzdem noch einer hoch bezahlten Arbeit nachgehen kann. Er regelt seine Arbeit so eigenständig, dass sein Alkoholismus ihn noch nicht ins Abseits gestellt hat. Aber unter zwei Flaschen Wein pro Abend geht er kaum ins Bett, gelegentlich gesellen sich zu dem Wein noch etliche Flaschen Bier.

Dieses System von drei über ihre Süchte und menschlichen Anhängigkeiten verstrickten Menschen unterhält sich selbst. Sie halten aneinander fest, machen sich auf der anderen Seite aber täglich die heftigsten gegenseitigen Vorwürfe.

Die Mutter beschwört seit Jahren ihre Tochter, mit dem Kiffen aufzuhören, weil sie darüber ihr komplettes Leben zerstöre. Die Tochter kontert umgehend, indem sie der Mutter ihren maßlosen Zigarettenkonsum vorhält: »Kannst du nicht mal fünf Minuten vergehen lassen, ohne dir schon wieder eine Zigarette anzuzünden?« Dann wird sie persönlicher und angreifender: »Du stinkst nach Rauch, alles hier stinkt nach Rauch, dass es nicht mehr zum Aushalten ist.« Die Mutter schmettert den Ball umgehend ins Feld der Tochter zurück: »Das musst du mir gerade vorhalten. Du hältst es doch keinen einzigen Tag ohne Kiffen aus. Du tust nichts mehr, lässt dich völlig gehen, lebst von meinem Geld und lügst mich obendrein noch an.« Die Tochter drückt umgehend wieder die Taste Schuldgefühle: »Das musst du mir heute sagen. Wärst du früher mal für mich da gewesen, als ich dich gebraucht habe! Da hast du nicht nach mir gefragt, da war dir nur deine Arbeit wichtig.«
Der Partner der Mutter hält ihr ebenso ihren exzessiven Zigarettenkonsum vor: »Musst du jetzt unbedingt schon wieder eine rauchen? Du hast doch gerade erst eine ausgemacht.« Diese beäugt misstrauisch seinen Alkoholverbrauch: »Musst du die zweite Flasche jetzt unbedingt noch ganz austrinken? Reicht es nicht mal, dass du ein paar Gläser weniger trinkst? Wo soll das hinführen, wenn du jeden Abend so weitertrinkst?« Der Mann darauf: »Das sagt gerade die Richtige. Du rauchst doch selbst wie ein Schlot, und mittrinken tust ja auch mal ganz gerne. Und bevor du an mir rumkritisierst, schau dir deine Tochter an: Die kifft sich um ihren letzten Verstand, und du gibst ihr noch das Geld dazu. Bevor sich da nichts ändert, musst du mir keine Vorhaltungen machen.« Und schon zündet sich die Mutter die nächste Zigarette an, um mit ihr zusammen für zwei bis drei Minuten allein zu sein.

Haben diese drei Menschen mit ihren Suchtelementalen noch eine Chance auf Veränderung, auf ein Jetzt, so festgefahren, wie sich die Situation darstellt?

Nach einer Beratung der Mutter ohne ihre Tochter zeichnet sich ein denkbares Szenario ab. Die Mutter scheint in dieser Triade noch am ehesten die Person zu sein, die das System durch Entschlossenheit aufbrechen könnte. Sie erwägt, am einzigen Punkt anzusetzen, der durch sie veränderbar ist: bei ihr selbst. Sie tastet sich an den Entschluss heran, aufzuhören zu rauchen; zum einen, weil sie sich selbst nicht mehr riechen mag, zum anderen um vorzuleben, dass Veränderung möglich ist. Hörte sie auf zu rauchen, könnte ihre Tochter nicht mehr in diese Kerbe schlagen. Da Letztere ihrer Mutter diesen schwierigen Schritt in keiner Weise zutraut, würde er im festgefahrenen Gefüge der Beziehungen etwas Neues ins Spiel bringen. Die Tochter würde ihrerseits verstärkt unter Druck geraten, sich ihrer exzessiven Kifferei zu stellen. Zumal die Mutter, wenn sie aufhörte zu rauchen, im nächsten Schritt an ihrer Entgiftung von Schuld arbeiten und in der Konsequenz an der Geldschraube drehen dürfte. Sie würde ihrer Tochter zwar nicht den Grundunterhalt streichen, aber die monatlichen 600 Euro für deren Cannabisbedarf nach Vorankündigung kürzen. Da die Tochter noch davon träumt, nicht mehr kiffen zu müssen, könnte dieser externe Veränderungsdruck sie unter Zugzwang setzen. Wie auch immer, es käme jedenfalls Bewegung ins System.

Eine weitere Option wäre zudem, dass die Mutter sich von ihrem Partner trennt, weil sie mit der Beziehung unter den gegebenen Umständen ohnehin nicht mehr zufrieden ist. Die Tochter hingegen bezeichnet den Partner der Mutter trotz seines Trinkens als einen »netten Kerl«. Bekäme die Mutter den Kopf frei, wäre sie zu einer möglichen Trennung fähig. In diesem Szenario stellt sich die Frage, ob eine in den Raum gestellte Trennung für den Partner eine Motivation nach sich zöge, sein Trinkverhalten zu ändern. Oder würde er eher am Alkohol festhalten als versuchen, die Beziehung zu retten? Dieses Glied in der Kette, das ich bis dahin nur vom Hörensagen kenne, scheint zu dem Zeitpunkt das mit der geringsten Veränderungsmotivation, das womöglich bis zum bitteren Ende führen würde.

Neun Monate später hat sich das Szenario deutlich verändert, wie ein erneutes Gespräch mit der Mutter zeigt. Diese hat mühsam an sich gearbeitet und tatsächlich ihr Rauchen eingestellt. Geholfen haben ihr dabei die ihr vermittelten sehr lichtvollen Atemimaginationen, aus denen sie Kraft schöpfte. Das Lichtvolle, das die Mutter in ihr Leben hineingenommen hat, hat nicht bloß ihr Suchtelemental entkräftet. Es hat obendrein die Bewusstseins- und Gefühlsebenen der Mutter deutlich angehoben. Statt der lastenden Ebene der Schuldgefühle verspürt die Mutter endlich wieder die höheren Gefühle von Zuneigung und Liebe zu ihrer Tochter. Diese hellen Gefühlsqualitäten haben ihr den Schritt erlaubt, den konstruktiven Druck auf ihre Tochter zu erhöhen. Nach klaren Absprachen hat die Tochter eine kostenpflichtige Ausbildung begonnen, die ihr am Herzen liegt, sie aber sehr lernintensiv fordert. Dabei spürt sie täglich die Konzentrations- wie Gedächtniseinbußen aufgrund ihres hoch dosierten Cannabisgebrauchs. Sie bleibt aber am Ball, weil sie ihr Ziel vor Augen hat. Die Mutter bezahlt die Kosten für die Ausbildung der Tochter direkt.

Sofern die Tochter Cannabis konsumieren möchte, muss sie die finanziellen Mittel dafür von ihrem Budget für den täglichen Unterhalt abzweigen. Außerdem hat die Mutter der Tochter eine Frist für ihre Zahlungen gesetzt, die nicht mehr verhandelbar ist. Die Zahlungen der Mutter sind exakt an die Zeiten der Ausbildung gekoppelt, plus sechs Monate Übergangsfrist, um anschließend auf eigenen Beinen stehen zu können. Das ist alles in die Wege geleitet. Außerdem bereitet sich die Mutter intensiv auf die Erfüllung eines sehr konkreten Lebenstraumes vor: Sie begibt sich allein auf eine längere Reise, was Distanz zu ihrem weiterhin trinkenden Lebensgefährten einschließt.

Wiederum zehn Monate später meldet sich die Tochter wieder bei mir, um einen neuen Therapieversuch zu starten. Sie ist an einem Punkt angelangt, an dem sie ihr Leben davonschwimmen sieht. Ihre Ausbildung hat sie wieder abgebrochen, weil sie die Kraft nicht aufbringt, irgendetwas zu einem guten dienlichen Ende zu bringen. Allerdings realisiert sie, dass ihr nicht mehr beliebig Zeit bleibt, um sich für eine berufliche Perspektive zu entscheiden. Möglichkeiten stünden ihr genügend offen. Sie möchte auch nicht mehr länger am Tropf ihrer Mutter hängen. Da sprechen inzwischen ihr Gewissen wie ihr Selbstwertgefühl unüberhörbar zu ihr. Verbundenheit, Zuneigung, Liebe zur Mutter, die sie nicht fallen lässt, sind an die Stelle der alten Vorwürfe getreten. Das ist eindeutig eine Entwicklung in die gute Richtung. Und so ist der größte Ansporn der Tochter zur Therapie folgender: Sie möchte weiter zu ihrer Selbstachtung zurückfinden dürfen, die viel zu lange auf den Nullpunkt gesunken war. Im Gegensatz zu ihrem ersten Therapieversuch arbeitet sie diesmal konsequenter an sich. Nach einigen Fortschritten und inneren Wandlungen bleibt sie weiteren Terminen allerdings wieder fern. Ihre Gründe bleiben offen.

Wiederum ein Jahr später muss ich eines Tages ohne konkreten Anlass an Mutter und Tochter denken: »Wie geht es den beiden wohl?« Dann drängt sich mir der Dritte im Bunde vor Augen: »Ob er weiter so maßlos trinkt?« Zwei Tage später finde ich just von diesem, dem Partner der Mutter, eine Anfrage in meinem elektronischen Postfach, ob ich ihm therapeutisch zur Seite stehen könne. Er wolle und müsse sein Leben verändern. Ich sei doch schon seiner Partnerin und deren Tochter eine Hilfe gewesen. Wegen der großen Entfernung findet die Therapie online statt. Beim Erstkontakt zeigt sich mir ein alkoholabhängiger Mensch in keiner guten körperlichen wie seelischen Verfassung. Dennoch spüre ich fraglos: Er hat eine Chance, die er nutzen wird. Zum Stand der Dinge berichtet er mir, dass er und seine Partnerin derzeit räumlich getrennt seien, damit er sich sortieren könne. Sie sprächen aber täglich ausführlich miteinander. Seiner Partnerin gehe es gut, sie sei voller Vitalität, rauche nicht mehr. Seines Wissens kiffe auch die Tochter nicht mehr.

In unserer aufgenommenen Arbeit erlebe ich einen stark selbstreflexiven, liebenswerten Menschen in großer Verunsicherung, wie es mit ihm und seinem Leben weitergehen kann. Aber er ist ernsthaft motiviert und entschlossen, sein Leben auf eine veränderte Grundlage zu stellen.

Nach den ersten Terminen, inklusive eigens für ihn improvisierter imaginaler Übungen mit überzeugenden Wirkungen, hat er eine erhebliche Reduktion seiner Trinkmengen bewerkstelligt und formuliert: »Es ist schon ein Riesending, was sich schon alles verändert hat, was ich schon alles verändert habe. Auch mein körperlicher Zustand ist schon spürbar besser, noch nicht so, wie ich es gerne hätte, aber deutlich anders. Aber ich scheue noch den letzten Schritt, wirklich gar nichts mehr zu trinken. Damit scheue ich auch die wirklich große Veränderung, aus der ich dann nicht mehr rauskomme.«

Der Geist des Patienten ist sehr reflexiv. Und hier ist er obendrein trickreich. Er gibt ihm eine Formulierung ein, die der Patient sich selbst auf der Zunge zergehen lassen kann. In der Tat: Ist das Rad der großen Veränderung gedreht und in Gang gesetzt, dreht es sich in schöner Weise weiter und weiter.

Die Veränderung hält im Übrigen bei diesem Beispiel mit Abschluss meines Manuskripts an, weshalb mein Patient inzwischen von seiner Lebensgefährtin abgeholt wurde, um mit dem kompletten Entzug nicht alleine zu sein. Obendrein nimmt er sein Rauchen ins Visier. Laut eigener Aussage hat er alles an die Hand bekommen, was er braucht, um voranzukommen. Es ist mir eine Freude, mit ihm an seinen Wandlungsschritten zu arbeiten und Zeuge sein zu dürfen, wie er sich selbst neu kennenlernt.

Das Beispiel macht deutlich, wie sehr es in therapeutischen Wandlungsprozessen bei sämtlichen Beteiligten auch um den sprichwörtlich »langen Atem« gehen kann. Jedes Leben folgt seinem eigenen Rhythmus.

2.18 Dienstbare Geister zur inneren Entgiftung und seelischen Reinigung

Damit ein Drogen missbrauchender oder süchtig gebundener Mensch sich selbst im Spiegel wieder ohne Schuldgefühle in die Augen blicken kann und ebenso Menschen, die ihn lieben, die er aber zutiefst verletzt hat, braucht es die Freiheit von derart abträglichen Gefühlen. Eine bloße »Redekur« – geschweige denn ein Beschweigen des Geschehenen, um die heißen Eisen zu vermeiden – zieht keine Erlösung nach sich. Erlösung eröffnet sich durch innere Reinigung, durch Ausgleich oder Wiedergutmachung. Eine Wiedergutmachung kann im konkreten wie im symbolischen Sinne geschehen. Für die kleinen Vergehen auf dem Schuldkonto reicht im Normalfall eine menschliche Entschuldigung, aber keine erzwungene, sondern bloß eine wahrhaftige, im Herzen verspürte. Kommt eine Entschuldigung nicht aus dem Herzen, ist sie wirkungslos. Ist sie verspürt und authentisch, versöhnt sie die verletzten Herzen und Gemüter.

Für größere Bürden auf der Seele und dem Schuldkonto sind einfache Entschuldigungen nicht mehr ausreichend. Damit sich schwerwiegende Lasten auf den Schultern, der Psyche oder der Seele tatsächlich auflösen und einen Menschen in die Erlösung entlassen können, braucht es andere Mittel und Wege. Sehr zuverlässig wirken Reinigungsrituale, die den imaginativen und imaginalen Schätzen entstammen und wie wir sie den sogenannten dienstbaren Geistern der geistigen Welt entlehnen können. Sie sind um so wirksamer, je mehr wir sie in Verbundenheit mit einer spirituellen Dimension zum Einsatz bringen.

Wir stoßen damit in einen Bereich innerer Reinigung vor, wie er ausschließlich über Wege zu beschreiten ist, die in unserem Alltag kaum noch begangen werden, und wenn, dann häufig in einem falschen Sinne. Die angemessensten Worte für diese Mittel und Wege sind *Verzeihen* und *Vergebung*. Leider sind das keine Worte und schon gar keine inneren Haltungen, die in den verkopften theorielastigen Konzepten unserer psycho- wie suchttherapeutischen Ausbildungsinstitutionen einen Ehrenplatz einnehmen würden.

In früheren Zeiten, als noch mehr Menschen eine religiös geprägte Anbindung hatten, war ein probates Mittel zur inneren Reinigung die kirchliche Beichte. Selbst heute gehen praktizierende Christinnen und Christen gelegentlich noch zur Beichte – bloß, dass sie längst nicht immer im Vorhinein wissen, von wem sie die angestrebte Absolution als Vergebung ihrer menschlichen Verfehlungen erteilt bekommen: von einem recht gestrengen Diener der Kirche im Geiste des Alten Testaments oder von einem gütig barmherzigen Diener des Höchsten, durch den eine höhere Vergebung fließen darf. In unserem Kontext ist eine derartige Beichte nicht das Mittel, ein Schuldkonto zu entlasten oder ein angesammeltes negatives Karma auszugleichen. Um die finsteren Abteile des eigenen Inneren oder auch belastete zwischenmenschliche Bande zu reinigen, sind starke helle Vergebungsrituale ein Erlösung versprechender Weg. Vergebung macht frei, weil sie erlöst. Sie hat auch die Kraft, stark bindende dunkle Elementale in einem Maße zu entkräften, dass sie schlussendlich »abfallen« und einen Menschen freigeben. Wie derartig wirksame Vergebungsrituale im Kontext von suchttherapeutischen Ausstiegsprozessen in Eigenregie oder unter menschlich fachlicher Begleitung zum Einsatz kommen können, lesen Sie im konkreten Methodenteil (ab Kapitel 3.4) dieses Buches. Davor binde ich die außerordentliche Wirkungskraft solch imaginativer, imaginaler, meditativer und szenisch-struktureller Methoden erklärend in ein größeres Ganzes ein, denn sie wirken nicht im luftleeren Raum, sondern in Räumen am Rande oder inmitten des sogenannten Himmelsgewölbes.

2.19 Das dienstbare Imaginale in der menschlichen Verfasstheit, oder: Der Mensch durchbricht das Himmelsgewölbe

Das *Imaginale* existiert als Wort in der deutschen Sprache nicht. Es existiert nicht, weil wir es nicht denken können. Wir können etwas, das es bislang für uns nicht gibt, das für uns nicht verstehbar existiert, nicht denken. Ich übernehme die Wortschöpfung von Henry Corbin (1903–1978), weil er mir mit seinen Vorstellungen vom Imaginären, Imaginativen und Imaginalen etwas fassbar erklärt hat, das ich intuitiv in mir verspürte, kurz nachdem ich begonnen hatte, privat wie beruflich mit Imaginationen zu arbeiten, diesem unversiegbaren Bilder- und Formenreichtum zur emotionalen Korrektur von schmerzlich erlebten Realitäten. Es fiel mir seinerzeit aber noch schwer, mein intuitives Mitschwingen in Worte zu fassen.

Das Imaginale, wie es Henry Corbin so genau erfasst hat, gewährt uns Zugang zu einem Zwischenreich, das sich weder mit den Sinnen wahrnehmen noch allein mit dem Verstand erfassen lässt, aber heilsamer Veränderung zugänglich ist. Henry Corbins Zwischenreich des *Imaginalen*, in dem ich ein heilsame Kräfte vermittelndes Wissen für die Gegenwart sehe, versetzt unseren rationalen Verstand in Wallung. Es erfordert Bewegung im Denken und Fühlen.

Henry Corbin war ein französischer Philosoph, Mystiker und Professor für Islamwissenschaft. Wie wohl kein Zweiter in der Geschichte der Orientalistik wusste er östliche Geisteswelten im Westen verständlich zu machen. Seine Mehrsprachigkeit ermöglichte es ihm, zwischen Kulturen, Religionen, Denktraditionen sowie ihnen entsprechenden Welt- und Menschenbildern zu navigieren; und das mit einem Format von geistiger wie emotionaler Intelligenz, das heutzutage schwer zu finden ist. Corbin war zeitlebens ein Suchender, »der seiner Suche folgt, wo immer die Seele ihn hinträgt« (Corbin 1976), wie er in einem Interview zwei Jahre vor seinem Lebensende resümierte. Die Suche seiner Seele führte ihn frühzeitig zum Lebenswerk des Sufi-Mystikers Shahab al-Din Al-Suhrawardi. Diese schicksalhafte Fügung sollte Corbin selbst als eine »Inspiration vom Himmel« beschreiben. Anders ausgedrückt vernahm er die ihn inspirierenden inneren Hinweise und Winke seiner dienstbaren geistigen Führung im Leben.

Der im 12. Jahrhundert in Persien geborene Suhrawardi schuf ein komplexes philosophisches System, in dem die gesamte Schöpfung eine Ausströmung des göttlichen Lichts ist. In Suhrawardis Illuminations- oder Erleuchtungsphilosophie beziehungsweise -mystik ist der Mensch als das endgültige Abbild des Göttlichen ein Mensch im Licht und aus Licht. Der Licht-Mensch im persisch-iranischen Sufismus durchzieht auch das Gesamtwerk Henry Corbins. (Dieser iranische Sufismus ist das absolute lichtvolle Gegenteil des iranischen Islamismus der heutigen Mullahs.) Der lichtvolle Status der Person eines Menschen ist dabei nicht einfach ein Geschenk, das dem oder der Einzelnen per Geburt mitgegeben wird, sondern es ist ein Ziel, das durch Einsicht und Lebensführung erreicht werden muss. Auf dem Weg dorthin taucht der Mensch über das Imaginale ein in eine *mundus imaginalis*. Die imaginale Welt ist eine Welt mit einer ganz bestimmten Art von Wirklichkeit, der eine bestimmte Art von Wahrnehmung entspricht.

Arbeiten wir privat oder beruflich mit Imaginationen, greifen wir auf einen ganz besonderen Schatz zu. Dieser Schatz birgt weit mehr Geheimnisse, als wir uns das gemeinhin vorstellen. Nicht lange, nachdem ich persönlich erste Bekanntschaften mit kraftvollen inneren imaginierten Bildern gemacht hatte, sah ich die Vision einer Pyramide mit unterschiedlichen Ebenen in mir auftauchen, auf die wir uns aufsteigend durch den Einsatz schöpferischer imaginativer Methoden geführt sehen können. Diese Vision spannte zunächst den Bogen zu den Schätzen der aktiven Imagination bei Carl Gustav Jung. Doch es ging weiter. Schnell sah ich mich im eigenen Erleben in imaginative Welten geführt, die ich von Beginn an im tiefsten Inneren als ein Reich zwischen Verstand und Seele empfand, als Pforte zum Spirituellen wie Göttlichen. Es fiel mir schwer, mein Empfinden in Worte zu kleiden. Es gab die passenden Worte erst einmal nicht. In Henry Corbins Werk sah ich meine eigenen intuitiven Vorstellungen aber plötzlich auf aufregende Weise verstehbar erklärt (vgl. Corbin 1979).

Das breite Fundament meiner Pyramidenvision bilden Imaginationen mit einer ganzen Reihe von Standardmotiven aus dem katathymen Bilderleben oder der katathym-imaginativen Psychotherapie, wie sie heutzutage ganz verbreitet in nahezu sämtlichen Schulen des psychotherapeutischen Denkens eingesetzt werden. Sie haben auch Einzug in nahezu alle ambulanten wie stationären Einrichtungen des Suchthilfesystems gehalten. Ihre Wirkung entfalten diese Imaginationen über das heilsame bildhafte Denken. Es speist sich aus unserem Reservoir des Bewussten, Vorbewussten wie Unbewussten, wobei das Unbewusste keinesfalls gleichgesetzt werden darf mit der menschlichen Seele. Diese schöpferischen Imaginationen können eine eigene, emotional korrigierende innere Wirklichkeit zu real erlebtem psychischem und traumatisierendem Leid schaffen.

Ich bediene mich gerne aus dem breiten Fundus von Standardimaginationen, wenn ich mit meinen Patienten und Gruppen imaginativ arbeite. Noch lieber aber wandele ich Standardimaginationen oder Basismotive ab, forme sie freischaffend um, übertrage sie in andere Kontexte oder erfinde situativ für meine Patienten ganz neue Imaginationen. Das Erfinden oder Neuschöpfen von Imaginationen oder imaginativen Meditationen ist kein verstandesmäßiger Akt, sondern erfolgt nahezu rein intuitiv. Bei dieser Art der aktiven schöpferischen Imagination sind der imaginativen Vorstellungskraft keine Grenzen gesetzt.

Im Bild der Pyramide bewege ich mich auf der zweiten Ebene. Das Imaginative dieser Ebene ist nach wie vor bildhaftes Denken, jedoch mit hohen Anteilen spirituellen Erlebens, das sich aus dem eigenen wie kollektiven Vorbewussten und Unbewussten speist. Das Imaginative bewegt sich an der Grenze zum Imaginalen. Imaginative Techniken vermögen eine derart heilsame Wirkung zu entfalten, dass sich die Frage aufdrängt, woher sie ihre Kraft beziehen, denn die Technik oder Methode allein gebiert diese Kraft nur in begrenztem Maße. Im richtigen Geiste angewandt, können wir sagen, dass sie einen Hauch unserer dienstbaren Geister transportieren.

Das Imaginale ist nun eine völlig andere Kategorie, für die ich mich des Begriffes von Corbin bediene, sehe ich doch damit das »Zwischenreich« zwischen Verstand und Seele, zu dem mir über die Visionen des Imaginalen Zugang gewährt wurde, erkenntnistheoretisch gefasst. Ein passendes Bild zum Übergang vom Imaginativen zum Imaginalen finden wir im Holzstich *Der Mensch durchbricht das Himmelsgewölbe*. Dieses Werk eines unbekannten Künstlers zierte 1888 Camille Flammarions Werk *L'Atmosphère*. Flammarion schrieb dazu, dass der Mensch »auf einer seiner Reisen auf der Suche nach dem irdischen Paradies den Horizont erreichte, wo der Himmel und die Erde sich berühren« (1988, S. 162). Mit dem Imaginalen durchbrechen wir sozusagen die Himmelssphären – und erreichen im Bild meiner Pyramide deren schmale Spitze.

Im Rahmen meiner über drei Jahrzehnte währenden Tätigkeit in der Drogen- und Suchtprävention war mir die Fort- und Weiterbildung von Lehrkräften sowie sämtlichen Zielgruppen in helfenden, sozialen und heilenden Berufsfeldern eine besondere Herzensangelegenheit. Weit über die Basics kognitiver Inhalte hinaus galt mein Fokus der besonderen Achtsamkeit und Selbstfürsorge der Menschen, die anderen helfen und dienen. Denn gerade im Bereich der Suchtarbeit mit ihren destruktiven Elementalen gilt der mahnende Hinweis von Friedrich Nietzsche in *Jenseits von Gut und Böse* (2022 [1886], S. 73): »Und wenn du lange in einen Abgrund blickst, blickt der Abgrund auch in dich.« Menschen in schwierigen sozialen Arbeitsfeldern wie dem der Sucht sind beim Blick in deren Abgründe hoch gefährdet, dass der jeweilige Abgrund derart in sie selbst hineinblickt, dass sie im Laufe ihrer Tätigkeit ausbrennen oder sogar vom Virus eines Suchtelementals infiziert werden. Zusammen mit einer langjährigen Kollegin bot ich unter dem Haupttitel »Was *sucht* der Mensch?« und einem jährlich wechselnden Untertitel über 20 Jahre hinweg eine Fachtagung an, in deren Workshops der Fokus auf den Kompetenzen einer schönen Selbstfürsorge lag. Lange bevor mir der Holzstich *Der Mensch durchbricht das Himmelsgewölbe* im Kontext des Übergangs vom Imaginativen ins Imaginale wiederbegegnete, hatte dieser Stich vom ersten Jahr an das Titelbild zur jeweiligen Ausschreibung unserer Fortbildungsveranstaltung geziert. Ich könnte sagen, mein Unbewusstes oder meine Seele waren mit der Wahl dieses Holzstichs als Titelbild für unsere jedes Jahr stark besuchte Fortbildung vorausgeeilt. Als fruchtbarer Transfer meines eigenen Weges flossen in meine dortigen Workshop Jahr für Jahr mehr authentische imaginale Methoden ein. Das Imaginale veränderte mich in meiner eigenen Person: fachlich wie menschlich. Anschließend veränderte es die Teilnehmenden an meinen Fortbildungen und Workshops.

Das Imaginale ist keine Kategorie unseres Denkens mehr. Es ist eine besondere Art des inneren Sehens. Die visionären Bilder entstehen durch Informationen aus dem eigenen Inwendigen wie durch Eingebungen von etwas Äußerem, das gleichzeitig im eigenen inneren ist. Die Durchlässigkeit kennt keine Grenzen.

Bedienen wir uns unserer unbeschränkten Vorstellungskraft, lautet ein Einwand nicht selten, dass das Vorgestellte doch bloß *imaginär* sei, folglich nicht real. Im unreflektierten Sprachgebrauch ist mit etwas Imaginärem immer etwas Unwirkliches gemeint, das außerhalb des Existierenden oder Seienden liegt. Nichts könnte auf das Imaginale weniger zutreffen als diese falsche Vorstellung, schärft es doch unsere Sinne für eine gänzlich eigene Form von Wirklichkeit. Unsere schöpferische visionäre Bewusstseinskraft ist der jedem Menschen offenstehende Weg in Wirklichkeiten, die in einem visionären Schwebezustand zwischen Wachen und Schlafen angesiedelt scheinen. Dort erfahren wir sozusagen eine Heimkehr ins eigene Innere und baden in der Quelle des Lebens. Das Imaginale führt uns in das »Land des Nirgendwo«, wie es Corbin (1979, S. 3) beschreibt, denn »wer aus dem Wo, der Kategorie des ubi, herausgeht, verläßt die natürliche Welt des äußeren Scheins, die die innere verborgene Wirklichkeit einhüllt.« (Ebd., S. 5) Diese Verinnerlichung ist der Ursprung einer Rückkehr zu sich selbst.

An der Spitze meiner Pyramide eröffnen uns die Visionen des Imaginalen eine ganz eigene Topografie visionärer Erfahrungen. In der Triade des Erkennens zwischen Körper, Geist und Seele führt uns die imaginale Wirklichkeit in eine Zwischenwelt, eine Welt des Bildes, oder wie Corbin schreibt: in die »mundus imaginalis: eine Welt, die ontologisch genau so wirklich ist wie die Welt der Sinne und die des Verstandes, eine Welt, die ein ihr eigentümliches Erkenntnisorgan erfordert, dessen kognitive bzw. noetische Tätigkeit von Natur aus ebenso wirklichkeitsbezogen ist wie diejenige der sinnlichen Wahrnehmung und der intellektuellen Anschauung« (ebd., S. 6 f.). Das Zwischenreich des Imaginalen besteht in einer eigenen Seinsweise. Es ist eine Welt des Feinstofflichen. Ihre »feinen« oder »geistigen Körper« besitzen keine Materie, kein Substrat, weswegen diese Zwischenwelt als ein »Sein in der Schwebe« bezeichnet wird. Wiewohl der »feine, geistige Körper« ohne Materie ist, besitzt er eine eigene vollständige Physiologie. Es ist die Physiologie des »Lichtkörpers« und damit zusammenhängend auch des »Auferstehungskörpers« (ebd., S. 8).

In den Vorstellungen der Sufis, die sich Corbin zu eigen macht, war das schon seit jeher so. Der Anthroposoph Rudolf Steiner beschreibt den »ätherischen Körper« als Auferstehungskörper ganz ähnlich (vgl. Steiner 2014). Die eigentümliche Welt des Zwischenreichs zwischen Geist und Seele ist eine reale Welt, die wir aber bloß über das Imaginale in uns betreten können. In dieser Welt sind auch unsere dienstbaren höheren Geister als An-Wesenheiten real existent. Unsere kognitive Dissonanz besteht allerdings darin, dass die Welt der wahren Natur der Dinge jenseits des empirischen rationalen Kontrollbereichs unserer Wissenschaften liegt. Unsere visionären Erlebensdimensionen in dieser jenseitigen Welt sind indes eher sogar realer als jene in unserer materiell trügerischen Welt. Corbin selbst verweist noch auf Paracelsus, der vor jeder Verwechselung der »Imagination vera«, also einer wirklichen Vision, mit der bloßen Einbildung, diesem »Eckstein der Wahnsinnigen«, warnte (vgl. Corbin 1979, S. 13).

Dass diese Visionen alles andere als imaginäre Einbildungen unserer blühenden Fantasie sind, belegen auch die Äußerungen vieler, vieler Frauen und Männer in meiner therapeutischen Arbeit oder in Seminaren wie Workshops. Leite ich sie durch potenziell hoch spirituelle imaginale Vorstellungsreisen oder Meditationen, berichten sie im Anschluss, wenn sie wieder zur Sprache zurückgefunden haben, immer wieder, dass sie »ganz woanders« gewesen seien, »ganz weit weg«, in einem Nirgendwo-Zustand, in dem unsere herkömmlichen Dimensionen von Zeit und Raum außer Kraft gesetzt ist. Sie können den Ort ihres Verweilens während ihrer Visionen kaum exakt benennen, doch liegt er weit jenseits ihrer Gewissheiten einer scheinbar objektiven äußeren Realität. Manche visionär Reisende führt es so weit weg, dass sie auch keine bewusste Wahrnehmung für meine Stimme mehr haben, über die ich sie durch die imaginale Übung leite. Es ist ein gänzlich anderer Sinn in ihnen, der dennoch mithört und sie eine andere Realität betreten lässt. Erfahrungen von vermeintlicher Körperlosigkeit, von einem Sein in der Schwebe, sind keine Seltenheit. Die eigentümliche Realität des imaginalen Zwischenreichs wird als derart real und darüber hinaus auch altvertraut erlebt, dass manche Menschen von dort nur noch ungern zurückkehren. In dieser jenseitigen Lichtkörperwelt fühlen sie sich geborgener, freier, freudiger, insgesamt beheimateter als in ihrer alltäglichen Wirklichkeit. Sie fühlen sich erinnert, woher sie kommen und wohin sie wieder gehen werden, wenn sie ihren irdischen Körper mit dem Hinübergehen verlassen müssen. Etliche würden lieber in dieser lichtvollen Wirklichkeit bleiben als zurückkehren, wenn es mit dem Ende der imaginalen Visionen Zeit dazu ist. Viele brauchen eine Weile, bis sie mit und nach dem Öffnen der Augen wieder in die Realität dieser Welt zurückkommen. Sie fühlen sich in einem derartigen Maße innerlich andächtig bewegt, dass sie am liebsten eine ganze Weile nicht sprechen möchten, um die nachklingende Verzauberung nicht zu stören. Nicht eine Einzige dieser transzendenten Empfindungen, die unsere materielle Welt übersteigen, ist im Übrigen mit Ängstigung verbunden.

Ganz anders sieht das in den Parallelwelten aus, in die sich Menschen während eines *bad trips* durch die eigenmächtigen Wirkungen hoch potenter psychoaktiver Substanzen verwiesen sehen können. Sie suchen und erhoffen sich eine Reise ins Nirgendwo-Land, in spirituelle Zwischenwelten, in das Reich des Außerkörperlichen oder der Lichtkörperwelt, an die Grenzen des Himmelsgewölbes oder mitten hinein. Mit den spezifischen Wirkungen entheogener Substanzen scheinen die Tore in Parallelwelten mühelos offenzustehen. Misslingt der psychonautische Trip, landen sie in schwärzester Finsternis.

Sobald wir die Welt der Lichtkörper und des Imaginalen nicht mehr als Hirngespinste abtun, verstehen wir besser die ganz eigene Wirkmächtigkeit meditativer, imaginativer und imaginaler Methoden, die in der heilenden Arbeit mit Menschen die heilsamsten Kräfte überhaupt zu Hilfe rufen: das Licht und die Liebe.

2.20 Heilsame Methoden im Lichte der Verbundenheit

Innerlich verbunden fühlen sich Menschen mit Vielerlei. Sich mit Menschen innig verbunden zu fühlen, die unserem Herzen nahestehen, gehört zum Wertvollsten im Leben. Sich an Drogen oder eine Sucht zwangsgebunden zu fühlen, ist ganz sicher eine falsche Verbindung. Fühlen wir uns beruflich in helfenden wie heilenden Berufen einer bestimmten Methode oder einem speziellen therapeutischen Verfahren verbunden, entspricht das einer persönlichen Vorliebe. Eine innere intuitive Verbundenheit mit visionären imaginalen Methoden oder gar An-Wesenheiten aus der geistigen Welt ist jedoch eine völlig andere Art von höherer Verbundenheit. Sie kann extrem heilsam erlebt werden.

Rein rational lässt sich nicht erklären, wie die archetypische und spirituell visionäre Welt des Imaginalen ihren »Einbruch« in uns findet. Einen besonders eindrücklichen »Einbruch« der imaginalen mystischen Welt in meine eigene Innenwelt durfte ich erleben, als ich vor Jahren Teresa von Avilas *Wohnungen der Inneren Burg* (2005) las. Wie so viele Gott wirklich nahe Menschen wurde auch diese große Mystikerin (1515–1582) von der sogenannten Heiligen Inquisition verfolgt. Sie war indes viel zu klug, um ihr die Argumente zu liefern, die sie letztlich auf den Scheiterhaufen gebracht hätten. Mitten im Zuge des Lesens und geistigen Verarbeitens der *Inneren Burg* tauchte plötzlich die »Herzmeditation in Liebe« in mir auf. Es war wie eine imaginale Eingebung, als hätte die Stimme Teresas in mir gesprochen, damit ich diese imaginal-meditative Übung derart verfasse, wie ich es zum damaligen Zeitpunkt getan habe. Verschriftlichung wie Audiodatei finden Sie in meinem Buch *Gib deiner Seele Raum* (2017a). Als ich begann, mit dieser Herzmeditation in Gruppen zu arbeiten, sahen sich immer mehr Männer wie Frauen in den visionären Nirgendwo-Zustand versetzt, in dem sie dem Licht in sich selbst wie dem Licht der Welt begegnen. Wem es gestattet wird, diese imaginale Welt betreten zu dürfen, in der wir uns letztlich rückverbunden fühlen mit dem inwendigen Licht, der äußert keinen skeptischen Zweifel mehr im Hinblick darauf, dass die imaginale Welt einen Zwischenbereich einnimmt zwischen der rein sinnlich erfahrbaren und der intelligiblen Welt. Diesem Menschen wird erlaubt, das Himmelszelt zu durchbrechen, bisweilen verbunden mit der Erfahrung einer mystischen Annäherung an eine verspürte oder gesehene Göttlichkeit. So ähnlich finden auch die weiter oben beschriebenen spirituellen Erweckungserlebnisse ihren »Einbruch« in uns Menschen, wenn sie uns geschenkt sind.

Die ganz eigenen Kräfte die den imaginativen, meditativen und besonders den imaginalen Methoden innewohnen, erklären sich nicht alleine aus der Methode. Es sind die mystisch-spirituellen Inhalte samt ihrer Kraftladungen, die ihre Wirkung ausmachen. Doch geben wir uns keinen falschen Vorstellungen und Illusionen hin. Sie wirken längst nicht immer gleich. Werden sie mit therapeutischer Absicht eingesetzt, ohne dass der Therapeut oder die Therapeutin als Mensch selbst eine Verbundenheit zu den Sphären der spirituellen Welt in sich verspürt, ist ihre Wirkung eine andere, als wenn diese Person sich vor der Verwendung imaginaler Methoden ausdrücklich mit den hilfreichen Wesen aus der geistigen Welt zu verbinden gesucht hat. Sie kommen, ja sie eilen sogar zu Hilfe, wenn wir sie um ihre Hilfe bitten: Hilfe für uns selbst als Helfende in einem helfenden oder heilenden Beruf wie für unsere Patienten, für die wir um die Erlaubnis bitten, es möge ihnen Hilfe oder gar Heilung gewährt werden. Manche Hilfen und Heilungen mögen Ärztinnen oder Therapeuten aus ihrer Persönlichkeit, ihrem erworbenen Fachwissen wie ihren gesammelten fachlichen wie menschlichen Lebenserfahrungen heraus bewirken können. Schließlich haben Medizin wie Psychotherapie über die Zeit hinweg anerkennenswerte oder sogar bestaunenswerte Fortschritte gemacht, geboren aus einem den Menschen mitgegebenen Genius und

Forschungsdrang. Wer allerdings der Meinung ist, er könne als Ärztin oder Therapeut ein machtvolles Suchtelemental mittels seiner Persönlichkeit oder seiner puren Fachkenntnisse entkräften, unterliegt einem Irrtum, hängt falschen Vorstellungen an.

Mildere Gebrauchsmuster psychoaktiver Stoffe im Vorfeld einer manifesten Suchtabhängigkeit lassen sich durchaus noch gut behandeln, wenn wir als Behandelnde die passenden fachlichen wie menschlichen Qualifikationen mitbringen. Hier bedürfen wir noch nicht unbedingt einer Anbindung an dienstbare helfende Wesen aus der geistig-spirituellen Welt. Von Nachteil ist ein Arbeiten in Verbundenheit in diesen Fällen aber auch nicht. Die Elementale einer gewachsenen manifesten süchtigen Abhängigkeit sind jedoch eine gänzlich andere Kategorie und ein völlig anderer Gegner. Arbeiten wir in den Fällen schwerer süchtiger Abhängigkeit unverbunden, sind unsere Chancen auf Erfolg ziemlich bescheiden. Im ungünstigsten Fall nehmen wir sogar Schaden an der eigenen Person. Und ist es nicht auch schon ein Schaden an der eigenen Befindlichkeit, wenn wir erleben müssen, dass wir uns an der Kraft eines Suchtelementals gänzlich wirkungslos abarbeiten? Gefühle von Hilflosigkeit, Ohnmacht und fachlicher Unzulänglichkeit sind im Suchthilfebereich an der Tagesordnung. Sie gehören zu den unangenehmsten und peinigendsten falschen Claqueuren oder Botschaftern unseres Scheiterns. Solcherart hervorgerufene Versagensgefühle sind in Teilen systemimmanente Gefühle. Sollten Sie selbst einem helfenden oder heilenden Beruf nachgehen, ist es hoch wahrscheinlich, dass Sie sich mit dieser Gefühlspalette besser auskennen, als Ihnen lieb sein mag.

Gehen wir von Anfang an mit Vorstellungen an eine Sucht heran, in denen die Theorie von den Elementalen keinen Platz findet, machen wir uns selbst das Leben schwer. Beziehen wir die Elementale samt ihrer Kraftladungen in unsere Vorstellungen des Phänomens Sucht mit ein, steigern wir umgehend unsere Chancen auf wirksame Behandlungserfolge. Damit tun wir uns selbst wie unseren Patienten einen Gefallen. Die hohe Anzahl scheiternder, misslingender Suchtbehandlungen müsste uns eigentlich darauf stoßen, dass irgendetwas in der Gesamtheit unserer Theorien, Konzeptionen und Gedankengebäude rund um die Sucht und ihre Behandlungsformen nicht so stimmig ist, wie wir es gerne hätten. Zwar können wir auf der Gegenseite unzweifelhaft eine hohe Anzahl erfolgreich abgeschlossener Suchttherapien aufweisen, aber das Verhältnis von Erfolg zu Misserfolg ist unbefriedigend, mögen sich Langzeitkatamnesen stationärer Suchthilfeeinrichtungen in noch so gutem Licht präsentieren. Erfolgreiche Behandlungsverläufe können sich auch einstellen, wenn behandelnde Ärztinnen oder Therapeuten in ihrem Wirken im Hintergrund eine verborgene Unterstützung von höheren Kräften in Gestalt dienstbarer Geister bekommen, ohne sich dessen gewahr zu sein.

Zahlreiche Menschen in helfenden oder heilenden Berufen stehen kurz vor einer Schwelle zur spirituellen Welt, ohne die Nähe zu diesen Sphären bewusst zur Kenntnis zu nehmen. Ich werde immer wieder freudig überrascht, wenn ich in meinen Gruppen, Seminaren und Workshops für Beschäftige in helfenden und heilenden Berufsfeldern, speziell auch des Suchthilfesystems, erleben darf, wie schmal der Grat ist, der Vorbewusstes von Bewusstem trennt. Tippe ich mit Inhalten und konkreten methodischen

Vorgehensweisen die spirituellen Dimensionen des menschlichen Gewahrseins an, zeigen sich signifikant viele Menschen dafür offen, die sich im Vorfeld davon bewusst kaum berührt gefühlt hatten. Oder es stellt sich heraus, dass sie bloß die Zeichen und die Sprache der geistigen Welt, die sie schon seit geraumer Zeit in sich vernehmen durften, nicht angemessen zu deuten verstanden. Klärt sich da etwas, sind viele Menschen bereit, ihre innere Welt neu zu ordnen. Die eigene Neuordnung wie Neuausrichtung geht mit schnell wachsenden, bereichernden Kompetenzen einher. Vor allem aber geht sie mit einem höheren Maß an quicklebendiger innerer Freude einher.

Die Theorie der Suchtelementale sowie deren Macht über ihren Erzeuger oder ihre Erzeugerin nicht auszublenden, uns im Denken, im Herzen und im Handeln offen zu erweisen, um die uns freigiebig angebotenen Unterstützungen dienstbarer hilfreicher Wesen aus der geistigen Welt dankbar anzunehmen, stellt uns ganz anders auf. In Verbundenheit erleben wir uns handlungsfähiger. So bestätigte eine suchttherapeutische Kollegin während eines Fachgruppentreffens in aller Normalität: »Den größten Erfolg in meiner Arbeit habe ich, wenn ich mich verbunden fühle.« Es ist mir immer eine leise Freude, wenn solche Äußerungen im kollegialen Kreis fast wie beiläufig erfolgen, lassen sie doch darauf schließen, dass Anbindung verbreiteter ist, als es oft scheinen mag.

Angebunden dürfen wir auf Methoden zugreifen, die in sich bereits eine gewisse Eigenmächtigkeit tragen, ihre Wirkung aber umso mächtiger entfalten, je stärker sie durch den Grad unserer Verbundenheit mit dem Geist dienstbarer helfender Wesen aufgeladen werden. Ist es so vorgesehen, vollzieht es sich sogar während fachlicher Fortbildungen.

Ich werde mich zeitlebens an jene leitende Therapeutin eines renommierten Klinikverbundes erinnern, die während eines meiner Suchtworkshops an einer bestimmten Stelle einer imaginalen Atem-Licht-Meditation auf die Knie sank. Im Anschluss erzählte sie mir und den übrigen Teilnehmenden, dass sie sich vor etwa 20 Jahren schon einmal ähnlich auf den Knien wiedergefunden habe. Sie wusste damals augenblicklich, dass sie einen Ruf aus der geistigen Welt erhalten hatte. Aber sie schreckte zurück mit den Worten: »Ich fühle mich so jung noch nicht bereit.« Diesmal strahlte sie nicht bloß über das ganze Gesicht, sie war umgeben von einem strahlenden Leuchten in ihrer Aura. Ich sah es, andere aus der Gruppe sahen es. Niemand empfand dabei Befremdliches. Und sie bestätigte dieses Leuchten:

> »Ich habe während der Meditation das Licht so hell gesehen und gespürt und den Ruf wieder gehört. Ich weiß auch, wer mich ruft. Und heute fühle ich mich bereit. Ich bin gerade so glücklich und dankbar. Was ich gerade erlebt habe, ist so bewegend für mich. Auch dass ich es hier mit euch allen in der Gruppe erleben darf. Das wird mit Sicherheit auch Einfluss auf meine Arbeit haben. Ich weiß zwar gerade noch nicht wie genau, aber das ist nicht nur für mich privat.«

Mein menschlich-privater wie in verbundener »Tateinheit« beruflicher Weg hat mich seit meinen therapeutischen Anfängen immer stärker zum Arbeiten in innerer Verbundenheit geführt. Ich nutze nach wie vor jegliches gelernte und erworbene Handwerkszeug meiner tiefenpsychologischen, analytisch orientierten familientherapeutischen Ausbildung samt systemischen und mehrgenerationalem Denken. Ganz nah sind mir meine erworbenen körpertherapeutischen Kompetenzen, die ich um keinen Preis missen möchte. Meinem Herzen am nächsten ist aber seit Jahren die freudvolle Arbeit mit imaginativen, meditativen und vor allem imaginalen Methoden. So vieles lässt sich überdies problemlos zusammenfügen, um dann vereint verstärkt wirksam zu sein. Am wirkmächtigsten erlebe ich übereinstimmend mit meinen Patienten oder Gruppen die Fülle imaginaler Übungen, die aufgeladen sind von den Kräften des Lichts und der Liebe. Beim Arbeiten in Verbundenheit werden sie zusätzlich aufgeladen durch die bereitwillige Hilfe dienstbarer Wesen aus der geistigen Welt. In einer derartigen Konstellation sind hoch aufgeladene imaginale Übungen in der Lage, die dunkle Energie eines gewachsenen Suchtelementals zu neutralisieren oder gar zu entkräften. Mein Gewinn: Ich fühle mich, seitdem ich bevorzugt so arbeite, freudvoller während des Arbeitens, von keinen Gefühlen von Ohnmacht und Hilflosigkeit mehr heimgesucht, außer eventuell an manchen Tagen, an denen mir aus welchen Gründen auch immer die Verbindung nicht so gelingen mag. Und ich fühle mich im verbundenen Zustand geschützter als ohne Verbundenheit. Ich bin viel sicherer der Sorge enthoben, dass der Abgrund eines machvollen Suchtelementals in infizierender Weise auch in mich hineinblicken mag. Der Gewinn für meine Patienten: Sie gehen von Beginn an in eine offenere, schönere Resonanz mit mir als Realperson wie Therapeut mit den durch mich hindurch wirkenden dienstbaren Geistern. Sie fühlen sich getragen. Sie machen nicht selten schnellere Fortschritte beim Ausstieg aus ihrer Sucht. Sie brauchen ihre oftmals bereits vorhandenen spirituellen Anteile nicht zu verbergen, sondern können sie von Beginn an für ihren eigenen Weg nutzen. Sie sehen sich in ihrem Eigenerleben bestätigt. Sie füllen sich mit den heilsamen Kraftladungen imaginal-spiritueller Bilder und Methoden, die ihre Lebenskraft vitaler anheben. Sie werden, unter der gegebenen Voraussetzung, dass ihnen Heilung vom Plan ihrer Seele her überhaupt erlaubt ist, clean oder trocken und bleiben es mit hoher Wahrscheinlichkeit ohne mühsame Kontrollstrategien.

Das Arbeiten in Verbundenheit gelingt uns umso wahrscheinlicher, je weiter wir als Menschen in unserer eigenen spirituellen Entwicklung voranschreiten. Um aber überhaupt erste Schritte auf einem spirituell inspirierten Weg zu machen, bedarf es in der Regel eines verspürten inneren Antriebs, eines Auslösers im Lebensgeschehen, eines Erweckungserlebnisses oder eines vernommenen inneren Rufes. Nicht selten werden Menschen durch eigenes Leid und tiefen Schmerz auf einen spirituellen Weg geführt; oder durch eine helle perlende Freude, die nahezu überirdisch erlebt wird. Erweisen wir uns im Geiste wie im Herzen offen für spirituelle Berührungen, fühlen wir uns irgendwann fast von selbst mit Kräften verbunden, die wir sowohl im eigenen inneren Selbst verorten wie in einer höheren Sphäre außerhalb unserer Person. In jedem Falle dürfen wir die Erfahrung machen, dass wir uns existenziell sicherer, geschützter fühlen.

Noch wahrscheinlicher wird sich im privaten wie im beruflichen Leben eine Verbundenheit bemerkbar machen und sich ausdehnen, sofern wir auf unserem Lebensweg das Glück erleben dürfen, dass uns zu einem stimmigen Zeitpunkt ein höheres mystisch spirituelles Wissen gegeben wird, von einem dazu befugten geistigen Lehrer oder einer berufenen Lehrerin. Das können Unterweisungen hoher buddhistischer Lamas, Tulkus oder sonstiger Würdenträgerinnen sein; oder Menschen bekommen »Shaktipat«, also eine Einweihung durch einen Guru oder eine Yogini in ein bestimmtes Wissen des Yoga, wobei die Energie wie das mystische und heilsame Wissen vom Meister auf die Schülerin übertragen wird. Islamische Sufi-Meister können ihre Schülerschaft in ein lichtvolles heiliges Wissen einführen, sofern sie sie dessen für würdig halten. Oder christlich-mystisch berufene Menschen geben ein heilsames Wissen im Geiste einer Übertragung höheren Wissens weiter. Dass ein solches Wissen gegeben wird, ist nicht die Voraussetzung für ein Leben und Arbeiten in Verbundenheit mit der geistigen Welt. Es macht es allerdings wahrscheinlicher. Mystisches, heiliges oder heilsames Wissen in diesem Sinne können wir uns nicht erwerben. Es kann ausschließlich gegeben werden. Geht es dabei um ein heilsames Wissen im Geiste der Heilkunst, erinnert das Geben dieses Wissens an sämtliche antiken Einweihungsriten: altägyptische Einweihungsrituale mit dazu auserwählten Personen in bestimmten Pyramiden; die rituelle Vermittlung eines Heilwissens in den Tempeln, die dem Asklepios-Kult zugerechnet werden; Initiationen in den Zirkeln der ursprünglichen *therapeutea*; oder heutzutage noch praktizierte schamanistische Heilungsrituale. Das bekannteste Bild für die Gabe eines Wissens ist zweifelsohne die bereits erwähnte »Aussendung der Zwölf« durch Jesus, der seine wundersamen Kräfte auf seine Apostel übertrug. Eine derartige »Vollmacht« in Heilen wird heutzutage keinem lebenden Menschen mehr übertragen. Nichtsdestoweniger leben auch heutzutage überall auf der Welt verstreut Menschen – Frauen wie Männer –, denen ein Wissen übertragen wurde, das sie zu einem heilenden Wirken in Verbundenheit befähigt, das der Schulmedizin oder jedwedem gewöhnlichen Therapieren nicht offen steht.

Mystisches spirituelles Wissen, das gegeben wird, ist kein kognitives Wissen. Es muss sich dafür in einem Menschen etwas öffnen: ein Zugang. Dann ist es wie eine Transmission, wie die Übertragung einer Kraft, die angebunden ist ans Licht, welches das Licht der Welt, der göttlichen Instanz, der Quelle der gesamten Schöpfung samt ihrer unbegrenzten bedingungslosen Liebe ist.

Das bloße Geben eines solchen Wissens macht einen Menschen noch keinen Deut besser, innerlich schöner, auf Dauer lichtvoller, selbst wenn ihm die Kraft des Lichtes übertragen wird. Er ist sicherlich schon auf einem guten Wege, denn sonst hätte er kaum zu einem Ort und einem menschlichen Wesen gefunden, um das Wissen zu erhalten. Nach dem Geschenk des Wissens muss sich der Beschenkte aber auch in seinen Worten, in seinem Denken, in seinem Handeln, in seinem Geiste, in seinem Herzen und mit seiner Seele des Geschenkes würdig erweisen. Nicht selten handelt es sich um Menschen mit einer Bereitschaft zu dienen: in helfenden oder heilenden Berufen – ganz allgemein Gott oder dem Höchsten oder der Quelle –, erkennbar und ablesbar an ihrem täglichen Wirken oder ganz still und leise, unbemerkt von ihrer Umgebung, aber nichtsdestotrotz nicht weniger wichtig wie weithin sichtbares Wirken. Sie wirken niemals aus ihrer Persönlichkeit heraus, sondern im Geiste der Verbundenheit. Sie stellen sich als Kanal zur Verfügung, durch den die dienstbaren Geister der geistigen Welt mit ihren die menschlichen Kräfte weit übersteigenden Vollmachten wirken können. Ohne Erlaubnis der Seele vollzieht sich keine Heilung. Sind wir in der Lage das als gottgegebene Tatsache – ich erinnere an das Ens Dei des Paracelsus – anzuerkennen, können wir auch demütiger annehmen, wenn bei bestimmten Menschen jedwede irdischen Anstrengungen gleich welcher Disziplin oder Schule des Heilens zum Scheitern bestimmt sind. Ist einem Menschen auf geistiger Ebene keine Gesundung oder Heilung gestattet, greifen selbst die spirituellsten Verfahren nicht mehr. Bezogen auf unser Thema Sucht müssen selbst die erfahrensten und sogar in Verbundenheit arbeitenden Ärzte und Therapeutinnen samt sämtlicher Angehörigen schmerzhaft zur Kenntnis nehmen, dass ihre Kunst versagt. Nicht wenige massiv süchtig abhängige Menschen gehen ihren Weg durch die Sucht bis zum bitteren Ende. Keine Macht der Welt kann sie stoppen, ihr zerstörerisches Suchtelemental entkräften. Besonders bei Angehörigen hinterlässt das tiefe Spuren. Da könnte ausschließlich noch ein sogenanntes Wunder helfen.

2.21 »Einbrüche« der geistigen Welt in den menschlichen Schöpfergeist

Kreiere ich für meine Patienten jeweils auf sie zugeschnittene imaginative wie mediale Übungen, ist das zum einen ein Akt jahrelanger Erfahrung, auf den ich aufbauen kann. Zum anderen darf ich mir ziemlich gewiss sein, dass ich bei Neuschöpfungen Hilfe aus der geistigen Welt bekommen kann. Dafür brauche ich mich bloß offen und durchlässig zu zeigen für eine Berührung aus dieser Dimension. Dann purzeln mir nur so die Gedanken und Ideen zu. Neben meiner Erfahrung bekomme ich Führung durch hilfreiche Wesen, sodass ich nur aufmerksam hinhören und hinfühlen brauche, wohin mich die Intuition leitet. »Intuieren« ist für mich dann das kreative Schöpfen von imaginativen, imaginalen oder auch medialen Übungen und heilsam erlebbaren Methoden. Erlebe ich mich geleitet und geführt beim Arbeiten, sind die Ergebnisse in aller Regel stimmiger und schöner, als wenn ich ausschließlich auf meiner Erfahrung aufbaue, weil ich der Meinung bin, zu wissen, wo es lang zu gehen hat und was ich zu tun habe.

Bräuchte es weiterer Indizien für den »Einbruch« der geistigen Welt in Form einer ganz besonderen Intuition in den menschlichen Schaffensdrang und Schöpfergeist, dann können wir uns in anderen Bereichen des Lebens und unserer Kultur umschauen. Wir werden ohne Probleme fündig. Belege wie Zeugnisse ganz unterschiedlicher Provenienz gibt es viele. Ich greife hier zwei Beispiele heraus: eines aus der Musikgeschichte und eines aus der hohen Schule der Dichtkunst. Beide Bereiche sind spiritueller oder gar esoterischer Überspanntheit gänzlich unverdächtig.

Der Musikjournalist und Produzent Joachim-Ernst Berendt veröffentlichte 1993 im

Verlag Zweitausendeins ein Buch mit begleitendem 3er-CD-Set unter dem Titel: *Hinübergehen. Das Wunder des Spätwerks*. Berendt war fasziniert von den einzigartigen Spätwerken großer Komponisten. Deren letzte Kompositionen vor ihrem jeweiligen Tod sind abschließende Kulminationswerke, die sämtliche Weisheiten und Geschicke eines gelebten Lebens in musikalisch vollkommener Übertragung hörbar werden lassen. Berendt macht uns detailliert und feinsinnig darauf aufmerksam, dass in den Spätwerken der von ihm aufgeführten Komponisten ein besonderer, vorher so nicht hörbarer Hauch aus einer zweiten, geistig-spirituellen Welt herauszuhören sei. Die Welt ist Klang, Atem und Hauch, und so hebt eine beseelte Inspiration die kompositorische Schaffenskraft auf letzte Höhenflüge vor dem Hinübergehen in die jenseitige Welt. Das können wir, sofern wir unser drittes, spirituelles Ohr mithören lassen, allesamt selbst entdecken bei: Bach, der den Reigen der Komponisten selbstverständlich anführt; Beethoven, der gegen Ende in der Stille seiner Taubheit »hellhörig« komponierte; sowie Schubert, Mendelssohn Bartholdy, Bartok, Schumann, Brahms, Mozart, Schostakowitsch, Tschaikowsky, Bruckner, Mahler, Strawinsky, Strauß, Verdi und vielen weiteren. Die Liste dieser hoch berühmten Komponisten ist ein klangvoller Beleg dafür, wie viele große Namen für eine ganz besonders empfundene Berührung aus der geistig-spirituellen Welt stehen, die sich in Musik von Weltrang verwandelt hat.

Die mystisch-spirituellen Einbrüche in die Kompositionen des Hinübergehens lassen sich nicht abweisen. Wer sich in der Geschichte der zeitgenössischen Musik auskennt, findet dieses besondere Berührt-Werden durch den Hauch des Transzendenten auch in den letzten Werken von Leonhard Cohen oder David Bowie, die ihr baldiges Hinübergehen offenbar kommen spürten und es in ihrer Musik verewigten. Ein Drittes noch: Bei zahlreichen Musikern ist bereits sehr frühzeitig in ihrer Karriere in den Hymnen der Kritiken davon die Rede, dass die hörbare Magie einer spirituellen Dimension ihr Spiel durchwehe. Diese Dimension überträgt sich beim Hören auf Dritte und bringt in ihnen entsprechende Saiten zum Klingen. Zu ihnen zählt seit Jahren die französische Ausnahme-Pianistin Helène Grimaud. Als eine von ungezählten musikalischen Größen aus sämtlichen Genres bestätigt sie deren einhellige Äußerungen: »Die Gabe der Musik ist ein Geschenk. Sie kommt nicht aus mir, sondern wo ganz anders her, aus einer höheren Sphäre.«

Die Dichtkunst steht über alle Zeiten hinweg für die Kunst, menschliche Befindlichkeiten in die Bezüge zur Schöpfung zu stellen, samt der Bezüge zu einer als Jenseits verstandenen Welt und zur Welt Gottes. Als Magierin der Worte wusste die Dichtkunst auch schon immer, dass Worte weit mehr als Worte sind. Jedes Wort beinhaltet eine »Dreieinheit«: die Kraft der Aussage, den Atem und den vibrierenden Laut. Der Urlaut beziehungsweise das Urwort am Anfang der Schöpfung trägt die Kraft in sich, Materie zu erschaffen. Dichter und Dichterinnen erschaffen keine Materie, wohl aber ganze Welten, und manchmal wenden sie ihre diesseitigen Worte zu einer jenseitigen Welt.

Wie könnten Dichter und Denkerinnen ihre Gedichte an eine Instanz richten, wenn es sie nicht gäbe? Wie könnten sie oder wie könnten ganz gewöhnliche Menschen dann hören, dass die geistige Welt, Gott zu ihnen spricht? Woran würden sie erkennen, dass er sich ihnen mitteilt? Im Trubel unserer lärmenden Welt mag es vielleicht nicht still genug in uns sein, um die leisen Töne oder Stimmen einer geistig-spirituellen Welt in uns zu verstehen. Anders könnte es in einem Augenblick des Innehaltens aussehen. In einem solchen Moment könnte sich ganz still und leise ereignen, was Rainer Maria Rilke (1875–1926) in *Das Buch vom mönchischen Leben* (2023 [1899]) als mögliche Begegnung mit Gott in den Raum stellte:

> »Nur eine schmale Wand ist zwischen uns,
> durch Zufall; denn es könnte sein:
> ein Rufen deines oder meines Munds –
> und sie bricht ein
> ganz ohne Lärm und Laut.«

Hält nicht jeder und jede von uns bisweilen einmal inne, ohne bewusst zu wissen, was uns gerade gestreift hat? Spüren wir nicht gelegentlich eine Art Andacht durch den Raum schreiten, ohne sie zu begreifen? Manche Menschen suchen sich diesen Raum sogar über die psychedelischen Wirkungen von Drogen zu eröffnen, weil sie das für den schnellsten und mühelosesten Weg halten.

Es bietet sich noch ein weiteres Bild an, mit dem Menschen den schwer erträglichen Zwiespalt zwischen einem erfahrenen gnädigen Gott und dem ihnen als falsches Introjekt eingeimpften Gott der Institution Kirche überbrücken können, um so das Spirituelle in ihrem Leben zu bewahren. Von Kindesbeinen an hat sich Rainer Maria Rilke mit diesem Zwiespalt auseinandergesetzt, den so zahlreiche Menschen in sich selbst nicht zu schließen wissen: mit dem Zwiespalt zwischen einer tief verspürten Ahnung einer geistigen Welt samt Gott als deren Schöpfer und den Zweifeln des rationalen Verstandes, der Gott niemals zu begreifen vermag. Mit den Mitteln der Poesie wandelte Rilke dabei an den Grenzen des Denkbaren wie Sagbaren. Spricht der Dichter Rilke von, zu und mit »Gott«, befindet er sich im »Vorraum der Erkenntnis« oder im wahren, höheren Verstand. Trotz aller Nicht-Fassbarkeit spürte Rilke, wie Gott in ihm existiert und dass er von ihm herkommt und zu ihm zurückkehren wird: »Da musst du wissen, dass dich Gott durchweht seit Anbeginn an. Das Göttliche. Ich bin dort gewesen, schon als Kind, und komme gehend davon her.« (nic4u 2021) Rilke wollte das Göttliche in den Raum der persönlichen, unmittelbaren, täglichen Erlebbarkeit stellen. In diesem Sinne folgte er lebenslang der Bewegung seiner »Seele aufs Offene zu« (1925). Indem er Gott »das Offene« oder »den Offenen« nennt, bietet er allen zweifelnden Menschen dasjenige Bild von Gott mit der höchstmöglichen Freiheit, sich ihm zu nähern an. Kurz vor dem Abschluss der *Duineser Elegien* schrieb er der Lyrikerin Ilse Blumenthal-Weiß:

> »Erst muss man Gott irgendwo finden, ihn erfahren, als so unendlich, so überaus, so ungeheuer vorhanden –, dann sei's Furcht, sei's Staunen, sei's Atemlosigkeit, sei's am Ende – Liebe, *was* man dann zu ihm fasst, darauf kommt es kaum noch an, – aber der Glaube, dieser Zwang zu Gott, hat keinen Platz, wo einer mit der Entdeckung Gottes begonnen hat, in der es kein Aufhören mehr gibt.« (1921)

In Rilkes Poesie lässt sich Gott entdecken. Als »das Offene« lässt er sich finden, weil er »so ungeheuer vorhanden« ist. In allem, in jeder und jedem.

Weil Gott so ungeheuer vorhanden ist, möchte er sich mitteilen. Nicht mit Pauken und Trompeten, eher still und leise. Da er sich in allem, in jeder und jedem mitteilt, brauchen wir bloß gewillt und im Herzen offen zu sein, ihn samt den Boten seiner geistigen Welt zu verstehen. Kein Mensch ist gehindert, zu verstehen; nicht einmal dann, wenn er bereits Jahre oder Jahrzehnte seines Lebens in einem Zustand der Dauerdrogierung verlebt hat. Ist es süchtig abhängigen Menschen bestimmt, eine Erlösung von ihrer Abhängigkeit erfahren zu dürfen, können auch sie einen gänzlich unerwarteten Ruf aus der spirituellen Welt in sich vernehmen. Darüber gibt es derart viele glaubhafte Zeugnisse von Menschen mit Rang und Namen im Blickpunkt der weltweiten Öffentlichkeit, dass es schwer möglich ist, solcherart Berichte als Hirngespinste oder Halluzinationen unter psychoaktiver Intoxikation abzutun. Es sei denn, wir sperren uns mit Händen und Füßen dagegen, die Existenz einer hilfreichen geistigen Welt für das eigene Welt- und Menschenbild anzuerkennen. In dem Falle bleibt unsere private Konstruktion von Wirklichkeit eine eindimensionale Wirklichkeit.

3 Sucht: Verbundener behandeln

3.1 Wissen, wer gemeint ist

Damit unmissverständlich nachvollziehbar wird, weshalb ich mich im Laufe meiner menschlichen wie therapeutischen Karriere immer stärker denjenigen Methoden zugewandt habe, die ich *dir* in diesem Kapitel konkret an die Hand gebe, stelle ich die Ausgangsvoraussetzungen unserer menschlichen Bedingtheit noch einmal voraus. Das macht nachvollziehbar, weshalb diese Methoden und Vorgehensweisen so tief zu wirken vermögen. Außerdem begründe ich kurz, weshalb ich ab hier die Anrede wechsle.

Zu unseren Bedingtheiten im alltäglichen Leben gehört wie selbstverständlich, dass wir in unseren zwischenmenschlichen Umgangsformen ein höfliches *Sie* und ein direktes, privates *Du* gebrauchen. Im weiteren Verlauf dieses Buches nehme ich von derartigen Gepflogenheiten den gebotenen Abstand. Da helle, hilfreiche Methoden wie dienstbare Geister auf den lichtvollen Kern des Höheren Selbst eines jeden Menschen zielen, kennen sie kein distanziertes Sie. Sie sprechen ausschließlich zu einem ganz privaten Du. Der Mensch in seinem höheren und wahren Sein ist ihr Adressat. In der jeweiligen Ansprache über eine lichtvolle Übung müssen Körper, Geist und Seele aber sicher wissen, dass sie gemeint sind. Dein Körper samt seiner zellulären Ebene und Biochemie ist *dein* Leib, dein Geist ist *dein* Geist, und deine Seele ist *deine* Seele. Sie kennen sozusagen nur dich. Ein Sie ist ihnen nicht vertraut, sie kennen es nicht. Wenn Körper, Geist und Seele in einer heilsamen Übung angesprochen werden, fragen sie sich bei einem höflich distanzierten Sie folglich: »Wer ist gemeint? Ich fühle mich nicht angesprochen.« Wer sich nicht gemeint fühlt, hat keinen Anlass, zu reagieren. Da es hier um dich geht, du gemeint bist, erlaube mir folglich, dich im Weiteren direkt mit dem persönlichen Du anzusprechen. Das ist weit mehr als eine Spitzfindigkeit. Folglich kann ich in der Anwendung von Übungen gleichfalls nur ein persönliches Du ansprechen. Unabhängig davon, aus welchem Grund oder in welcher Rolle und Position in deinem Leben du gerade mit diesem Buch befasst bist, wirst du dich jetzt also direkt angesprochen fühlen dürfen. Für jeden mit psychoaktiven Substanzen hantierenden oder süchtig gebundenen Menschen ist es ohnehin besonders lebenswichtig, zu verstehen: »Da geht es um *mich*, um mein Leben und um meine Lieben.« Ein Sie ergibt da keinen Sinn mehr.

Im ambulanten wie stationären Setting stellt sich gleichfalls das Problem des Umgangs mit der Anrede, wenn Körper, Geist und Seele im imaginativen Arbeiten angesprochen werden sollen. In deiner eigenen Praxis kannst du selbstverantwortlich entscheiden, wie du deine Patienten ansprichst. Geschieht das in der gewohnten Sie-Form, steht es dir zumindest frei, beim Einsatz von imaginativen Methoden zum Du zu wechseln. Du kannst es in der Sache leicht begründen, und die Patienten werden es verstehen. Im klinischen, stationären Setting ist eine direkte Anrede der Menschen vielfach absolut verpönt und sogar strikt untersagt. Theoretisch begründete Abgrenzung und professionelle Distanzierung erscheinen als das Normale. Es wird kaum hinterfragt, ob diese Regel nicht auch therapeutisch hinderlich sein könnte. Manche Kliniken folgen einer anderen Praxis. Sie sind bei ihren Patienten besonders gut angesehen, weil diese sich menschlich wie fachlich persönlich angesprochen fühlen. Kliniken, die das früher einmal praktiziert und nach einem Leitungs- und Konzeptwechsel radikal abgeschafft haben, erfahren eine unmittelbare Resonanz auf diese Maßnahme. Bei Ehemaligentreffen hört man dann einhellige Rückmeldungen im folgenden Sinne: »Die Klinik hat ihren früheren guten Geist völlig verloren.«

Patienten, die das Du aus einem therapeutischen Setting kennen, bezeichnen es oft als »therapeutisches Du«. Da schwingt eine leise Enttäuschung mit, dass das Du zwar willkommen ist, aber eben bloß als therapeutische Geste. Es bleibt eine empfundene kleine Lücke zum vollumfänglichen menschlichen Du. Ich benutze die direkte persönliche Anrede daher im vollumfänglichen menschlichen Geist. Einer meiner aktuellen Patienten betonte, wie unmittelbar hilfreich das für ihn in seinen therapeutischen Prozess sei:

> »Als wir für die Imaginationsübung vom letzten Mal verabredet haben, zum Du zu wechseln, habe ich mich danach die ganze Woche gefragt, wie das weitergeht. Ich hatte Angst, du würdest mich heute wieder siezen. Ich bin froh, dass wir einfach beim Duzen bleiben. Wenn wir uns beide direkt mit ›du‹ ansprechen, ist der Unterschied für mich deutlich spürbar. Es war schon wichtig, dass in der Imagination, die du für mich improvisiert hast, mein Körper und meine Seele gewusst haben, dass sie gemeint sind. Aber es macht für mich als Mensch generell einen Unterschied, dass du mich direkt meinst. Ich fühle mich da von dir gesehen. Und das hilft mir sehr, mich selbst auch wirklich als Mensch zu sehen. Das macht mir viel deutlicher, dass es hier wirklich um mich geht, nicht um ein Sie, zu dem ich selber in mir Distanz haben kann. Das Du ist viel dichter für mich. Es bringt mir eine spürbar stärkere Motivation, mehr an mir und meinem Ziel hier zu arbeiten.«

3.2 Altes Heilwissen neu gedacht für Menschen im Hier und Jetzt

Ganz grundsätzlich gilt für deinen Geist wie deine Vorstellungskraft, also deine Imagination, dass sie grenzenlos und nicht an Zeit und Raum gebunden sind. Die einzigen Grenzen, die beide erfahren können, sind diejenigen, die du dir selbst auferlegst. Ansonsten ist die Imagination eine Zauber- und mächtige Schöpferkraft. Du kannst dich über diese Kraft zum Mitschöpfer, zur Mitschöpferin deines Lebens machen. Der schöpferische Geist, der in imaginative, meditative und imaginale Vorgehensweisen einfließt, kann zwar keine erlebte Realität ungeschehen machen, vermag sie aber zu überschreiben, umzuformen, verändernd in ein neues Ganzes einzufügen und dem Leben nach vorne hin eine schönere Ausrichtung zu geben. Geistige lichtvolle Qualitäten bringen gewandelte Lebensqualitäten hervor.

Du entscheidest ganz allein, ob du dir dafür Hilfe zukommen lassen möchtest oder jede Hilfe ablehnst, weil du es vorziehst, an destruktiven Selbstüberzeugungen oder negativen Größenfantasien festzuhalten, mittels derer du dir schon dein Leben lang einredest, du seist sowieso nichts wert und müsstest ohnehin für deine Worte, Gedanken und Taten bestraft werden. Gehörst du zu den für solche Selbstüberzeugungen anfälligen Menschen – es existiert sogar eine hartnäckige Form von suchtartigem Anhaften an negative Gefühle –, kannst du dich immer noch von ihnen entbinden und zu deutlich barmherzigeren Neuüberzeugungen gelangen. Du bist aber ebenso frei in deiner Entscheidung, an deiner Negativität festzuhalten, solange du willst. Du hast jederzeit eine Wahl.

Festhalten oder Loslassen? Es macht schon einen ganz entscheidenden Unterschied für dein Selbstkonzept, wenn du zu der Erkenntnis gelangst, dass eine Entscheidung – »Ich will etwas aus fehlendem Antrieb nicht tun« – ein anderes Gefühl ist, als unablässig zu denken: »Ich bin ein Opfer und kann das sowieso nicht.« Du hast immer eine Wahl im Hinblick darauf, was du tust und was du unterlässt – bis zum letzten Atemzug.

Als Opfer fühlen können sich nicht bloß direkt betroffene Menschen, sondern auch Tätige im therapeutischen Hilfesystem oder Angehörige, sofern sie sich den Strukturen und Eigengesetzlichkeiten der süchtigen Dynamik ausgeliefert fühlen. Weil Drogen missbrauchende und süchtig abhängige Menschen nicht selten randvoll mit negativen Selbstgefühlen und Elementalen ausgefüllt sind, wird Suchtarbeit von den Menschen, die sie leisten, meist schwer und fordernd erlebt. Sie sind ständig in Kontakt mit dunklen, destruktiven Energien. Über alle Grenzen hinweg sind Menschen von einem eigenen Energiefeld umgeben. Das ist keine esoterische Erfindung, sondern eine mittlerweile durch aktuellste Ergebnisse moderner Herzforschung bestätigte Tatsache. Über ihr ganz persönliches Energiefeld strahlen Menschen Schwingungen aus, weshalb wir intuitiv lebensfrohe von schwermütigen Menschen unterscheiden können. Sie schwingen ganz anders. Helle, freudige, liebevolle Gefühlsqualitäten schwingen hoch und höher. Depressive, dunkle oder zornige Gefühle schwingen deutlich tiefer. Am tiefsten schwingen die bereits als »Killergefühle« bezeichneten Qualitäten Scham und Schuld. Als ganz tief schwingende Qualitäten sind sie lebensnegierende Gefühle. Sie töten das Leben. Im energetischen Feld von Schuld möchten Menschen bestrafen und bestraft werden, wofür auch immer. Das Schwingungsfeld von Scham ist charakterisiert durch Demütigung. Scham wird auch wie eine Art Verbannung erlebt, weil sie von der menschlichen Zugehörigkeit trennt. Scham wirkt zerstörerisch auf die eigene Person wie auf andere Menschen.

Freude, Liebe, Güte, Barmherzigkeit, Vertrauen dagegen sind dem Leben zugewandte Gefühle. Sie bewahren das Leben. Gelingt es, die Schwingungen von Menschen anzuheben, verringern sich konsequenterweise ihre tiefen, destruktiven Schwingungen. Sie treten in einen Heilungsprozess ein. Ein charakteristischer Bewusstseins- und Gefühlszustand markiert den Übergang von den dunklen, destruktiven, niedrig und tief schwingenden Bewusstseins- wie Gefühlsebenen zu den hellen, konstruktiven, hochschwingenden Zuständen. An der Schwelle zur Heilung steht die Qualität des Muts. Veränderungen, Wandlungen, Heilungen erfordern Mut. Süchtig gebundene Menschen brauchen Mut für ihren Ausstieg aus der Sucht und den Aufstieg zu heilsamen Bewusstseinsebenen. Kein anderer hat die Kalibrierung und die Schwingungsskala der menschlichen Bewusstseins- und Gefühlszustände so konsequent in seiner lebenslangen Bewusstseinsforschung verfolgt wie der weiter oben erwähnte David R. Hawkins. Seine Erkenntnisse können von ihrer theoretischen Beschreibung her übrigens problemlos in körpernahes Erfahrungswissen überführt werden (vgl. Hawkins 2012).

Ermuntere ich einen Patienten, seine Scham- oder Schuldgefühle mit einer Geste in den Raum zu malen, zeichnet seine Hand meistens eine flache, kaum bewegte Linie. Sie kann zusätzlich noch pumpende Bewegungen nach unten zeigen. Da weist rein gar nichts in der Körpersprache nach oben. Nach begleitenden Farben gefragt, ist alles ein graues, fades Einerlei. Ganz anders sieht es bei Freude aus: Da zeichnet die Hand freudig bewegte Wellenmuster mit Spitzen in großer Höhe in den Raum. Da fährt sie niemals tief nach unten, weil Freude einfach nur hochschwingt. Ihre Farben sind hell, strahlend, bunt. Auf diesen einfach klingenden, aber nicht einfach erfahrenen Prämissen beruhen meine gewachsenen Vorlieben für den Einsatz heller und lichtvoll schwingender Methoden in meiner Arbeit im Suchthilfesystem. Licht, Liebe, Güte und Vergebung entkräften Selbstablehnung, Wut, Aggressivität, Scham und Schuld. Wo Licht und Liebe das Dunkle und Destruktive in der Seele zu überstrahlen beginnen, kann zwar noch Schatten sein, aber keine tiefe Nacht mehr.

In diesem Zusammenhang dürfen wir uns einmal mehr auf die paracelsischen oder jungschen Gedanken zur Kunst der Alchemie besinnen. Die gute, alte »Scheidekunst«, die einen Menschen befähigt, das Gute vom Nicht-Guten, das Verträgliche vom Unverträglichen, das Hochschwingende vom Tiefschwingenden, das Genussmittel vom Gift zu unterscheiden: Das ist eine unverzichtbare Lebenskompetenz.

Innerhalb dieser Prämissen von menschlichen Schwingungen und Gefühlselementalen schwingt das gesamte etablierte ambulante wie stationäre Suchthilfesystem mit. Auch die in ihm tätigen Menschen schwingen mit, bewusst reflektiert oder gänzlich unbewusst als Spielball elementaler Wirkkräfte. Sie laufen Gefahr, sich in ihrer ehrenwerten Arbeit zu erschöpfen, weil ihnen mehr an Kraft und Energie – und ja, auch an

Liebe und Licht – abverlangt wird, als sie wieder auftanken können. Es tut gut, auf die eigenen Schwingungen zu achten, denn dann geht es bei guter Selbstfürsorge auch deutlich anders. Verbünden wir uns mit dienstbaren Geistern, in Form von Methoden wie An-Wesenheiten, dürfen wir am eigenen Leib wie der eigenen Seele erfahren, dass es auch einen leichten Umgang mit dem schweren Thema Sucht geben kann. Und wir dürfen erleben, wie wir selbst als helfende Menschen Hilfe erfahren können, um dunkle Drogen- wie Suchtelementale zu begrenzen, zu neutralisieren oder gar ganz zu entkräften.

Wirkmächtige Methoden können im Idealfall aus sich heraus Gutes bewirken. Werden sie jedoch einfach nur zum x-ten Male heruntergebetet, weil es gerade zum therapeutisch guten Ton gehört, sie zu praktizieren, ist ihre Wirksamkeit schnell begrenzt. Sie kann sogar in Gänze verpuffen. Steht die Person, die sie zum Einsatz bringt, mit ihrem eigenen fachlichen wie menschlichen Selbstverständnis nicht authentisch hinter der Methode, beseelt sie sie nicht mit ihrem eigenen Welt- und Menschenbild, läuft sie ins Leere. Das ist ein Grund, weshalb ich in meiner Arbeit von jungen oder erwachsenen Patienten, die gerade aus stationären Einrichtungen des psychiatrischen wie suchttherapeutischen Versorgungssystems ins ambulante Setting wechselten, häufig genug zu hören bekomme, dass sie wenig Lust verspüren, sich auf imaginative Methoden einzulassen. Nach Vorerfahrungen befragt, ist eine ihrer Standardantworten: »Wir haben in der Klinik zwar mal ›Den sicheren inneren Ort‹ oder eine Übung mit ›Hilfreichen Helfern‹ gemacht, aber das hat nicht lange angehalten. Ich kann mich auch kaum noch erinnern, wie das genau war. Zu Hause habe ich das nicht weitergemacht.« Überwiegen derartige Enttäuschungen, braucht es einen neuen Anlauf, Menschen mit imaginativen, imaginalen oder meditativen Übungen vertraut zu machen. Im Grunde arbeiten wir dann gleich auf zwei Ebenen. Wir korrigieren emotional eine unbefriedigende Vorerfahrung mit imaginativen Methoden aus einem vorigen Kontext und wir beginnen, mit hellen heilkräftigen imaginativen Methoden das Suchtelemental zu neutralisieren. Glücklicherweise finden sich bei anderen Menschen gute und freudige Erinnerungen an imaginative Übungen in einem stationären Setting: »Meinen sicheren inneren Ort habe ich gut behalten. Den suche ich immer wieder gerne auf. Und wenn ich es brauche, finde ich auch Schutz und Trost bei meinem inneren Helfer.«

Wie wirkmächtig therapeutische wie menschliche Be-*Geisterung* im Zuge einer beseelten Imagination sein kann, belegt eine weitere geglückte Erfahrung in einer Suchtklinik:

> »Wenn Frau H., meine Gruppentherapeutin, unsere Gruppe durch die ›Quelle der Wandlung und Heilung‹ von Ihnen geführt hat, waren alle total bewegt. Man hat richtig gespürt, wie sehr sie dahintersteht. Die hat vor Begeisterung Funken gesprüht. Mir hat das sehr geholfen, ganz in die Übung reinzugehen und mich sicher zu fühlen. Manchmal habe ich sogar gedacht: ›Da steht noch was Größeres hinter Frau H.‹, so intensiv war das. Ich erinnere mich immer wieder gerne daran, und ich höre auch immer das Audio zu der Übung für mich allein zu Hause.«

Bei derart schönen Vorerfahrungen fällt es umso leichter, im ambulanten Kontext oder in Eigenregie zu Hause an diese positiven Erinnerungen anzuknüpfen. Wie auch immer: Die von uns zum Einsatz gebrachten Methoden wirken umso machtvoller, wenn wir sie nicht nur aus unserer eigenen Persönlichkeit heraus anwenden, sondern uns vorher darauf einstimmen, als Person Kanal sein zu dürfen für dienstbare Geister aus der geistigen Sphäre, die die Bilder und Inhalte unserer Methoden mit ihren Kräften anreichern. Es macht folgerichtig viel Sinn, wirkmächtige imaginative, imaginale oder meditative – kurz: spirituell orientierte – Methoden mit der geistigen Hilfe dienstbarer Wesen zu koppeln zu suchen. Sie wirken dann um ein Vielfaches besser und stärker. Das ist kein imaginäres Hirngespinst, sondern ein gewachsener Erfahrungswert.

Es zeugt leider von größter Ignoranz, dass sich ein Großteil der sich als »zivilisiert« verstehenden Menschheit vom althergebrachten Wissen um die Existenz einer geistigen Welt abgekoppelt hat. Die Welt des schönen Scheins der Materie hat diese Täuschung mit sich gebracht. Im Grunde haben sich die Menschen damit von ihrer eigenen Menschlichkeit abgekoppelt, von einem Wissen um ihre eigenen, ihnen innewohnenden Kräfte. Es ist schon merkwürdig: Vorgestellte innere Helferinnen und Helfer sind als schutz- und trostspendende Gestalten konsensfähig, solange sie imaginiert sind. Sperrig wird es für rationale Menschen, wenn sie sich mit dem Gedanken vertraut machen sollen, dass hilfreiche Wesen eben nicht bloß im Vorstellungsraum existieren, sondern als Geisteswesen eine reale Existenz in einer eigenen nicht stofflichen Welt führen.

Doch die Zeiten ändern sich langsam wieder in Richtung einer Umkehr als Rückkehr zu unseren menschlichen Wurzeln. Die Disziplinen unserer sogenannten Spitzenwissenschaften, der PsychoNeuroImmunoKardiologie wie der Quantenmechanik, wissen längst wieder um die höheren Zusammenhänge von materieller und feinstofflicher, geistiger Welt. Allein diese neue Bezeichnung für einen wichtigen Zweig unserer Wissenschaften macht Mut: PsychoNeuroImmunoKardiologie. Da forschen mit weitem Geist und offenem Herzen die klügsten Köpfe und führen zusammen, was zusammengehört: die Seele und die Psyche über die Spitzen der Psychologie, den Geist und das Gehirn über die Spitzen der Neurologie, den grobstofflichen Körper wie den lichtvollen Leib über die Spitzen der Zell- und Genforschung und als Krönung das feinstoffliche mystische Herz über die Spitzen der Kardiologie.

Falls du diese Rückbesinnung auf »altes« Wissen mangels Eigenerfahrung noch nicht teilen kannst oder magst, trage trotzdem Sorge dafür, deine Skepsis, deine rationalen Zweifel oder deine Ungläubigkeit nicht in Ablehnung und Entwertung auszudrücken. Zum einen würden diese negativen Gefühle dir selbst anhaften und mit dir nach Hause gehen. Zum anderen beraubst du dich damit der Chance, neue Erfahrungen zu machen. In diesem Zwischenstadium bist du in keiner Weise gehindert, zum Nutzen deiner selbst wie zum Nutzen von Patienten bereits Methoden anzuwenden, wie ich sie ab jetzt beschreiben werde.

3.3 Unverzichtbar: Das Suchtelemental und seine Gestalt. Wache Präsenz auf allen Kanälen

Die Theorie der Elementale ist mir weit mehr als eine abstrakte Theorie. Ich leite aus ihr eine meiner wichtigsten therapeutischen Interventionen in der konkreten Arbeit mit Drogen missbrauchenden oder süchtig abhängigen Menschen ab. Ich schaue mir nämlich regelmäßig das Wesen der von meinen Patienten erzeugten Suchtelementale an, damit ich ein sichtbares, hörbares und spürbares Bild davon bekomme, mit welcher Kraft wir – sie als direkt Betroffene und ich als Therapeut – es zu tun haben.

Wie sieht mein konkretes praktisches Vorgehen aus? Ich muss einen kleinen Umweg wählen, der mich zum Ziel führt. Ich kann ein Suchtelemental als eine dunkle geistige Wesenheit nicht mit meinen physischen Augen sehen. Als wirkliches Elemental vermag ich es nicht einmal mit meinem dritten Auge des inneren spirituellen Sehens zu erblicken. Diese Gabe des »Sehens« ist mir nicht gegeben. Daskalos, der die Elementale ausgiebig erforscht hat, war als Mensch so hoch entwickelt und mit derart wundersamen Kräften ausgestattet, dass er die Elementale mühelos mit seinen Augen erblicken konnte. Im Stadium ihrer Entstehung erblickte er sie auf der Nasenwurzel. Mächtig gewachsene Elementale sah er den Menschen in aller Regel im Nacken sitzen, oder wie einen großen fetten Kragen rund um den gesamten Nacken herum. Manchmal sah er sie auch auf der Brust von Menschen sitzen. Daskalos konnte sogar den bisweilen ekelerregenden Gestank von Elementalen riechen. Ich kenne einige heute lebende Menschen, die die Elementale ähnlich zu sehen vermögen wie Daskalos. Fast mag ich erleichtert, jedenfalls kaum traurig darüber sein, dass mir dieses Vermögen nicht gegeben ist. Der Anblick der Elementale ist wahrhaft kein erfreulicher. So bleibt mir der direkte, unmittelbare Anblick ihrer nicht selten dämonischen Gestalten erspart. Ich musste eine andere Lösung finden, wie ich ihre Gestalt – auf Umwegen – sehen, hören und spüren kann.

Bei passender Gelegenheit ermuntere ich junge wie erwachsene Menschen mit Suchttendenzen oder -abhängigkeit, sich vorzustellen, welche bildhafte oder symbolische Gestalt sie ihrer konsumierten Hauptsubstanz oder dem von ihnen in süchtiger Weise ausgeübten Verhalten geben würden. Ich brauche da nicht von den Elementalen zu sprechen, sondern bloß von der »Gestalt« der Sucht. Diese findet ihren Platz auf einem »leeren Stuhl« gegenüber den Patienten. Trotz allem Ernst bei der Sache erwächst durch den Vorschlag ein Freiraum zum inneren Umgang mit dem Gegner, der nicht selten Fantasien hervorbringt, die auf der einen Seite zwar das Maß der Abhängigkeit verdeutlichen, gleichzeitig aber auch nicht des Humors und der Komik entbehren. Beides kann als Mittel zum Zweck eingesetzt werden und damit in den Dienst einer imaginativen Distanzierung von der Sucht treten. Es geht also vordringlich erst einmal um bildhaftes oder gestalttherapeutisch inszenierendes, aber auch körpernahes Vorgehen.

Ein ganz normaler abhängiger Zigarettenraucher erzählte mir mit geschlossenen Augen, was er sah:

»Ich sehe ganz deutlich eine schlanke Gestalt. Sie reicht mir eine Hand, überaus verlockend, verführerisch. Außerdem kommt sie mit jeder Menge angenehmer Erinnerungen daher. Und sie vermittelt mir Happen von Beseeltheit. Sie lächelt mich an. Aber stopp: Ihr Lächeln wird zu einem falschen, scheinheiligen Lächeln. Und jetzt wandelt sich das Bild. Hinter der ersten Gestalt taucht eine diffuse zweite Gestalt hervor. Im Moment noch ziemlich undeutlich. Jetzt wird sie klarer. Ich sehe, dass es eine männliche Gestalt ist, aber böse. Ihr Ausatem geht wie Nebel aus schwarzem Rauch in mich hinein, wie ein Monster, das mit tausend Armen in mich eindringt. Es höhlt mich ganz aus. Es erzeugt mit seinem Eindringen Leere und Resignation in mir. Aber jetzt sehe ich plötzlich was Gutes: Ein Teil von mir kann deutlich unterscheiden, dass das Leere, das Leblose von außen in mich kommt. Eine ganz tiefe Ebene von mir ist heil. Das fühlt sich gut an, denn das hätte ich so nicht gedacht.«

Das Wesen eines dunklen Elementals, die Verführung wie die Scheinheiligkeit, wird von diesem Patienten schon sehr treffend erfasst. An den letzten Teil seines Bildes, einen noch heilen Teil in sich auf einer ganz tiefen Ebene, den das Elemental bislang nicht im Griff hat, konnten wir als noch vitale heilsame Lebenskraft anschließen, um das Elemental im Zuge unserer gemeinsamen Arbeit zu entkräften.

So unterschiedlich die in eine Gestalt gegossenen Abhängigkeiten der Patienten auch sein mögen, so gibt es andererseits signifikant häufig gemeinsame Merkmale bei den Bildern. Die augenfälligste Gemeinsamkeit ist die Vorstellung von der Abhängigkeit bewirkenden Gegnerin Sucht als etwas Überdimensionales, über alle Maßen Großes, das sich bedrohlich aufbaut, nähert und mit Verschlingen oder anderweitiger Vernichtung droht. Die Intensität, die Größe, die Form und die dunklen Energien der Elementale werden intuitiv erfasst.

Alkoholabhängige Männer wie Frauen sehen ihre Gegnerschaft häufig in Gestalt von Flaschen, die von der Höhe her dem Dubai Creek Tower Konkurrenz machen könnten. Sie selbst dagegen erscheinen winzig. Die eigenen Kräfte wie die Kraftladungen des Elementals werden erschreckend ungleich erlebt. Bei solch empfundenen Größen- und Machtverhältnissen ist es schwierig, das Gegnerische zu fixieren, um ihm fest in die Augen zu blicken.

FALLBEISPIEL

Ein 48-jähriger Patient, der sich in seinem Leben in ganz unterschiedlichen Strukturen erlebt hat, deren Gemeinsamkeit aber die Überschrift »Abhängigkeit« ist, trinkt sich mit Alkohol wiederholt in lebensbedrohliche Zustände. Auch sein Elemental nimmt überdimensionale Größe an. Er sieht ein riesiges weißes Pferd als Gestalt auf dem leeren Stuhl. Das Pferd hat Hörner wie ein Stier und blickt ihn mit gebleckten Gebiss aus dunklen schwarzen Augen hämisch grinsend an, im Gewahrsein seiner Macht und Größe gegenüber der Winzigkeit seines Erzeugers. Mein Patient ist absolut erstaunt, woher er plötzlich dieses Bild nimmt.

Das Pferd bietet ihm bereitwillig an, ihn zu tragen. Doch dafür müsste er das riesige

Tier zu reiten wissen. Das tut er aber nicht. Sobald er auf das massige Pferd aufsitzt, realisiert er, dass er die Zügel nicht in der Hand hat und auch sonst nicht die geringste Kontrolle darüber besitzt, wohin ihn das Pferd trägt. Am Ende steht es mit ihm inmitten eines weiten Raumes voller Licht – von dem aus es er grundsätzlich die Freiheit hätte, zu vielen schönen Zielen aufzubrechen – vor einer starren schwarzen Wand.
Mein Patient ist sichtlich in seiner Selbstüberzeugung erschüttert. Bislang hat er sämtliche verbalen Versuche wohlmeinender Menschen um ihn herum, die ihn von der Notwendigkeit eines Alkoholverzichts zu überzeugen suchten, an sich abprallen lassen. Er hielt unbeirrt an seinem Gedankenwunsch fest, selbst willentlich und frei über seinen Alkoholkonsum entscheiden zu können. Seine Koma-Trunkenheitserlebnisse, den Verlust seiner Fahrerlaubnis sowie etliche weitere Nachteile durch seinen Alkoholgebrauch verwies er immer weit in den Hintergrund. Dominieren ließ er sein Erleben stets von den schönen lustvollen Erinnerungen an Alkohol, wenn er mit Freunden ausgelassene Zeiten erlebte oder wenn ihm die ersten Schlucke Alkohol zuverlässig das ersehnte Gefühl von innerer Leichtigkeit verschafften. Für diese freudig erinnerten Aspekte seines Lebens mit Alkohol mag ebenfalls ein Teil seines weißen Pferdes stehen. Ein stolzes weißes Pferd ist ja eigentlich ein schönes Geschöpf. Es könnte Freude bereiten, es zu reiten. Doch als riesiges Elemental ist es nicht zu beherrschen.

Bislang wollte mein Patient so gerne weiter trinken können, ehrgeizig beweisen, dass es ihm möglich ist. Und diese Illusion seines Willens sollte er jetzt aufgeben müssen?

Über seine eigenen Bilder während der Gestalt-Übung realisiert er zum ersten Male für ihn unabweisbar, dass er sich entscheiden muss. Es führt kein Weg daran vorbei. Seine eigene innere Weisheit hat ihm über seine selbst imaginierten Bilder die Gewissheit eingegeben: »Ich habe die Zügel nicht in der Hand, habe keinerlei Kontrolle über dieses riesige Pferd. Ich kann es nicht reiten, sondern es macht mit mir, was es will.« Diese ernüchternde und für ihn bittere Erkenntnis ist wie eine kalte Dusche für ihn. Zwischendrin wird sein Blick ganz leer, als wolle er sich aus sich selbst zurückziehen.

Der für Momente leere Blick mag auch der Leere entsprechen, die sich in ihm ausbreiten möchte, wenn er sich vorstellt, sein Leben fortan ohne Alkohol führen zu sollen. Das entstehende Vakuum der Leere bietet aber den nötigen Raum, um Neues aufzunehmen, nämlich die Neuausrichtung in seinen existenziellen Fragen: »Wer bin ich überhaupt, und wer möchte ich sein?«

Von Cannabis abhängige junge Erwachsene geben der Gestalt ihrer Sucht gleichfalls gerne gigantische Ausmaße. Ein 16-jähriger Auszubildender erzählt:

»Ich sehe einen riesigen Joint, der vor mir herumtänzelt, mir Grimassen macht und mich offen verhöhnt, weil ich es ja doch nicht gebacken kriege, mit dem

Kiffen zumindest mal halblang zu machen, vom Aufhören gar nicht zu reden. Die Fratze des Megajoints hat etwas von einem Clown und was Dämonisches. Er stinkt.«

Ein 18-jähriger Schüler beschreibt mit geschlossenen Augen sein Bild:

> »Meine Gestalt hat zwei Seiten. Von vorne sehe ich eine absolut scharfe, unglaublich schöne Braut. Wobei: Braut trifft nicht ganz zu, denn das wäre ja wie ein Mädchen, mit dem ich wirklich poppen könnte. Diese Gestalt ist nicht wirklich und auch nicht berührbar, trotzdem überirdisch schön, ein Gesicht wie eine magische Fee, lockend, alle Freuden dieser Welt versprechend. Mit der möchte ich immer bleiben. Aber jetzt dreht sich die Gestalt, und auf der anderen Seite sehe ich sie nur noch hässlich, dunkel, schwarz, wie eine hässliche Alte. Dreckig, mit fauligen Zähnen, stinkend, in einer dunklen bedrohlichen Wolke. Die will mit ihren Klauen nach mir greifen. Da muss ich weg.«

Diese beiden jungen Leute gewinnen durch die bildhafte Beschreibung ihres Elementals ein für sie fassbares Gegenüber, mit dem sie in Auseinandersetzung gehen können. Wer ein machtvolles Wesen entkräften will, um seine Sucht hinter sich zu lassen, tut gut daran zu wissen, mit wem oder mit was er es zu tun hat.

Vor den Augen einer erwachsenen, politisch aktiven Frau mit der Eigendiagnose »schwere Arbeitssucht« taucht ihre Verhaltensabhängigkeit auf als »haushohe Aktenordner, die mich umzingeln und sich unaufhaltsam auf mich zuschieben, um mich zwischen ihren riesigen, an den Rändern messerscharfen Aktendeckeln, die unbarmherzig auf und zuschnappen, zu zerquetschen. Alles um mich herum wird staubig, fahl, bleich. Mir bleibt die Luft weg.« Das Elemental dieser Patientin ist erstickend.

Die Gestaltarbeit um das Suchtelemental kommt mit diesem Vorgehen noch längst nicht an ihre Grenzen. Je nach Reflexionsfähigkeit wie noch aktivierbarem Mut von Patienten ermuntere ich sie auch zu einem Perspektivenwechsel, indem sie sich selbst auf den Stuhl ihrer Suchtgestalt setzen. Das bringt häufig neue Erkenntnisse, die durch ein bloßes Verbleiben auf der rein sprachlichen Ebene kaum erreichbar sind.

Eine alkoholabhängige Sozialarbeiterin mittleren Alters beschreibt das Wesen ihrer Sucht nicht bloß mit einem auf den ersten Blick recht schönen Bild, sondern sie bemüht auch eines der archaistischen Symbole des kollektiven Unbewussten: Sie zeichnet das Bild einer ästhetisch wunderschönen Schlange, dem biblischen Symbol für Verführung und Versuchung schlechthin. Sie ist sehr groß, braun mit einem perfekt gezeichneten Muster in ihrer Schlangenhaut. Es ist zweifelsfrei eine Giftschlange. Kopf und Körper der Schlange sind halb aufgerichtet, ihre grünen Augen blicken die Patientin frontal und erbarmungslos an. Sie wirken hypnotisierend, rufen Willenlosigkeit hervor. Die Schöpferin spürt das Wesen der Schlange: Sie ist heimtückisch, spielt ein falsches Spiel. Selbst wenn sie sich zwischendurch fast ganz einrollt, ruhig erscheint, der Patientin im Trinken eine Verschnaufpause zu erlauben scheint, kann sie blitzartig aus dem Hinterhalt wieder zubeißen. Sie gibt ihre Wirtin niemals frei. Im Erleben des

Szenischen realisiert die Patientin, dass sie mit dieser Gefahr nicht spielen kann, obwohl ihr gemeinhin im Alltag das Spiel mit einem gewissen Risiko grundsätzlich gefallen mag.

Als die Patientin von ihrem eigenen Stuhl auf den Platz der Schlange wechselt, fühlt sie sich augenblicklich unwohl. Sie spürt, was die Schlange als Symbol ihres Elementals mit ihr macht. Die Patientin sagt wörtlich: »Ich spüre mich nicht richtig. Es fühlt sich an, als ob ich nicht wirklich präsent bin.« Sie erfasst folglich, wie die Schlange sich von ihren Lebenskräften ernährt. Diese zehrt die vitalen, hochschwingenden Kräfte der Patientin in so starkem Maße aus, dass diese nicht mehr wirklich präsent ist. Es gibt sie kaum noch als fühlendes Wesen in ihrer menschlichen Hülle.

Im Yoga ist die Schlange die *Kundalini*, das Symbol für höchste Lebenskraft. Im Stab des Äskulap erinnern wir sie als das Symbol eines heilkräftigen Wissens. In der Szene meiner Patientin ist sie jedoch erst einmal das dunkle, machtvoll verführerische Elemental ihrer Alkoholabhängigkeit.

Einer weiteren Patientin möchte ich mehr Raum widmen.

FALLBEISPIEL

Die 28-jährige Frau konsumiert seit ihrem 16. Lebensjahr regelmäßig und hoch dosiert Cannabis. Das Wesen ihres Suchtelementals kann sie bis in den Kern hinein präzise beschreiben.

Dass sie sich über die Jahre hinweg mit Haut und Haaren abhängig gemacht hat vom Rauchen ihres Cannabiskrauts, hat sie bis in die Gegenwart hinein verdrängt und verleugnet: »Ich war noch nicht so weit, vor mir selbst zuzugeben, dass ich süchtig nach Gras bin«, gesteht sie heute ein. Sie hat zwar auf ihrem langen Weg mit der Substanz bereits drei Entzüge und etliche Therapieversuche unternommen, aber »davon hat mir nichts wirklich geholfen. Ich fühlte mich einfach von niemandem verstanden. Nichts, was während der Entzüge gemacht oder besprochen wurde, hat mich innerlich berührt.«

Aktuell ist ein Interventionsfenster geöffnet und sie scheint bereit und entschlossen, sich ihrer Sucht zu stellen, weil sie ihr Leben neu ausrichten möchte. Dafür nimmt sie einiges an Unbequemlichkeiten und Kosten auf sich, denn zu ihren Terminen bei mir reist sie aus einer Stadt an, die nicht gerade vor meiner Haustür liegt. Den Weg zu mir fand sie über ihre Mutter, die sich ihrer Tochter gegenüber nur noch ohnmächtig hilflos fühlt und in ihrer Ratlosigkeit als Unterstützung für sich selbst einige meiner bisherigen Bücher gelesen hat.

Schon während des ersten Termins mit der Patientin, wegen ihrer längeren Anreise eine Doppelstunde, stoßen wir weit vor. Als Grund für ihren Gebrauch von Cannabis nennt die Patientin ihre tiefe, immerwährende Trauer, die sie – solange sie zurückdenken könne – durch ihr Leben begleite. Sie präzisiert sogar, dass ihre verspürte Trauer eine »leere Trauer« sei, also keinen Inhalt habe. Ihr fehle beständig etwas Wichtiges. Vor allem fehle ihr die Liebe. Die Liebe zu sich selbst als wertvollem Menschen wie die Liebe zum Leben in dieser Welt.

Die Patientin benutzt in ihren Erzählungen über sich und ihr inneres Empfinden sehr frühzeitig im Gespräch Worte, die in unserem gewohnten Alltag nicht die selbstverständlichsten sind. So berichtet sie, sie habe schon etwa seit ihrem siebten Lebensjahr das tiefe Gefühl in sich, eine »alte Seele« zu sein. Auf meine direkte Vergewisserung hin, ob die Vorstellung der »alten Seele« als Begriff tatsächlich aus ihr selbst stamme oder ob sie sich diese Vorstellung angelesen habe, sagt sie ganz klar: »Das ist zwar ein diffuses Gefühl ohne gedankliche, bewusste Erinnerung in mir, aber die ›alte Seele‹ ist eindeutig mein Gefühl.« Damit verbunden ist eine bestimmte Form von Sehnen in ihr, das sich im existenziellen Mangel an Liebe ausdrückt.

Schon sehr früh während unseres Erstkontakts frage ich die junge Frau, ob sie sich vorstellen könne, ihre Sucht einmal auf einen leeren Stuhl zu setzen, um ihr eine Gestalt zu geben. Danach befragt, ob sie etwas Ähnliches schon einmal versucht habe, erzählt sie, dass ein junger Therapeut während einer ihrer Entzugsbehandlungen sie einmal ermutigt habe, sich ihre Sucht als Gestalt vorzustellen. Damals habe sie sich eine große Schlange vorgestellt, die sie bedrohe. Die Übung habe allerdings ausschließlich als Vorstellungsübung stattgefunden. Die Methode mit dem leeren Stuhl sei neu für sie. Sie lässt sich bereitwillig darauf ein und beschreibt eines der genauesten Elementale, die mir je präsentiert wurden.

Den für ihre Sucht stehenden leeren Stuhl lässt sie mich nach ihren Anweisungen fast direkt frontal vor ihr aufstellen, nur minimal schräg nach rechts versetzt. Für ihre Anweisungen nimmt sie sich die Zeit, in sich hineinzuspüren. Das Elemental ihrer Cannabisabhängigkeit, das nach und nach auf dem leeren Stuhl vor ihr Gestalt annimmt, beschreibt sie derart genau, dass das Wesen seiner Gestalt nahezu physisch spürbar wird: Da nimmt ein enorm dickes, fettes, schleimiges Monster Form, Intensität und Gestalt an. Es erscheint riesig und quillt in sämtliche Richtungen weit über den Stuhl hinaus in den offenen Raum hinein. Seine Farbe ist Dunkelgrün bis Schwarz, wie die Farbe mancher Qualitäten von gepresstem Cannabisharz. Das Monster frisst unersättlich die Emotionen meiner Patientin. Es ernährt sich von den Gefühlen seiner gedanklichen Schöpferin. Mit Vorliebe frisst es die negativen hässlichen Gefühle in ihr, von denen ernährt es sich gierig. Folglich sind seine Einflüsterungen derart, dass die Patientin fast ausschließlich noch düstere Gedanken und Empfindungen produziert. Das Monster verzieht seine Fratze zu einem hämischen Lachen. Es tönt wie Donnerhall. Es empfindet sardonische Lust und Freude darüber, dass seine Schöpferin, meine Patientin also, so wenig Kraft in sich aufbringt, positive, schöne, freudige Gefühle zu entwickeln, sie nicht einmal in entlegenen Winkeln ihres Inneren noch aufspüren kann.

Das Monster zeigt aber selbst auch eine versteckte Angst. Es hat tödliche Angst vor der Liebe, denn die Liebe würde es augenblicklich schrumpfen lassen. Die Liebe würde es letzten Endes auf ein Nichts reduzieren und seiner Größe und Macht eine größere Kraft entgegensetzen. Von der Liebe kann es sich nicht mehr ernähren, nur von den negativen Gefühlen seiner Schöpferin. Im Geleit der Liebe fürchtet sich das Monster auch vor dem Licht. Es bringt seine Erzeugerin sogar dazu, dass diese weitgehend ihre Wohnung verdunkelt. Sie ist im wahrsten Sinne des Wortes lichtscheu geworden.

Als meine Patientin dieses von ihr selbst erschaffene Elemental ihr gegenüber realisiert und erkennt, wie sehr es ihre eigenen Emotionen auffrisst, fühlt sie sich tief in sich berührt. Ihr steigen die Tränen in die Augen, und sie kann und will sie nicht mehr zurückdrängen. Über die Worte hinaus gelangt sie zu für sie gänzlich neuen Erkenntnissen und Empfindungen bezüglich ihrer jahrelangen Sucht.

Meine Patientin hat in ihren eigenen Worten, Bildern und Empfindungen das Wesen eines jeden Suchtelementals beschrieben. Es ernährt sich von den Gefühlen des Menschen, der das Elemental durch seine eigenen gedanklichen Kraftladungen erschaffen hat. Im Extremfall frisst das Elemental der Sucht seinen Schöpfer weg. Zu begrenzen oder gar zu entmachten ist ein einmal geschaffenes zerstörerisches Elemental am wirkungsvollsten durch die Schaffung noch kraftvollerer heilsamer Elementale. Besonders wirkmächtige Ausgleichselementale – ich spreche nicht von *Gegen*elementalen, weil das die Idee des Gegen-an-Kämpfens oder Bekämpfens aufrufen könnte – sind Gefühle von Freude, Dankbarkeit und bedingungsloser Liebe. In deren Gesellschaft erscheint immer das Licht, das ein dunkles Elemental zu überstrahlen in der Lage ist.

Manche substanzgebundene Abhängige wissen tief in sich drin noch um die Kräfte heilsamer Ausgleichselementale wie Licht, Liebe, Freude, Dankbarkeit.

FALLBEISPIEL

Ein 20-jähriger Patient einer meiner Supervisandinnen, der sich seit Jahren durch allerlei Stoffe aus dem Reich potenter Rauschdrogen – Cannabis, Amphetamine, Benzodiazepine, Kokain, magische Pilze usw. – »hindurchnascht«, folgt mit hoher Reflexivität und kindlicher Spielfreude den Anleitungen seiner Therapeutin zur Gestaltarbeit, wie wir sie in der Supervision erarbeitet haben. Aus sich heraus fängt er mit dem Aufstellen des ersten Stuhles an, zu differenzieren. Ein einzelner Stuhl reicht ihm nicht aus. Darauf platziert er aber erst einmal sehr kooperationswillig seine polytoxikomanen Suchtanteile samt schon schmerzlich erfahrener Nachteile in seiner Drogengeschichte. Dann wünscht er sich einen zweiten Stuhl, um all das in seinen Augen erlebte Schöne, Spaßhafte, Freudige und Bereichernde seiner Drogenerfahrungen auf diesen anderen Stuhl retten zu können. Damit rettet er gleichzeitig diesen Teil seiner selbst, der menschlich deutlich mehr ist als der Teil seiner Sucht. Am spannendsten ist jedoch der dritte Stuhl, den er sich nach einer längeren Besinnungspause greift. Es ist bedeutsam, dass er ihn selbst nimmt. Er positioniert ihn ganz nah bei sich, auf seine rechte Seite. Rechts ist symbolisch die Seite des Kommenden, des zu Erwartenden in der Zukunft. Er wendet immer wieder den Blick zu diesem dritten Stuhl. Mit jedem Blick verweilt der Patient mit den Augen länger bei dem, was er innerlich aufscheinen sieht. Wehmut und Bedauern schleichen sich in seine Mimik ein. Wiederum nach einem längeren Schweigen, einem beredten Schweigen in innerer resonanter Verbundenheit mit seiner Therapeutin, weiht er sie in die Rolle dieses Stuhles ein: »Es ist mein Wunschstuhl. Der steht für alle meine inneren Wünsche nach einem komplett drogenfreien Leben. Das will ich erreichen.

Aber ich weiß, dass ich dafür selbst sehr viel mehr zu tun bereit sein muss, als ich das bislang getan habe.«

Eine Gestalt wiederum ganz eigener Art setzte ein 42-jähriger Mann auf den ihm angebotenen leeren Stuhl, der auf dem Höhepunkt der Corona-Pandemie zu mir kam, weil ihm der Boden unter den Füßen weggezogen wurde.

FALLBEISPIEL

Parallel zu einer durchaus erfolgreich zu bezeichnenden Karriere in einer sportlichen Disziplin hat dieser Patient Zeit seines Lebens, soweit er sich zurückerinnern kann, psychoaktive Substanzen unterschiedlichster Art und Wirkung konsumiert. In seiner riskantesten Sturm-und-Drang-Zeit war er mit harten Drogen wie Speed und Kokain unterwegs und aufgrund substanzinduzierter psychotischer Episoden wiederholt in der Psychiatrie gelandet. Nach einem Umstieg von derartigen Stoffen auf Alkohol und einem ersten massiven Kontrollverlust, als er nicht mehr aufhören konnte zu trinken, wies er sich selbst in eine Klinik ein. Im Laufe der Jahre prägte er zudem eine quälende Herz-Angst-»Störung« aus. Da diese vor dem Hintergrund seiner Lebensgeschichte mit ihrer symbolisch verschlüsselten Botschaft gut zu verstehen und zu erklären war, hatte sie ihre Funktion erfüllt und sein Herz konnte sozusagen auf andere Botschaften umschalten, damit er sich auch aus den Zwängen seiner Süchte befreien können sollte.

Als er zu mir kommt, quält ihn vor allem sein maßloser Tabakkonsum, der seinen Gebrauch von Bier anheizt, das ihn wiederum vor ein Computerspiel treibt, von dem er keinen Abstand mehr findet. Er steckt folglich in den Zwangsjacken gleich dreier Suchtelementale. Der Patient ist verheiratet und hat zwei Kinder. Sein Kernproblem: Er weiß mit sich selbst absolut nichts anzufangen, hat kaum Zugang zu seinen Gefühlen, schottet sich eher ab. Wenn er keinen Sport treiben kann, weil sein Körper ihm den Raubbau an seinen Kräften durch den immensen Konsum von Alkohol mittlerweile nicht mehr verzeiht, kann er nicht mehr vor sich selbst davonlaufen. Weil er bislang wenig Konstruktives mit sich selbst anzufangen weiß und das innere Aufräumen zu meiden sucht, langweilt er sich in seinem Leben. Er findet in nichts einen tieferen Sinn oder gar eine Erfüllung. Dann melden sich nacheinander die inneren Stimmen seiner süchtigen Besetzer, vor allem die seines Alkoholelementals: »Jetzt könntest du doch eigentlich ein Bier trinken.« Gesagt, getan. Nach dem zweiten Bier setzt er sich vor den Computer und spielt. Unter sechs bis acht Flaschen Bier geht nichts mehr. Am nächsten Morgen fühlt er sich benommen, am Abend geht das Spiel von vorne los. Ein überlebenswilliger Teil in ihm hat ihn zu mir geführt, nachdem er eines meiner Suchtbücher gelesen und realisierte hatte, dass ich ja quasi vor seiner Haustür lebe und arbeite.

Die Gestalt seines Suchtelementals, die er auf dem leeren Stuhl auftauchen sieht, ist eine besonders trickreiche. Der Patient lächelt und beschreibt: »Ich sehe da erst einmal nichts Schlechtes. Die Gestalt ist eigentlich wie ein Kumpel. Der Kumpel sieht aus wie ich selbst, wie eine Kopie von mir. Ich möchte mich sogar bei ihm

bedanken; dafür, dass er mir Trost spendet und mich durch diese schwierigen Zeiten begleitet, dass er mir gegen die Langeweile hilft. Da kann ich mich auf ihn verlassen.«
Mein Patient fürchtet seit jeher sein eigenes Versagen. Seit Monaten erlebt er aber täglich, was er bewusst am meisten fürchtet: mehr desselben – im Sinne von mehr und mehr zu versagen, weil er seine Entschlüsse zum Einstieg in den Ausstieg aus seinen süchtigen Abhängigkeiten Tag für Tag aufschiebt, sich nette Begründungen als Ausreden einredet, sich jedes Hintertürchen offen halten möchte, um nicht dem Unausweichlichen, einzig Richtigen ins Auge schauen zu müssen. Beim Versagen ertappt, zeigt seine Kumpelgestalt auf dem Stuhl des Elementals dann ein anderes Gesicht. Sie wird höhnisch und ätzend: »Das ist aber ganz schön schwach von dir, dass du es noch nicht mal schaffst, keine Zigarette zu rauchen, geschweige denn, dir kein Bier aufzumachen. Du machst dir doch selbst was vor.«

Auf der einen Seite verniedlicht der Patient mit dem kumpelhaften Wesen auf dem leeren Stuhl seine weit fortgeschrittenen süchtigen Bindungen, wobei ihn sein Rauchen am meisten selbst stört, er den anstehenden Entzug von Bier aber am meisten fürchtet. Auf der anderen Seite kann er sich als Kopie seiner selbst gnadenlos angreifen und sich in der Spirale des Versagens gefangen halten. Sein Elemental ist entlarvend doppelgesichtig. Der Patient ist nicht bloß der Erzeuger seiner Suchtelementale, sondern als identische Kopie seiner selbst in der Gestalt der Sucht *ist* er sein Elemental.

Nicht eine derartige Identifikation, aber eine extreme innere »Besetzung« durch sein Elemental erlebt ein anderer 50-jähiger, alkoholabhängiger Spezialist für Web-Design. Er sieht einen Kobold auf dem leeren Stuhl der Sucht, aber keinen lebenslustigen, sondern einen unfreundlich gesonnenen Kobold. Er ist nicht einmal übermäßig groß, einfarbig rot, hat eine unangenehme Stimme, ist total nervig und von machtvoller Unruhe erfüllt. Mein Patient beugt sich vor zu ihm hin und möchte ihm sagen: »Wir spielen ein Spiel, und ich bin stärker als du.« Aber der Satz will ihm nicht so richtig über die Lippen kommen. Er lehnt sich wieder zurück, greift sich an den Bauch und beschreibt sein Erleben: »Der Kobold sitzt in mir selbst drin. Er sitzt mir im Bauch, ein Teil auch auf dem Bauch. Ich spüre, wie absolut nervig er ist. Er lässt mir keine Sekunde Ruhe. Ich fühle mich total getrieben, habe keine Kontrolle.«

Die Methode, der Sucht auf dem leeren Stuhl eine Gestalt zu geben, funktioniert sogar in Stellvertretung so wirksam, dass sie auch in der Arbeit mit in Szene gesetzter Supervision zum Tragen kommen kann. In einem Seminar zum Thema Sucht mit dem Titel des vorliegenden Buches auf einer der großen Psychotherapiewochen führte ich den Kolleginnen und Kollegen mein methodisches Vorgehen vor Augen. Naturlich wollte in diesem Rahmen keine Person ein eigenes Problem in Szene setzen. Eine die ganzen Tage über schon sehr wache Kollegin aber packte kurz entschlossen und mutig die Gelegenheit beim Schopf und fragte: »Kann die Methode auch funktionieren, wenn ich stellvertretend für meine Schwester deren Suchtprobleme auf den leeren Stuhl setze?« Auf die als Ermunterung zu verstehende Frage »Möchten Sie es ausprobieren?« war sie augenblicklich Feuer und Flamme. Sie benötigte bloß noch einen zweiten Stuhl, von dem aus sie in der Rollenübernahme als ihre Schwester agieren und sprechen konnte.

Obgleich sie sich als Psychotherapeutin in der Arbeit mit ihren eigenen Patienten in der Regel als kompetent erlebt, versagen ihre sämtlichen Künste, sobald es um ihre Schwester geht. Diese leidet seit Jahren an einer schweren Ess-»Störung« mit dem Gesicht der Magersucht, begleitet von heftigem selbstverletzendem Verhalten in Form von tiefem Schneiden. *Ritzen* wäre das eindeutig falsche Wort für diese selbstzerstörerische Verhaltensweise. Meiner Teilnehmerin gelang es seit Monaten nicht mehr, sich aus ihrem geschwisterlichen Mit-Leiden zu befreien. Sie konnte nicht den geringsten Abstand mehr herstellen. Sie sah in ihrer Mit-Betroffenheit sehr klar, in welcher Gefahr ihre Schwester schwebte, dass es buchstäblich um deren Überleben ging. Nach jedem Gespräch mit ihrer Schwester fand sie sich in einem für sie selbst kaum erträglichen destruktiven Gefühlschaos wieder: lähmende Ohnmacht, Hilflosigkeit, persönliches Versagen als Mensch, Therapeutin, Schwester und Frau, peinigende Schuldgefühle, lodernder Zorn, flammende Wut, erstickende Kloßgefühle im Hals mit Ringen um den Atem, abgrundtiefe dunkle Trauer. Kein Gespräch unter den Schwestern nahm noch einen konstruktiven Ausgang, so sehr sich meine Teilnehmerin auch bemühte, die Fassung zu bewahren, um eine gewisse Normalität mit ihrer Schwester zu erleben. Sie verstand einfach nicht, was ihre Schwester antrieb, hörte zwar deren Worte, konnte aber in keiner Weise erfassen, wie die Innenwelt ihrer Schwester beschaffen sein mochte.

Der Entschluss der Kollegin, als Stellvertreterin für ihre Schwester deren Sucht auf dem leeren Stuhl eine Gestalt zu geben, war mutig. Sie wusste in keiner Weise, was auf sie zukommen würde. Sie tat es als Hilfe für sich selbst, in der Hoffnung, danach weniger mit ihrer Schwester mitzuleiden. Sie tat es aber auch aus Liebe zu ihrer Schwester, in der Hoffnung, sie danach besser und auf einer tieferen Ebene verstehen zu können. Die Kollegin war höchst erstaunt, geradezu bestürzt, welche Farben, Formen, Gedanken und Gefühle in ihrer Innenwelt in der Rolle ihrer Schwester auftauchten und welch monströse Gestalt den leeren Stuhl und den gesamten Raum darum herum einzunehmen begann. Das Wesen zeigte sich nicht in fester Form. Erinnern wir uns, dass Daskalos darauf verwies, dass manche sehr mächtigen Elementale sich in keiner festen Form zeigen. Der gesamte Raum um den Stuhl war eingenommen von einem Wesen in ständiger wallender Bewegung, wie Nebel, die sich zusammenziehen und wieder ausdehnen. Die Nebel schienen aber sehr dicht, fast physisch materialisiert, manchmal metallisch und hallend tönend wie schwere hohle Körper aus Eisen und Stahl. Die Farbe des formlosen Wesens changierte zwischen tiefdunklem Violett und dunkelstem Rot-Schwarz. Seine Blicke waren wie scharfe Dolche, das gesamte Gebaren ein einziges Szenario aus Bedrohung und Macht mit dem Ziel der Auslöschung. Alles in allem ein höllengleiches Wesen, dem als Mensch kaum standzuhalten war.

Als ich die Kollegin fragte, ob sie versuchsweise noch auf den Stuhl des Suchtelementals wechseln wolle, um zu erfahren, wie es sich dort anfühlt, wollte sie verständlicherweise spontan zurückschrecken. Nach mehrmaligem tiefem Durchatmen aber stand sie auf und wechselte den Stuhl. Wenn ich einen solchen Vorschlag zum Stuhlwechsel mache, tu ich das nicht leichtfertig, weil der Schwung der Arbeit mich mitreißen würde. Ich tu es dann, wenn ich mir sicher sein kann, dass die Person stabil genug ist, einen solchen Perspektivwechsel zu verkraften. Da ich die Kollegin als sehr kompetent erlebt hatte, wollte ich ihr die Chance nicht vorenthalten. Lange hielt sie es nicht auf dem Stuhl der monströsen Gestalt aus, aber lange genug, um von dort auf ihren Stellvertreterstuhl zu blicken und innerlich etwas zu erspüren und damit zu verstehen, was sie bislang an ihrer Schwester nie verstanden hatte.

Nachdem ich mit sauberem methodischem Vorgehen dafür gesorgt hatte, dass die Kollegin die Rolle ihrer Schwester wieder abgeben konnte und auch nichts vom Wesen des Elementals an ihr kleben geblieben war, fragte ich sie, ob das Erlebte für ihr Anliegen hilfreich gewesen sei. Sie bejahte:

> »Ich bin gerade sehr dankbar dafür, was ich hier erlebt habe, und irgendwie auch innerlich froh, was sich hier vollzogen hat. Damit hätte ich nicht gerechnet. Und einfach war es für mich auch nicht. Genaueres will ich dazu gerade nicht sagen, das ist mir zu privat, weil mir meine Schwester gerade so nah ist. Aber ich weiß, dass ich in Zukunft durch das, was ich hier gespürt und verstanden habe, ganz anders mit meiner Schwester reden können werde und auf sie reagieren werde. Ich freue mich gerade schon darauf, sie wiederzusehen. Allein das ist wie ein Geschenk, denn die Freude war völlig weg.«

Während die Kollegin am Arbeiten und ich ganz wach bei ihr war, spürte ich auf den Ebenen, auf denen ich bei solchem Arbeiten innerlich mitschwinge, trotz aller geballter Machtdemonstration der monströsen Gestalt in deren energetischem Umfeld die Kräfte, vor denen es selbst angstvoll zurückweichen würde: Annahme, Berührung, Liebe, Licht. Es würde sich darin verflüchtigen wie Morgennebel, die von der Kraft der Sonne aufgelöst werden.

Meine bisherigen Beschreibungen zur methodisch praktischen Gestaltarbeit mit Suchtelementalen lassen verstehen, wie ich über den gefundenen Umweg zu einem sehr plastischen Bild vom Wesen der jeweiligen Elementale meiner Patienten gelange. Vor meinem inneren Auge ersteht sehr bildhaft die von ihnen beschriebene Gestalt ihrer süchtigen Abhängigkeit. So kann ich sie sehr exakt in ihrem Wesen erfassen. Ich nehme aber zusätzlich noch deutlich anderes und deutlich mehr wahr. Im verbundenen, spirituell medial offenen Zustand schwinge, höre, sehe und fühle ich auf etlichen anderen Wahrnehmungskanälen mit frei schwebender Aufmerksamkeit mit. Das ist wie ein *Hellsehen, Hellhören, Hellfühlen*. Vor allem das Hellfühlen ist einer meiner aufschlussreichsten Kanäle. Ich erspüre die Wesenheit des Elementals. Über das Hellhören empfange ich so manche verbal vernommenen Botschaften. Über derart erhöhte Wahrnehmungskanäle kommen also Informationen über das Elemental bei mir an, die für die künftige Strategie zu seiner Neutralisierung oder gar zu seiner Entkräftung von immensem Nutzen sind. Manche Wahrnehmungen, soweit sie verträglich sind, teile ich Patienten umgehend mit. Andere, die für den Augenblick zu heftig und unverdaulich wären, speichere ich im Hinterkopf für einen späteren Zeitpunkt ab, wenn die Betroffenen bereits eine Wegstrecke der Stabilisierung zurückgelegt haben.

Besonders weibliche Patienten mit ausgeprägten Antennen für ihre Umwelt spüren deutlich, dass ich zum einen ganz konzentriert und fokussiert bei ihnen und ihrer Arbeit bin, gleichzeitig aber in andere Ebenen hineinschaue, -lausche, -spüre. Da kann es schon mal vorkommen, dass eine Patientin mich fragt: »Wo wittern Sie die geballte Kraft? Von wem geht sie aus? Gegen wen richtet sie sich?« Wittere ich ein Elemental, vermag ich mit meinen Patienten deutlich gezielter vorzugehen, als wenn mir all die gewitterten Bilder und Informationen vorenthalten blieben. Über ein bloßes Reden über eine Suchtabhängigkeit wird schwerlich ein Punkt erreicht, an dem ein Suchtelemental entkräftet aufgeben und seinen Erzeuger oder seine Erzeugerin freigeben muss.

Bevor ich eine inszenierende *Gestalt*-Arbeit in Gruppen beginne, ermuntere ich sämtliche anderen Teilnehmenden dazu, dem Geschehen mit allen Sinnen und auf allen Kanälen aufmerksam zu folgen. Nicht selten sind einige absolut erstaunt, dass sie plötzlich Wahrnehmungen und Eingebungen bekommen, die einer Qualität von Hellfühlen, Hellsehen oder Hellhören gleichkommen, die sie so bislang nicht von sich kannten. Es werden ihnen jedoch keine neuen geheimnisvollen Fähigkeiten hinzugefügt, es ist keine Magie am Werk, sondern tief in ihnen schlummernde menschliche Potenziale werden wachgerufen. Sie machen eine Eigen-Erfahrung, und können im Anschluss darüber befinden, was sie mit der Erfahrung künftig anzufangen gedenken.

Die gerade vorgestellte Methode zur Erfassung der Gestalt eines Suchtelementals ist kein »Hexenwerk«. Im Grunde lässt sie sich in Methodik und Technik einfach erlernen. Mehr als eine Selbsterfahrung oder einen Workshop braucht es dazu eigentlich nicht, um sich Schritt für Schritt an ihre Umsetzung zu wagen. Zusätzliche Gaben wie Hellfühlen, Hellsehen oder Hellhören sind keine Voraussetzung. Sie bringen bloß weitere erhellende Kanäle mit sich. Insofern kann die Methode genauso angewandt werden von Tätigen in heilenden wie helfenden Berufen, die von ihrem Selbstverständnis wie Welt- und Menschenbild her noch nicht wieder an höhere geistige Welten andocken mögen. Außerdem kann die Vorgehensweise in Form einer rein gestalttherapeutisch inszenierenden Übung durchaus auch von selbstreflexiven direkt Betroffenen in Eigenregie erprobt werden.

3.4 Helle Methoden samt dienstbarer Geister zur Entbindung von einem Elemental

Die nun folgenden sehr hellen, lichtvollen Methoden zur Entbindung Drogen missbrauchender oder süchtig abhängiger Menschen von ihren Elementalen können zum einen ebenfalls in Eigenregie in den eigenen vier Wänden praktiziert werden. Ich empfehle betroffenen Menschen aber eher, nach einer menschlich wie fachlich kompetenten therapeutischen Begleitung Ausschau zu halten. Ebenso gilt wieder, dass sie zwar von helfend tätigen Menschen, auch angehörigen Helfenden, angewandt werden können, die sich nicht ausdrücklich verstehen als helfende Kanäle in Verbundenheit. Doch je verbundener die Methoden zur Anwendung kommen, desto größer ist die Chance auf wundersam erfahrene Geschenke in Form sich vollziehender Wandlungsprozesse.

3.4.1 Die Lebens- und Willenskraft nähren

Drogengebrauch, Drogenmissbrauch wie süchtige Abhängigkeit ziehen einem Menschen viel von seiner vitalen Lebenskraft ab. Kein Wunder, ernährt sich doch sein von ihm geschaffenes Elemental von seiner Lebenskraft. Ein Ausstieg aus einer Sucht erfordert aber Kraft: Willenskraft und Lebenskraft. Um fehlende Lebenskräfte zu nähren, macht es Sinn, mit einer Übung zu starten, die das Element Feuer als Lebenskraft zu nähren vermag. Ohne Feuer im Leben sind wir nicht am Leben.

ÜBUNG Lebenskraft von Mutter Erde tanken

Setze dich bequem hin an einem ruhigen Ort und schließe die Augen. Falls es dir nicht möglich ist, die Augen zu schließen, fixiere einen Punkt auf dem Boden, etwa einen Meter vor deinen Füßen. Nimm eine bequeme Haltung ein. Spüre, wo dein Körper Kontakt zur Lehne, zum Sitz oder zum Boden hat. Achte gleichfalls darauf, dass du deine Knie nicht abknickst, indem du die Beine angewinkelt zu dir heranziehst. Abgeknickte Beine behindern deinen Energiefluss.

Achte auf deine Atmung, gleichgültig, wohin du atmest, ob in den Bauch oder in die Brust. Nimm für den Anfang nur einige Atemzüge lang wahr, wie du atmest, dass du atmest und dass dein Atem kommt und wieder geht, ohne dass du bewusst etwas dafür tun müsstest ... Mache dir einen Augenblick deutlich bewusst, dass das Atmen in deinem Leben etwas ist, wofür du dich normalerweise nicht anzustrengen brauchst. Denn dein Atem kommt und geht von allein. Als Einatem strömt er leicht und fließend in dich hinein und als Ausatem wieder aus dir heraus. Es gibt da in deinem Leben also zumindest diesen einen Bereich, der ganz und gar ohne Anstrengung funktioniert. Mache dir das ganz ausdrücklich bewusst. Um deine Luft zum Leben einzuatmen, musst du dich nicht im Geringsten bemühen. Sie ist ein Geschenk des Lebens an dich. Vielleicht ist sie sogar ein Geschenk Gottes an dich. Welch eine erleichternde Erfahrung und welch ein Gedanke: Du musst dich in keiner Weise anstrengen ... Mache dir obendrein bewusst, dass dein Atem in deinem Leben das Erste ist, das kommt, und das Letzte ist, das geht. Dazwischen bist du mit deinem ganz einzigartigen Leben, denn du bist einzigartig. Mache dir das ausdrücklich bewusst. Die Spanne zwischen deinem ersten und deinem letzten Atemzug ist die dir geschenkte Lebensspanne. Du hast die Wahl: Du kannst deine Lebenszeit für dein ganz einzigartiges Leben nutzen oder sie achtlos verstreichen lassen. Mache dir das so bewusst, dass du es nicht bloß denken kannst, sondern dass diese Gewissheit dich mitten in deinem Herzen erreicht.

Solltest du beim Beobachten deines Atems wahrgenommen haben, dass du für gewöhnlich mehr in deine Brust als in deinen hinein Bauch atmest, dann bringe deinen Atem nun in Ordnung. Vertiefe deinen Atem ein wenig und gib ihm eine schöne Gerichtetheit, indem du deinen Einatem von nun an gezielt in deinen Bauch hineinlenkst, sodass sich deine Bauchdecke beim Einatmen spürbar hebt und mit dem Ausatmen wieder senkt. Nur deine Bauchatmung zählt. Die Brustatmung hilft dir zwar beim Überleben, doch ausschließlich deine Bauchatmung schenkt dir die nötige vitale Lebenskraft, dein einzigartiges Leben zu deinem Besten zu gestalten.

Atme weiter ruhig und tief in deinen Bauch hinein. Gehe mit deiner Aufmerksamkeit nun außerdem zu deinen Füßen. Konzentriere dich ganz auf deine Fußsohlen und Zehenspitzen, die den Kontakt zum Boden haben ... Beginne dann mit der Vorstellung, wie du aus deinen Fußsohlen heraus weiße Wurzeln in die Erde wachsen lässt. Du treibst ganz reinweiße Wurzeln aus deinen Fußsohlen immer tiefer in die Erde hinein ... Die weißen Wurzeln aus deinen Füßen beginnen sich zu verzweigen. Und so erfahren deine Füße immer festere Verwurzelung mit dem Boden und mit der Erde. Die Wurzeln aus deinen Fußsohlen und Zehenspitzen verzweigen sich weiter und weiter, je tiefer sie in die Erde reichen. Mit jedem Ausatem treibst du deine reinweißen Wurzeln noch tiefer in die Erde hinein. Und vielleicht kann ein Teil deines Bewusstseins oder deines Schöpfergeistes es schon gar nicht mehr abwarten und eilt meinen Worten bereits voraus, in dem Wissen darum, dass deine Wurzeln letztlich so tief reichen werden, dass sie den Kern von Mutter Erde erreichen. Vielleicht spürst du eine vorauseilende Erwartung oder sogar eine leise erinnerte Freude, dass du mit deinen weißen Wurzeln, die du immer tiefer und tiefer in die Erde hineintreibst, deine Verbindung zu einer unbändigen Lebenskraft wiederherstellst. Denn jetzt reichen deine Wurzeln tatsächlich bis zum Kern der Erde mit seinem unbändigen Erdfeuer. An dieser tiefroten, feurig orangenen, goldgelben Erdenkraft docken deine weißen Wurzeln an. So tief hast du sie in die Erde hineingetrieben. Du hast dich dadurch mit der puren Energie der Erde verbunden. Und mit jedem Einatem atmest du nun diese tiefrote, unermessliche Lebensenergie, die goldgelbe Kraft des Erdenfeuers durch deine Wurzeln hoch in deine Fußsohlen und Zehenspitzen hinein, füllst deine beiden Füße vollständig mit dieser unermesslichen Lebensenergie, atmest die Erdenkraft weiter hoch durch dein Sprunggelenk, durch die Unterschenkel und die Oberschenkel bis hinein in dein Becken. Und mit dem Ausatmen verströmst du diese tiefrote Lebenskraft in dein gesamtes Becken hinein, füllst es ganz aus mit dieser unbändigen Kraft.

Mit jedem neuen Einatem atmest du mehr und mehr von dieser unbändigen Lebensenergie, dem Feuer von Mutter Erde, durch deine Wurzeln, deine Füße und Beine hinauf bis in dein Becken. Und mit dem Ausatmen füllst du dein Becken mit dieser tiefroten Lebenskraft. Dein Becken füllt sich mehr und mehr, es weitet sich, es wird prall und gesättigt von dieser Kraft, die es ganz erfüllt. Du kannst spüren, wie du mit deinem Becken voll von Lebenskraft immer fester und geerdeter auf deiner Sitzfläche aufsitzt. Und immer weiter atmest du mit jedem neuen Einatem dieses unbändige, vor Lebensenergie sprühende Erdfeuer deine Wurzeln und Beine hinauf in dein Becken hinein. Du fühlst dich gestärkt, belebt, gesättigt mit Lebensenergie in deiner Mitte ... Und noch einen Atemzug: Erdenfeuer, Erdenkraft hoch in dein Becken hinein, tiefrote, goldgelbe Lebensenergie in die Mitte deines Beckens hinein. Und weiter, unermüdlich ... Du hast Kontakt über deine Wurzeln zu dieser unbändigen tiefroten Lebenskraft, die nie versiegt, die sich nie verbraucht ... Ziehe sie hoch von Mutter Erde mit deinem Einatem, hoch durch deine weißen Wurzeln, deine Füße, Beine bis in dein Becken hinein und fülle dich, fülle dich ganz mit dieser Kraft. Vielleicht wird dir schon warm oder gar heiß aus deiner Mitte heraus, vielleicht spürst du eine aufwallende Freude, denn da ist diese tiefrote Kraft, die dich ausfüllt in deiner Körpermitte und die dir zugleich das Herz oder deine Seele erwärmt. Du fühlst dich ganz durchdrungen und aufgefüllt mit tiefroter Lebensenergie.

Während du weiter mit jedem neuen Atemzug die Lebenskraft von Mutter Erde in dein Becken hoch atmest, siehst du vor deinem geistigen Auge, wie in die weißen Wolken des Himmels geschrieben, drei mächtige Buchstaben auftauchen: M-U-T. Die in den Himmel geschriebenen Buchstaben fügen sich zusammen zum Wort: MUT. Du hörst den Klang des Wortes MUT in dir. Ganz lang gezogen klingt der MMMUUUT in dir. Und so atmest du jetzt mit jedem neuen Einatem die Lebenskraft von Mutter Erde in dein Becken hoch, und dann atmest du weiter hoch in dein Herz den Mut hinein. Du atmest Mut in dein Herz, und füllst es ganz. Du siehst die Buchstaben M-U-T in den kräftigsten, schönsten, leuchtendsten Farben vor deinem inneren Auge. Du hörst den Klang des Wortes wieder in dir hallen, in tiefer Resonanz, kräftigend, stärkend. Du spürst die Kraft des Wortes in dir aufsteigen: MUT ... Du kannst vor deinem inneren Auge sehen, wie sich die Buchstaben von MUT in deinem Herzen beginnen zu wölben. Sie kleiden das Innere deines Herzens aus, füllen es. Sie dehnen sich aus, dehnen dein Herz mit aus, weiten es. Dann dehnt sich der MUT aus über dein Herz hinaus, in deinen gesamten Oberkörper, und über deine Kehle wandert der MUT in deinen Kopf hinein, erfüllt ihn ganz. Der MUT füllt deine Ohrmuscheln, so dass du noch vernehmbarer seinen lang gezogenen Klang in dir hören kannst: MMMUUUT. Du fühlst dich gestärkt und gekräftigt. Im Becken hast du dich aufgefüllt mit Lebenskraft und Feuer von Mutter Erde. Im Zentrum deines Herzens, im ganzen Oberkörper und im Kopf fühlst du dich erfüllt und gesättigt mit MUT. Sollte irgendwo in dir noch etwas Ängstigendes sitzen, siehst du vor

deinem inneren Auge, wie die Buchstaben M-U-T sich darum legen, das Ängstigende umschließen und es überschreiben mit: MUT. Da ist so viel Kraft spürbar.
Für den Augenblick atmest du jetzt noch mit deinem nächsten Einatem einen letzten Schub der nie versiegenden Erdenkraft, des tiefroten, goldgelben Erdenfeuers durch deine Wurzeln, Füße und Beine hoch bis in deine Mitte hinein. Mit Lebenskraft gesättigt, ausgefüllt und rund, sitzt du mit deinem Becken voll von tiefroter Lebensenergie fest auf deiner Sitzfläche auf. Und in der Tiefe und Weite deines Herzens und in deinem Geist bist du erfüllt von MUT. Das Wort mitsamt allen Qualitäten, die zu MUT gehören, klingen und schwingen in dir.

Nun erinnere dich wieder, wer du bist, wo du bist, und wer du sein möchtest in deinem Leben. Öffne dann langsam wieder deine Augen, und nimm dir noch einige Augenblicke Zeit, wahrzunehmen, was sich für dich verändert hat durch das Auffüllen mit tiefroter Lebenskraft und das Verspüren von MUT.

Einer meiner hochgradig alkoholabhängigen älteren Patienten äußerte bereits beim ersten Erleben dieser Übung: »Mir ist gerade so heiß, dass mir der Schweiß die Achseln runtertropft. Im Kopf bin ich ganz klar. Aber im Brust- und Herzbereich summt und brummt es wie in einem Bienenstock. Außerdem ist es dort ganz hell in mir. Ich kann auch wirklich den Mut in mir spüren. Insgesamt fühle ich mich gerade aufgeladen, wie ich das von meiner sonstigen Antriebslosigkeit gar nicht mehr kenne.«

Den Mut-Teil in dieser Übung in Lebenskraft habe ich vor noch nicht allzu langer Zeit ganz spontan für einen stark alkoholabhängigen Patienten hinzuimprovisiert, weil er sich so schwer tat mit seiner Angst vor einem Entzug. Seither ist er fester Bestandteil der Übung. Die Qualität von Mut bildet die gefühlte Grenze zwischen Verharren und Verändern. Außerdem ist Mut die entscheidende Schwelle zwischen sämtlichen tiefschwingenden, niederdrückenden Gefühlen und den heilsamen, hochschwingenden Gefühlsqualitäten.

Ich hänge an diesem Mut-Teil allerdings noch etwas sehr Wichtiges auf, das für mich gilt, das aber ebenso für dich gelten kann, sofern du selbst professionell mit imaginativen und imaginalen Übungen arbeiten möchtest: Sobald ich beginne, imaginative oder imaginale Übungen zu improvisieren, werde ich regelmäßig von einer großen Freude begleitet. Du kannst hier die Worte zu Mut lesen. Du kannst dich hineindenken, hineinfühlen, mitfühlen. Aber da wird so unendlich viel mehr transportiert. Das Ausmaß von Freude lässt sich nicht über das Lesen erfassen, es lässt sich ausschließlich über das Tun erfahren. Die Anwesenheit von Freude ist eine der schönsten immateriellen Gratifikationen bei dieser Art des Arbeitens. Weswegen solltest du in deiner eigenen Arbeit darauf verzichten, wenn du einen direkten Einfluss darauf haben kannst, dass diese Freude auch in deine Arbeit hineinfließen darf? Darf sie in deine Arbeit einfließen, gestaltet sich parallel dein privates Leben freudiger. Es ist, als wäre beim Improvisieren hochschwingender imaginaler Übungen nicht einfach so eine begleitende Freude spürbar, weil da etwas wertvolles Neues entsteht. Da ist eine zusätzliche Qualität: als käme der »Engel der Freude« höchstpersönlich zu Besuch. Gestatte dir einfach dieses Bild, diesen Besuch, und sei es bloß als »spielerischer« Gedanke. In der erlebten Realität ist es weit mehr als ein flüchtiger Gedanke.

Falls du im imaginativen Arbeiten bislang nicht so weit fortgeschritten bist, um derartige Erfahrungen im Improvisieren imaginaler Übungen zu machen, dann übe dich einfach darin. Durch Praktizieren und Erfahrung wird die Fähigkeit zur spontanen Neuschöpfung von Übungen wachsen, und ab irgendeinem Zeitpunkt deiner eigenen Entwicklung kannst du die überraschende schöne Erfahrung machen, wie du für deine Arbeit eine höhere Unterstützung bekommst. Es gibt keinen Grund, dir und deinen Patienten diese Freude vorzuenthalten.

3.4.2 Sich in Dankbarkeit üben

Eine wirkmächtige hochschwingende Kraft, um ein Suchtelemental außer Kraft zu setzen, ist die Dankbarkeit. Sie ist eine der schönsten, höchsten und lichtvollsten Tugenden. Im Grunde ist sie eine schöne Übung für alle Menschen in ihrem Alltag. Wegen ihrer Einfachheit steht sie von Beginn an sämtlichen Betroffenen offen, die durch ein Elemental gebundenen sind. Selbst ein durch Drogen oder Suchtverhalten gebundener Mensch, der den Kopf noch nicht für tiefer reichende Suchttherapie freihat, ist nicht daran gehindert, erste Schritte der Übung in Dankbarkeit zu machen. In einem allerersten Schritt darf die Dankbarkeit sogar einen kurzen Dank an das Suchtmittel seiner Wahl einschließen. Es hat ihm schließlich nicht von Beginn an nur Verdruss beschert, sondern es hatte zu einer frühen Zeit auch viel Spaß und Freude im Gepäck; oder es hat Trost gespendet, um erst einmal mit einer anders nicht zu bewältigenden Trauer über einen schmerzlichen Verlust oder über ein traumatisierendes Lebensereignis fertigzuwerden. Ein derart verstandener Dank an eine verstehbare Funktion eines psychoregulierenden Stoffes ist allerdings ein einmaliger Dank, der einmal vollzogen keinesfalls wiederholt wird. In Wiederholung würde er weiter an das Mittel der Wahl binden.

Der eigentliche Zweck der Übung in Dankbarkeit ist ein anderer: die Gedanken, den Blick, das Empfinden hinzuwenden zu allem, wofür wir uns dankbar zeigen können. Das braucht nichts Großartiges zu sein. Es sind auch die kleinen Dinge des Alltags, für die wir uns bedanken können. Je kleiner, desto mehr können wir finden, um »Danke« zu sagen. Nicht nach dem anerzogenen Motto: »Wie sagt man? ›Danke‹ sagt man!« Nein, nur diejenige Dankbarkeit erfüllt ihren Zweck, die aus dem Herzen kommt, weil sie dort verspürt werden kann. Sich darin zu üben, schärft die Wahrnehmung für die Dankbarkeit. Üben wir uns, spüren wir sie auch deutlich wahrnehmbar. Gelingt es uns, von Herzen dankbar zu sein, erzeugen wir ein Elemental der Dankbarkeit. Dieses ist nun freilich kein dunkles, destruktives, sondern ein leuchtend helles, lichtvolles Elemental. Als hochschwingendes, lichtvolles Elemental überstrahlt es ein dunkles Drogen- oder Suchtelemental und reduziert dadurch dessen Macht. Die Dankbarkeit können wir gar nicht genug wachsen lassen.

ÜBUNG Dankbarkeit

Übe dich jeden einzelnen Tag, den Gott geschaffen hat, in Dankbarkeit, selbst und gerade dann, wenn du dich in deinem Leben noch nicht wirklich gut fühlst. Gehe niemals zu Bett und schlafe nicht ein, bevor du wenigstens zehn Dinge, Situationen, Gefühle, Begegnungen oder Tagesereignisse gefunden hast, für die du Dankbarkeit bezeugen möchtest. Das brauchen keine großen Sachen zu sein. Du kannst dankbar sein für eine Tasse Kaffee am Morgen. Du kannst dankbar sein, weil der Morgen mit der Sonne lacht und die Vögel zwitschern. Du kannst dankbar sein für einen einzigen aufmunternden oder liebevollen Blick eines anderen Menschen. Du kannst dankbar sein, weil es dich gibt; oder, weil du einfach irgendwo sitzen oder liegen kannst, um nichts zu tun. Du kannst dankbar sein, weil dir eine andere Person eine hilfreiche Hand zu reichen gewillt ist.

Je mehr und je regelmäßiger du dich in Dankbarkeit übst, desto leichter wird es dir fallen, die Kleinigkeiten im Leben zu finden, die einen Dank verdienen. Also schlafe nicht ein, bevor du dich in Dankbarkeit geübt hast. Solltest du noch nicht drogenfrei leben oder am Abend noch Alkohol zu dir nehmen, dann mache diese Übung vor dem Joint des Abends oder vor dem ersten Glas, das du trinkst. Aber mache sie. Lass sie keinesfalls ausfallen. Du suchst und du findest zuerst zehn Gründe für Dankbarkeit. Falls du ein vergesslicher Mensch bist, schreibe die zehn Gründe für Dankbarkeit auf. Das hat auch den Vorteil, dass du sie wieder lesen kannst. Damit prägst du sie deinem Gehirn wie deinem Empfinden zusätzlich ein. Dein Gehirn wird dir deine Übung in Dankbarkeit danken.

Erst nach der Übung in Dankbarkeit kannst du tun, wonach es dich drängt. Vielleicht magst du jetzt deinem Cannabisgebrauch nachgehen oder dir ein Glas einschenken, um es zu leeren. Doch davor hast du dich in Dankbarkeit geübt. Damit hast du etwas Wertvolles, Konstruktives für dich getan, für dich und dein Leben.

Und beachte: Du hast nicht bloß etwas ungemein Wertvolles, Helles zu deinem Nutzen getan, du hast auch etwas für die ganze Welt getan. Durch deine Übung in Dankbarkeit, durch dein Finden von zehn Gründen für einen Dank, hast du ganz nebenbei das gesamte Maß an Dankbarkeit auf diesem Planeten ein kleines bisschen erhöht und die Erde damit zu einem klein wenig besseren Ort gemacht. Wenn andere das Gleiche tun, erhöht sich das Maß an Dankbarkeit noch weiter. Dankbarkeitsenergie, die sich bündelt, entwickelt ihrerseits wieder neue konstruktive Kräfte. So beende deinen Tag nicht, ohne deine kleine Übung in Dankbarkeit.

Solltest du noch nicht ganz clean sein oder trocken, dann spüre zudem mal genau hin, um vielleicht den kleinen Unterschied zu erfahren. Es mag sein, dass du nach deiner Übung in Dankbarkeit einen Moment der Ruhe geschenkt bekommst, in dem der Gedanke an den wartenden Joint oder das Glas Alkohol noch im Hintergrund bleibt, ohne dich zu bedrängen. Vielleicht schiebt deine Übung in Dankbarkeit deinen Konsum hinaus. Vielleicht darfst du sogar wahrnehmen, dass du nach der hellen, kräftigenden Übung in Dankbarkeit weniger Lust hast, zu konsumieren. Vielleicht sogar gar keine Lust, weil dein Herz und deine Gedanken von etwas Hellerem, Kraftvollerem eingenommen sind. Wenn du das spüren darfst, sei auch dafür dankbar. Dann bist du schon einen schönen Schritt weiter. Wenn du es noch nicht spüren kannst, mache weiter: Übe dich in Dankbarkeit. Du wirst es dir irgendwann danken, denn Dankbarkeit wirkt aus sich heraus. Sie lässt dich nicht im Stich. Es ist so schön beglückend, dich in Dankbarkeit zu üben und irgendwann zu merken, dass es eigentlich gar keine Übung mehr ist, sondern ein ganz tiefes inneres Bedürfnis. Du magst gar nicht mehr die Augen zum Schlafe schließen, ohne dass du dich für so vieles bedankt hast, das dir in den Sinn kommt. Vielleicht erlaubt dir die Dankbarkeit sogar einen ruhigeren, besseren Schlaf. Sie ist eine so schöne Tugend!

Einige meiner aktuellen Patienten registrierten innerhalb der ersten 14 Tagen mit Dankbarkeitsübungen die sich einschleichenden Veränderungen: »Ich habe meine Zigaretten nur noch halb geraucht und dann schon ausgedrückt.« – »Es war komisch, aber mir hat auf einmal das erste Bier überhaupt nicht mehr geschmeckt.« – »Meine Kifferei vor dem Schlafen ödet mich bloß noch an. Wenn ich mir einen Joint drehen will, sehe ich meinen eigenen Händen zu, was sie da machen, und frage mich: ›Wozu?‹« – »Ich hatte schon um 21 Uhr keine Lust mehr, länger zu zocken. Das Spielen ist langweilig geworden. Es funktioniert auch das Zusammenspiel von Trinken und Spielen nicht mehr so wie vorher.«

Falls du dich selbst in Dankbarkeit übst, achte auf deine Veränderungen. Sie werden sich zeigen.

3.4.3 Eine Wohnung im eigenen Herzen einrichten

Eine große Zahl Drogen missbrauchender oder süchtig gebundener Menschen fühlt sich nicht oder nicht ausreichend geliebt. Liebe ist ihnen fast ein Fremdwort, trotz und wegen der peinigenden Sehnsucht nach einem Sich-angenommen-Fühlen. »Ich habe mich von meinen Eltern nie geliebt gefühlt« – »Ich weiß gar nicht, wie sich Liebe anfühlt« – »Liebe kann nur enttäuscht werden«. Derartiges lassen sie dann öfter hören. Und in der gelernten Reaktionsbildung folgt die Selbstablehnung: »Ich kann mich selbst nicht leiden« – »Ich hasse mich« – »Ich möchte mich am liebsten einfach zerstören«. Manche fühlen sich ganz existenziell nicht einmal im Leben oder auf der Erde willkommen: »Gäbe es mich doch bloß nicht« – »Wäre ich nur nicht geboren worden« – »Ich bin ein Unglück für alle«.

Mit einem Gefühl von innerer Heimatlosigkeit oder von Unbehaustheit kann kein Mensch in Zufriedenheit durch sein Leben gehen, weshalb der Wunsch ausgesprochen wird: »Ich möchte so gerne eine Heimat für meine Seele finden« oder »Ich würde so gerne in meinem eigenen Herz wohnen können«. Du kannst in deinem eigenen Herzen wohnen!

ÜBUNG Deine Wohnung im eigenen Herzen

Setze dich an einen ruhigen Ort und schließe deine Augen. Deine Füße stehen mit den Fußsohlen auf dem Boden auf. Achte gleichfalls darauf, dass du deine Knie nicht abknickst, indem du die Beine angewinkelt zu dir heranziehst. Abgeknickte Beine behindern deinen Energiefluss. Sitze still und konzentriere dich auf deinen Atem. Für den Anfang gibt es nichts weiter zu tun, als etwas vertieft in deinen Bauch hineinzuatmen. Ein Atemzug folgt auf den vorigen, regelmäßig und ruhig. Bleibe eine Weile bei deinem ruhigen, vertieften Atem in den Bauch hinein. Einzig durch dein ruhiges, vertieftes Atmen reagiert dein Körper mit. Dein Herzschlag beruhigt sich. Deine Gedanken beruhigen sich, tauchen langsamer auf, ziehen stiller vorüber ... Beobachte die feinen Veränderungen, bewerte nichts.

Konzentriere dich nun auf dein Herz in der Mitte deiner Brust. Während du weiter ruhig und ein wenig vertieft atmest, stelle dir vor, wie du deinen Atem in dein Herz hineinatmest. Du lenkst jeden Einatem in dein Herz hinein, und mit dem Ausatem erlaube deinem Herzen sich zu dehnen und zu weiten. Erneut wird dein Herz ruhiger schlagen, vielleicht einen Moment freudiger, aufgeregter, aber ruhiger in seiner ihm eigenen Herzkohärenz, in seiner Fähigkeit, für dich und dein Leben zu schlagen. Über deine ruhige Atmung beruhigst du dein Herz. Es wird weiter, es gewinnt an innerer Tiefe. Womöglich spürst du sogar, wie es wärmer wird in deinem Herzen, und um dein Herz herum. Weiter, tiefer, wärmer ...

Völlig unabhängig von deinen realen Wohnumständen stelle dir nun vor, dass du die oberste Wohnung in einem mehrstöckigen Penthouse bewohnst. Dort gibt es eine Menge Platz für dich, sodass du dich frei entfalten kannst. Die Wohnung ist so eingerichtet, wie du es gerne hast, wie es deinem Geschmack und deinen Wünschen entspricht. Dementsprechend fühlst du dich dort wohl. Du wohnst gut dort, lebst gerne dort. Du bist dort bei dir. Doch manchmal, ganz tief drinnen in dir, spürst du, dass etwas Wichtiges dort noch nicht anwesend ist.
Eines schönen Tages lässt du deinen Blick durch deine Wohnung streifen und entdeckst in der Mitte deines Wohnzimmers eine schöne, fein geschwungene Wendeltreppe, die nach unten führt. Du hast sie bislang noch nie wahr-

genommen. Neugierig möchtest du natürlich herausfinden, wo diese Treppe hinführt. Du steigst also die ersten Stufen der Treppe hinab. Da du nicht weißt, wo es hingeht, hältst du aber noch einmal inne, kehrst die paar Stufen hinauf in deine Wohnung zurück und nimmst dir einen Gegenstand oder ein Symbol aus deiner Wohnung mit, das dir am Herzen liegt und dir ein Gefühl von Sicherheit vermittelt. Dann steigst du die Stufen der Wendeltreppe ein zweites Mal hinab. Du kehrst nicht wieder um. Es ist eine so schöne Treppe, sie lässt sich leicht hinuntergehen. Sie hat auch ein sehr schönes Geländer, das sich gut anfühlt für deine Hand, wenn du sie beim Hinabsteigen darüber gleiten lässt.
Mittlerweile stellst du fest, dass am Geländer der Treppe erste grüne Pflanzen emporranken, in vielen Grüntönen, manche mit duftenden Blüten besetzt. Die Fülle der Pflanzen und Arten wächst mit jeder Treppenstufe die Wendeltreppe hinunter weiter an. Schließlich gelangst du über die Treppe unten an und befindest dich in einem paradiesischen Garten. Dort herrscht die pure Fülle an Blumen, Pflanzen, Bäumen, Farben und Düften. Alles ist üppig. Der Garten ist riesig, du kannst ihn gar nicht bis an irgendein Ende überblicken. Er ist weit und groß genug, sämtliche Landschaften dieser Erde in sich aufzunehmen und zu beheimaten. Staunend gehst du ein wenig herum, schaust dich um. Du bist umgeben von einer einzigen buntfarbigen Fülle.
Dann dämmert dir, wohin du über diese magisch anmutende Wendeltreppe gelangt bist. Du bist mitten hinein gelangt in den Paradiesgarten deines eigenen mystischen Herzens. Du stehst in der Fülle, der Weite und Tiefe deines eigenen Herzens. Es ist lichtvoll und hell und dir ist warm. Was du bislang dort noch nicht siehst, sind irgendwelche Hütten, Häuser oder andere Gebäude. Außer dir hält sich in diesem Paradiesgarten deines Herzens noch kein weiteres Wesen auf. Deshalb betätige dich jetzt als Schöpfer, als Schöpferin. Möchtest du belebte lebendige Wesen mit dir im Garten deines Herzens haben, dann bevölkere dein Paradies mit Tieren. Bei der Fülle existierender Wesen in der Tierwelt kannst du dir das gar nicht mehr in sämtlichen Einzelheiten vorstellen. Lade einfach ein paar deiner Lieblingstiere ein, den Rest besorgt das wundersame Zusammenwirken der Natur in deinem Herzen.
Wichtiger ist ohnehin, dass du dir jetzt überlegst, welche Menschen in deinem Herzen einen Platz finden dürfen – Menschen, die du kennst und die noch leben, ebenso wie Menschen, die du einmal gekannt hast, die aber bereits verstorben sind. Das spielt keine Rolle. Eine Rolle spielt nur, ob du ihnen einen Platz in deinem Herzen einräumen möchtest, weil du Liebe für sie verspürst. Du entscheidest ganz allein, wer in deinem Herzen wohnen darf, niemand sonst. Den Menschen, die in deinem Herzen wohnen dürfen, weise einen für sie stimmigen Platz zu, ganz nach den Worten: »In meines Vaters Haus gibt es viele Wohnungen.« Wie sollen die Menschen, die deinem

Herzen nahestehen, dort wohnen? Du entscheidest über ihre Wohnstatt. Das kann eine einfache Hütte in der Weite deines Herzens sein, sie können unter freiem Himmel leben oder du baust ihnen ein Haus, klein oder größer, oder du lässt sie in einem Palast oder einem Tempel wohnen. Quartiere alle genau dort ein, wo du sie in deinem Herzen am richtigen Platz spürst.
Eine Wohnung fehlt jetzt noch, die wichtigste. Hast du schon an dich selbst gedacht? Wie richtest du dir deine eigene Heimstatt in deinem eigenen Herzen ein? Wie soll dein Platz in deinem Herzen aussehen? Erschaffe ihn genau so, wie es dir beliebt. Möchtest du selbst ganz frei, unter freiem Himmel, leben, in einer Hütte in der Stille der Natur, in einem Haus, kleiner oder geräumiger, richtest du dir einen Palast ein oder wählst du dir einen Tempel als Wohnstatt? Wähle aus und richte dir deinen Platz ein. Erwäge auch die Umgebung. In der Tiefe und Weite deines Herzens ist so viel Raum, dass du deine Heimstatt in jede von dir gewünschte Landschaft hineinsetzen kannst. Dort, wo es dich in deiner Vorstellung hinzieht, dort bist du in deinem eigenen Herzen zu Hause. Zuhause. Dort ist deine Zuflucht, der Ort deiner immerwährenden Sicherheit. Dort bist du mit dir im Reinen und im Frieden. Von dort schenkst du dein Licht und deine Liebe. Dort ist alles genau so, wie es schon immer sein sollte. Und vielleicht, ja vielleicht spürst du in diesem Frieden in der Wohnung deines eigenen Herzens noch etwas, das dort sein darf und sein möchte: eine An-Wesenheit.

Beende ich die Anleitung der Übung mit der An-Wesenheit ist sie keineswegs zu Ende. Wie bei den meisten imaginativen, imaginalen oder meditativen Übungen läuft im Hintergrund eine leise meditative Trancemusik. Ich lasse die Menschen noch eine ganze Weile mit der Musik in ihrer inneren Stille mit ihren An-Wesenheiten verbleiben, bevor ich sie mit der Ermunterung, ihre Augen zu öffnen, wieder ins Hier und Jetzt zurückhole.

3.4.4 Imagination in Licht und Liebe

Die Mehrzahl Drogen missbrauchender und süchtig abhängiger Menschen hat ein Problem mit dem Selbstwertgefühl und der Eigenliebe im guten Sinne. Eigenliebe meint nicht Egozentrik und Grandiosität. Wer sich selbst als Mensch annehmen kann, kann sich die Selbstliebe zugute kommen lassen, die einem Menschen eigentlich von Geburt an zusteht. Wer gewachsene Schwierigkeiten mit dem eigenen inneren Frieden hat, stellt auch sein Licht unter den Scheffel. Ein dunkles Suchtelemental verdunkelt das Leuchten eines Menschen noch stärker. Um Menschen, die mit sich hadern oder sich gar nicht leiden können, sich bisweilen sogar hassen, wieder einen heilsamen Zugang zum eigenen menschlichen Wert und Licht zu ermöglichen, können wir ihnen Übungen in Licht und Liebe anbieten. Sie gehen weit über das hinaus, was therapeutisch gängig und üblich ist. Als helle, lichtvolle Elementale gehören sie zum Wirksamsten, das wir sowohl beruflich in unserer Arbeit wie privat für unser eigenes Heil einsetzen können.

Erinnere dich: Im Kapitel 2.10 über die spirituellen Erweckungserlebnisse habe ich die auf die Herzebene und das Spektrum der Liebe einwirkenden Eigenschaften von entaktogenen, empathogenen und entheogenen Substanzen erwähnt. Die Kräfte bestimmter Übungen in Licht und Liebe kommen diesem Wirkungspotenzial gleich oder übersteigen es sogar. Damit können sie ein gewachsenes Suchtelemental sozusagen zum »Verglühen« bringen.

Wiederum gilt es, zu notieren: Übungen dieser Klasse lassen sich ziemlich leicht anwenden. Sie warten bloß darauf. Im Grunde brauchen sie nicht einmal erlernt zu werden. Sie zu erfahren, ist wie eine tiefe Erinnerung an eine Verbundenheit, die wir als Menschen seit jeher in uns tragen.

Wenn wir ein derart kräftigendes helles lichtvolles Elemental als heilsamen dienstbaren Geist aussenden, kann es trotzdem sein, dass der Empfänger oder die Empfängerin innerlich noch gar nicht bereit ist, es anzunehmen. Das ist bei Drogen missbrauchenden und süchtig abhängigen Menschen anfangs oft der Fall. Dann nimmt er oder sie das heilsame Elemental noch nicht in sich hinein. Es trifft auf diese Person auf und kehrt zu uns zurück. Aber es verpufft nicht. Lichtvolle, liebevolle Methoden hinterlassen immer ihre Spuren im energetischen Kraftfeld oder in der Aura eines Adressaten oder einer Adressatin. Die Kraft des Elementals, seine hohen Schwingungen – konkret: die Kraft wie die Schwingungen von Licht und Liebe – schleichen sich langsam, aber sicher in einen Menschen ein, der von solchen Kraftladungen getroffen wird. Gutes geht nie verloren. Lichtvolle Kraftladungen von Licht, Liebe und Güte werden früher oder später eine Wirkung in der adressierten Person erzielen und ihre Gedanken wie Handlungen in eine andere Richtung lenken. Sie überstrahlen jedes Suchtelemental. Der schöne Nebeneffekt für die Menschen, die sie voller Überzeugung zur Anwendung bringen, ist der, dass sie selbst heller, leuchtender, gütiger, gelassener, liebevoller, friedfertiger werden.

ÜBUNG Weil ich Licht bin, bin ich auch Liebe, und weil ich Liebe bin, bin ich auch Licht

Setze dich bequem hin an einem ruhigen Ort und schließe die Augen. Falls es dir nicht möglich ist, die Augen zu schließen, fixiere einen Punkt auf dem Boden, etwa einen Meter vor deinen Füßen. Nimm eine bequeme Haltung ein. Spüre, wo dein Körper Kontakt zur Lehne, zum Sitz oder zum Boden hat. Achte auf deine Atmung, gleichgültig, wohin du atmest, ob in den Bauch oder in die Brust. Nimm für den Anfang nur einige Atemzüge lang wahr, wie du atmest, dass du atmest und dass dein Atem kommt und wieder geht, ohne dass du bewusst etwas dafür tun müsstest ... Mache dir einen Augenblick deutlich bewusst, dass das Atmen in deinem Leben etwas ist, wofür du dich normalerweise nicht anzustrengen brauchst, denn dein Atem kommt und geht von allein. Als Einatem strömt er leicht und fließend in dich hinein

und als Ausatem wieder aus dir heraus. Es gibt da in deinem Leben also zumindest diesen einen Bereich, der ganz und gar ohne Anstrengung funktioniert. Mache dir das ganz ausdrücklich bewusst. Um deine Luft zum Leben einzuatmen, musst du dich nicht im Geringsten bemühen.
Du kannst deinen Atem sogar hören, wenn es still wird in dir ... Außerdem kannst du den Raum um dich herum spüren und hören, den Raum, aus dem dein Einatem in dich einströmt und in den dein Ausatem wieder zurückkehrt – diesen Raum, aus dem das Leben in dich einkehrt, und in den alles Leben wieder zurückkehren wird. Dein Atem ist ein Geschenk des Lebens an dich. Vielleicht ist er sogar ein Geschenk Gottes an dich. Und wer ist das überhaupt, der oder die da atmet? Atmest du oder atmet ES dich? Wer atmet, wenn du nachts schläfst und dir nicht bewusst bist, dass du überhaupt atmest? Jedenfalls musst du dich für dein Atmen nicht willentlich anstrengen. Welch eine erleichternde Erfahrung und welch ein Gedanke: Du musst dich in keiner Weise anstrengen ... Mache dir obendrein bewusst, dass dein Atem in deinem Leben das Erste ist, das kommt, und das Letzte ist, das geht. Dazwischen bist du mit deinem ganz einzigartigen Leben, weil du einzigartig bist. Dich gibt es als der Mensch, der du bist, der Mann oder die Frau, nur ein einziges Mal, und gäbe es dich nicht, würdest du der Welt fehlen. Mache dir das ausdrücklich bewusst. Die Spanne zwischen deinem ersten und deinem letzten Atemzug ist die dir geschenkte Lebensspanne ... Du hast die Wahl: Du kannst deine Lebenszeit für dein ganz einzigartiges Leben nutzen oder sie achtlos verstreichen lassen. Mache dir das so bewusst, dass du es nicht bloß denken kannst, sondern dass diese Gewissheit dich mitten in deinem Herzen erreicht.
Solltest du beim Beobachten deines Atems wahrgenommen haben, dass du für gewöhnlich mehr in deine Brust als in deinen Bauch atmest, dann bringe deinen Atem nun in Ordnung. Vertiefe deinen Atem ein wenig und lenke deinen Einatem von nun an gezielt in deinen Bauch hinein, sodass sich deine Bauchdecke beim Einatmen spürbar hebt und mit dem Ausatmen wieder senkt. Deine Brust atmet zwar immer mit, damit sich auch deine Rippenbögen weiten können, doch deine Bauchatmung genießt Vorrang. Die Brustatmung hilft dir beim Überleben. Doch ausschließlich deine Bauchatmung schenkt dir die nötige vitale Lebenskraft, dein einzigartiges Leben zu deinem Besten zu gestalten.

Beginne nun mit folgender Vorstellung: »Ich atme Licht in die Mitte meines Herzens. Mit jedem Einatmen atme ich leuchtendes, strahlend helles, warmes reinweißes Licht in die Mitte meines Herzens ... Licht, so rein und weiß wie Schnee, aber nicht kühl ... Und weil ich mit jedem neuen Atemzug unermüdlich weiter strahlend helles, warmes reinweißes Licht in das Zentrum meines Herzens atme, verdichtet sich dieses Licht zu einem einzigen strahlenden Leuchten. Mein Herz wird Licht, ist licht ... Mein Herz beginnt aus sich

heraus, hell zu leuchten und zu strahlen ... Mit jedem neuen Atemzug, mit dem ich weiter klares, helles, warmes reinweißes Licht in die Mitte meines Herzens atme, wird dieses Leuchten und Strahlen heller und stärker.
Ich sehe zu, wie die leuchtende Sonne meines Herzens oder dieser strahlend leuchtende runde Kristall in mir beginnt, sich auszudehnen. Das Licht, das von meinem Herzen ausströmt, dehnt sich mit meinem Ausatem aus ... Reinweiß, schneeweiß ... Das Licht dehnt sich mit jedem neuen Ausatem weiter aus. Es dehnt sich aus in meinen gesamten Brustkorb hinein, es dehnt sich aus in meinen Bauch hinein, in mein Becken, in die Oberschenkel, die Unterschenkel, die Füße, in meine Arme und Hände und durch Hals und Kehle bis in meinen Kopf hinein. Ich bin vom Scheitel bis zur Sohle von meinem eigenen strahlend hellen Licht erfüllt und durchleuchtet. Das helle strahlende Leuchten durchdringt jede einzelne Zelle meines physischen Körpers. Zugleich reinigt das strahlende helle Licht jede einzelne Zelle meines Körpers von allem Abträglichen und Unzuträglichen, das ich selbst in mich hineingenommen habe, unbedacht oder in Unwissenheit ... Das Strahlen und Leuchten erfüllt meinen Geist und lässt meine Seele erstrahlen. Ich sehe meinen gesamten Körper erfüllt und umflossen von hellem strahlendem Licht, ganz rein, ganz weiß.
Und immer weiter atme ich mit jedem neuen Atemzug weiter klares, helles Licht in die Mitte meines Herzens. So bin ich durchdrungen von Licht, ich bin umgeben von Licht. Ich bin ganz umgeben und umhüllt von meinem eigenen strahlenden Licht ... Ich bin ein Wesen aus Licht und ein Wesen im Licht. Ich bin Licht, und ich bin im Licht. Und weil ich Licht bin, bin ich auch Liebe. Und weil ich Liebe bin, bin ich auch Licht ... Ich lebe im Licht. Ich liebe im Licht. Ich lache im Licht. Und manchmal, ja manchmal, weine ich auch im Licht. Aber ich weine im Licht, ich weine niemals im Dunklen. Das Licht trägt mich, das Licht nährt mich, das Licht schützt mich. Das Licht trägt mich, das Licht nährt mich, das Licht schützt mich ... immerfort.«

Konzentriere dich nun noch einmal auf die Mitte deiner Brust ... und lasse dort in deiner Vorstellung eine weißrosa Kugel auftauchen. Erschaffe in deiner Vorstellung eine weißrosa Kugel an der Stelle in deiner Brust, hinter der dein Herz für dich und dein Leben schlägt ... Eine weißrosa Kugel. Weißrosa ... Dehne die Kugel aus ... dehne sie immer weiter aus ... Dehne die weißrosa Kugel so weit aus, wie du innerlich schauen und fühlen kannst ... Dehne sie aus, weiter und weiter, und wünsche dir Ruhe und Frieden in deinem Herzen ... In dein Herz mögen vollkommene Ruhe und Frieden einkehren ... In meinem Herzen ist es vollkommen ruhig und friedlich ... ruhig und ganz friedlich.
»Mit dieser Ruhe und dem Frieden in mir atme ich mit jedem neuen Atemzug wieder klares, helles, warmes weißes Licht in die Mitte meines Herzens ... Ich sehe mich durchdrungen von Licht, ich sehe mich umgeben von Licht. Ich

bin Licht und ich bin im Licht. Und weil ich Licht bin, bin ich auch Liebe. Und weil ich Liebe bin, bin ich auch Licht ... Ich lebe im Licht. Ich liebe im Licht. Ich lache im Licht. Das Licht trägt mich, das Licht nährt mich, das Licht schützt mich ... Das Licht trägt mich, das Licht nährt mich, das Licht schützt mich ... immerfort.«

Mit dieser Gewissheit, dass du immerfort genährt, getragen und geschützt bist von deinem klaren hellen Licht, erinnere dich nun wieder, wo du bist, wer du bist und wer du sein möchtest ... Kehre ganz zu dir zurück und öffne langsam wieder deine Augen ... Deine Augen sind offen, deine Augen sind ganz offen und du bist wieder ganz zurück in deinem Hier und Jetzt auf dieser Seite deines Lebens.

Diese elementale Imagination in Licht und Liebe ist weit mehr als eine imaginative Vorstellungsübung. Sie knüpft an die Gegebenheiten unseres Menschseins an. Menschliche Wesen verfügen über eine unendliche Liebesfähigkeit, sofern sie das Wagnis bedingungsloser Liebe riskieren. Außerdem sind sie Wesen aus Licht und im Licht. Wir wissen mittlerweile um das Licht der Biophotonen in jeder einzelnen unserer intelligenten Zellen.

Pionier der Erforschung von Biophotonen war der deutsche Biophysiker Prof. Dr. Fritz-Albert Popp (1938–2018). Über vier Jahrzehnten erforschte er die Lichtabstrahlung von lebenden Zellen. Mithilfe von Lichtimpulsen steuern die Zellen in einem Organismus ihre Stoffwechselprozesse und kommunizieren untereinander. Biophotonen transportieren die Informationen und schaffen so ein kohärentes Ordnungsfeld, in dem jede Zelle mit jeder anderen verbunden ist und weiß, was sie zu tun hat. Biophotonen koordinieren sämtliche biochemischen Abläufe im menschlichen Körper. Das ist die biophysische oder biochemische Grundlage unserer zellulären Existenz.

Imaginationen in Licht und Liebe sprechen die eher spirituellen Dimensionen unseres gesamten zu bestaunenden Leib-Geist-Seele-Systems an. Wenn es uns gelingt, neu zu staunen, stehen wir am Anfang einer neuen bewegenden Erkenntnis.

Wenn ich in einer Passage der Übung anleite: »Ich sehe zu, wie die leuchtende Sonne meines Herzens oder dieser strahlend leuchtende runde Kristall in mir beginnt, sich auszudehnen«, dann ist das keine beliebige Alternative. Das Bild des leuchtenden Kristalls geht im Ursprung auf Teresa von Avila zurück. Es ist eines ihrer schönsten Bilder für die menschliche Seele: »Es bot sich mir an, unsere Seele als eine gänzlich aus einem einzigen Diamanten oder sehr klaren Kristall bestehende Burg zu betrachten, in der es viele Gemächer gibt, so wie es im Himmel viele Wohnungen gibt« (Avila 2005, S. 78).

In der Tiefe unserer eigenen Seele tragen wir einen Reichtum, der uns oftmals kaum bewusst ist. Die besondere Tragik mancher Drogen missbrauchender Menschen ist die, dass ihr Reichtum im Grunde genommen so groß ist, dass sie ihn nicht »gefasst« bekommen und ihre gefühlsmäßige Durchlässigkeit mit den Wirkungen psychoaktiver Substanzen abzudichten trachten. Das gilt nicht für alle, aber diese Schutzfunktion ist eine von vielen tieferen Ursachen für den Einsatz dämpfender Substanzen.

3.4.5 Hand aufs Herz

Da das Herz mit seiner eigenen Weisheit sehr genau weiß, was es braucht, stelle ich hier noch eine weitere Intervention für die Herzebene vor. Sie hat eine deutlich andere Qualität.

Sucht ist eine Suche. Verfehlen wir die Suche, finden wir Gegnerschaft. Oft wird auf dem Weg der Suche mithilfe der Sucht ein übervolles Herz verschlossen, um das Leben überhaupt ertragen zu können. Das hochsensible Herz könnte überquellen vor Gefühlen, Befürchtung oder Tatsache ist: Es wäre in jedem Fall zu schmerzhaft.

FALLBEISPIEL

Ein bunt schillernder, außergewöhnlich begabter junger Mann suchte mit Cannabis seine richtungslose Getriebenheit zu mildern. Seine Mutter mit eigenem stark ausgeprägtem Helfersyndrom berichtete von ihm: »Er hat so viele Ressourcen.« Doch ihr Sohn wusste über Jahre hinweg keine seiner Stärken zu nutzen. Sein extrem entwertender Vater stand am Beginn der verlorenen Jahre des jungen Mannes, in denen Kiffen sein einziger Lebensinhalt war. Nach einem mittleren Bildungsabschluss gab er sich völliger Passivität hin. Seine Mutter war am Rande der Erschöpfung, als sie mit ihm zu mir in die Drogenberatung kam.

Im ersten Gespräch zeigte sich der junge Mann überrascht, mit welchem Maß an Wohlwollen und Respekt ich ihm begegnete. Er hatte ganz anderes erwartet. Da sprach er von seinem »tief vergrabenen Widerwillen gegen Veränderung«. Als ich ihm in der Vorstellung versuchsweise einen Spaten zum Graben anbot, griff er das Bild auf.

Er fing an, zu graben und sein Feld zu beackern. Langsam wuchs sein Gefühl für seine eigene Wertigkeit, weil er über die Entwertung durch seinen Vater hinauswuchs. Seine große Leidenschaft galt dem Kochen, doch hatte er Jahre damit verbracht, diese »Berufung« zu umschiffen. Wir kamen immer wieder darauf zurück, dass sie ihm eine Herzensangelegenheit war. Da wurde er lebendig. Der Wendepunkt kam, als ich ihn eines Tages – während er einmal mehr in seiner Unmotiviertheit, seinen Zweifeln an sich selbst und seinen Schuldgefühlen »herumlümmelte« – aus einem nicht abweisbaren Impuls heraus fragte: »Darf ich mal etwas versuchen?« Er nickte: »Ja, was denn?« – »Darf ich mal meine Hand auf dein Herz legen, und falls du magst, die andere auf den Rücken zwischen deine Schultern?« Der junge Mann stimmte sofort zu. Seine Mutter, die mit ihm gekommen war, hielt den Atem an. Sein Herz klopfte heftig. Es war aber kein ängstliches Klopfen, sondern ein hoffnungsvoll aufgeregtes, freudiges Herzklopfen. Wir konnten beide andächtig spüren, wie etwas in dem jungen Mann sich öffnete.

Die Hand auf dem Rücken war Bekräftigung und Ermutigung. Nach diesen Berührungen und dem Blick, den wir schweigend tauschten, war seine Welt eine entschieden andere: Die BeHANDlung hatte sein Innerstes erreicht. Von dem Augenblick an stand er zu sich und seinen Herzensangelegenheiten. Danach ging es nicht mehr darum, ob er seiner Berufung folgen wollte, sondern bloß noch um das Wie.

Kurze Zeit später hatte er eine Lehrstelle als Koch, die seinen Ansprüchen und Wünschen entsprach und er mailte mir: »Es macht einfach sauviel Spaß! Es ist alles fast noch besser als ich's mir gewünscht habe. Wie sie mir begegnet sind, hat mir viel gebracht. Ich habe endlich meinen tief vergrabenen Schweinehund ausgegraben und ihn in die Flucht geschlagen.«

Das ist an die 20 Jahre her. Seither habe ich junge wie erwachsene Menschen reihenweise in einer stimmigen Situation gefragt: »Darf ich mal meine Hand auf dein Herz legen?« Fast alle reagieren sie mit freudiger Erwartung, einer inneren Ahnung, was passieren wird. Ihr Herz öffnet sich, und ihre Seele atmet tief auf.

Als ich in einem Seminar von dem Beispiel erzählte, fragte eine Teilnehmerin erstaunt: »Wie, so was machst du?« Allein bei der Vorstellung, jemand könnte ihr eine Hand auf ihr Herz legen, klopfte ihr Herz ganz aufgeregt. Außerdem wurde ihr mit einem Mal ganz warm. Unausgesprochen blieb spürbar ihre Frage im Raum stehen, wie es sich wohl anfühlen würde, wenn wir dies in der Gruppe erproben würden. Einen Tag später versuchten sich die Seminarteilnehmenden mit der Zustimmung aller dann tatsächlich an der kleinen Übung. Nach einer kurzen situativen Einstimmung fanden sie sich als Paare zusammen, um sich in wechselnden Rollen von Geben und Nehmen jeweils eine Hand aufs Herz zu legen. In gespannter Erwartung erlaubte obige Kollegin, dass eine zweite Person ihr eine Hand auf ihr Herz legte. In einer Woge von Wärme und Liebe brachen sämtliche Bande und Ringe auf, die sie so lange Jahre ihres Lebens um ihr Herz gelegt hatte. Sie trug eine immense Liebesfähigkeit in sich, aber die Liebe war ihr auch »verdächtig«, sodass sie sich vor einem Zu-viel und Zu-nahe schützen wollte. Mit der Hand auf ihrem Herzen schmolz dieser ganze Kokon um ihr Herz in kürzester Zeit ab. Sie hatte aber in keiner Weise das Gefühl, einen Schutz verloren zu haben. Ganz im Gegenteil: Sie fühlte sich frei, lebendig, strahlte über das ganze Gesicht.

Diese Herzberührung solltest du erst an dir selbst erproben, bevor du sie Patienten vorschlägst. Ich kann dich nur ermuntern, sie deinem therapeutischen Handwerkzeug hinzuzufügen. Da damit die Schwelle zu körpertherapeutischen Methoden überschritten wird, kann es sein, du gönnst dir eine Portion Selbsterfahrung mehr als bei Übungen, die den Körper nicht miteinbeziehen. Es kann aber ebenso gut sein, du bist ein »Naturtalent« und knüpfst ganz einfach und sicher an dein menschliches Potenzial an.

Variationen dieser Übung zur Herzensöffnung biete ich als Herz-Resonanz-Karussell regelmäßig in Gruppen an. Da können alle Beteiligten die Andacht durch den Raum schreitend spüren. Die Herzen schlagen in ihrer eigenen Intelligenz, und es vollziehen sich die schönsten Wandlungsprozesse. Selbst für Menschen mit Herzangst oder Herzneurose hält diese Art der Herzberührung heilsame Erfahrungen bereit.

3.4.6 Vergeben und Verzeihen als Wege zur Er-Lösung

Vergeben und Verzeihen erleichtern ein beschwertes Herz. Vergeben können wir anderen Menschen, von denen wir uns verletzt oder gekränkt fühlen oder die uns Unrecht, Leid, Gewalt angetan haben. Drogen gebrauchenden und süchtig abhängigen Menschen würden oft Legionen anderer einfallen wollen, denen sie Vorwürfe zu machen hätten und die sie sogar für den eigenen Drogengebrauch verantwortlich erklären möchten. Zur reinigenden Vergebung sind sie häufig noch nicht bereit. Das bedarf etlicher Vorarbeiten, sie dafür zu gewinnen und zu öffnen.

Vergeben und Verzeihen können wir aber auch uns selbst, weil wir uns selbst verletzt haben, uns selbst Leid, Unrecht oder Gewalt zugefügt oder Schuld auf uns geladen haben. Mit der Eigenvergebung tun sich Drogen gebrauchende Menschen oder süchtig Abhängige enorm schwer. Zu groß sind die aufgeladenen Bürden oder das falsche Bewusstsein, völlig im Recht zu sein. Da ist es noch leichter, anderen Menschen etwas zu verzeihen. Ungleich schwieriger ist es, sich selbst etwas zu verzeihen, um sich von einem aufgelaufenen Schuldkonto zu entbinden.

Sich selbst etwas zu verzeihen, bedeutet weder Vergessen noch Verdrängen, schon gar nicht Ungeschehen-Machen als Absolution. Es ist auch kein Ablasshandel. Es ist die Anerkennung der unabweisbaren Verantwortung dafür, dass ich mir selbst oder anderen Menschen im Leben Leid zugefügt habe. Das Wissen darum lastet uns häufig jahre-, jahrzehnte- oder lebenslang auf dem Herzen, der Seele, dem Nacken, den Schultern. Es ist wie eine Bürde, die wir durchs Leben schleppen und die uns bedrückt. Die Bürde kann uns als Lebenslast bewusst sein, ohne dass es uns bislang gelungen ist, uns von ihrer Schwere zu entlasten. Sie kann aber auch gänzlich unbewusst, vergessen oder verdrängt, von Drogen oder durch die Schleier des Alkohols vernebelt sein – und erst in dem Moment wieder wachgerufen werden, wenn uns jemand mit der wegweisenden Frage überrascht: »Was ist das Wichtigste in deinem Leben, das du dir selbst verzeihen und vergeben solltest?«

Nicht wenige Menschen machen aufgrund der Schatten auf ihrer Seele sowie den Bürden, die sie durch ihr Leben tragen, lange Sucht- oder Psychotherapien, einzeln oder in Gruppen. In vielen nach Plan ablaufenden Therapien wird jedoch niemals die Frage nach der eigenen Vergebung gestellt – ein zwar erklärbares, aber dennoch schweres Versäumnis mit noch schwereren Folgen. Da bleiben nämlich die Türen zur möglichst unbeschwerten Freude im und am Leben verschlossen.

Kollektiv und global ist Vergebung das auf Dauer wirksamste Heilmittel, um die weltumspannende dunkle Wolke von grenzenlosem Hass und Fanatismus zu entkräften.

Es freut sich in meinem Herzen ...

Unbefangene Freude oder überhaupt die Freude im Herzen ist nicht die am weitesten verbreitete Emotion in unserer Zeit. Da helfen auch keine Eventagenturen mit ihrem Verkauf künstlich gehypter Freude. Eher schon gilt die Depression als ein Zeichen unserer Zeit. Drogenmissbrauch und süchtige Abhängigkeit sowie Depression sind ohnehin oft wie verbacken.

Der französische Dichter Paul Verlaine (1844–1896) wurde in seinem Leben häufig vom Dunkel der Seele heimgesucht. In einem Gedicht schreibt er: »Es weint in meinem Herzen, wie auf die Stadt es regnet«.[7] Verlaine wusste, weshalb er elegisch, melancholisch dichtete. Seine Alkoholexzesse verdichteten seine schwere Depression und umgekehrt.

In den Herzen vieler Menschen weint es, so wie es an dunklen kalten Novembertagen ohne Unterlass auf die Städte regnet und aufs Gemüt drückt. Aber wer möchte schon gerne über längere Zeiten solche gedrückten Stimmungen ertragen? Es scheint doch auch so einfach, dagegen anzukiffen oder anzutrinken. Aber wer oder was ist eigentlich mit *Es* gemeint? Wer weint im Herzen? Weshalb weint es? Weinen wir selbst im Herzen? Oder weint es in uns?

Menschen dürfen sich noch darüber freuen, wenn sie wissen, weshalb es in ihrem Herzen weint, wenn sie sagen können, weshalb sie so traurig oder unglücklich sind, dass ihnen die Tränen fließen mögen. Es gibt so viele verstehbare, erklärbare, nachvollziehbare Ursachen, weshalb uns das Leben zu Tränen rührt: Leid und Schmerz, Verlust, Trennung, Tod, Unrecht, Einsamkeit, Verlorenheit, Ungerechtigkeit, Gewalt, Sucht und vieles mehr. Von Glücks- und Freudetränen reden wir an der Stelle nicht, ausschließlich von den Tränen der Beschwernis. Als unfassbar schlimme Beschwernis wird es hingegen erlebt, wenn Menschen gar kein Bewusstsein, keine Ahnung, ja selbst kein Gefühl mehr dafür haben, weshalb sie so traurig sind und es in ihrem Herzen weint. Das *Es* bleibt gänzlich unfassbar, unergründlich. So heißt es in Verlaines großem Gedicht der Traurigkeit weiter:

»Es weint ohn' allen Grund
In meinem blut'gen Herzen.
Ward durch Verrat es wund?
Mein Leid ist ohne Grund.

Das ist das schwerste Leiden,
Zu wissen nicht warum.
Da Hass und Lieb' mich meiden –
Mein Herz muß soviel leiden.«

Verlaines Gedichte sind nicht gerade einfach in eine andere Zielsprache zu übersetzen. In einer zweiten deutschen Übertragung seiner Lyrik lauten die letzten Verse:

7 »Il pleure dans mon coeur comme il pleut sur la ville«. Deutsche Fassung zitiert nach: Ausgewählte Gedichte. Leipzig: Insel Verlag, 1983.

»Am schlimmsten ist's: nicht wissen
Weshalb man sich so quält.
Den Hass, die Liebe missen –
dies hat mein Herz zerrissen!«[8]

Das ist die schlimmste Qual: wenn es scheinbar ohne Grund im »blut'gen Herzen« weint. Dann zerreißt es das Herz der Menschen gleich doppelt. Sie greifen sich selbst an, machen sich die ungnädigsten Vorwürfe: »Ich habe doch gar keinen Grund, so traurig zu sein.« Nicht bloß für erklärtermaßen depressive Menschen ist das ihr schwer zu ertragender Alltag. Es weint und weint im Herzen, und es will gar nicht mehr aufhören zu weinen. Und da ist dieses »Missen«, das unablässig vermisst, das Mangel leidet, Mangel an der wichtigsten aller Nahrungen im Leben: der Liebe. »[D]ie Liebe missen – dies hat mein Herz zerrissen«: dieser Riss im Herzen so vieler Drogen missbrauchender, süchtig agierender, depressiver, narzisstischer, machtsüchtiger, gieriger Menschen, dieser scheinbar unverzeihliche Riss aus eigener oder fremder Schuld.

Was nicht vergeben und verziehen ist oder wird, wird immer seinen Nachhall in uns finden. Es wird weinen im Herzen, und zwar gänzlich unabhängig davon, ob uns die Quelle, die Ursache, vertraut ist oder nicht; ob wir das Weinen im Herzen wahrhaben möchten oder nicht. Deshalb habe ich es vorgezogen, das Weinen im Herzen bereits in der Überschrift zu diesem Kapitel ins Positive zu wenden: »Es freut sich in meinem Herzen ...« Denn eines ist gewiss: Vergebung in reiner Form bringt die Freude und im Gefolge der Freude die Liebe zurück ins Herz und damit ins Leben. Vergebung führt zu unmittelbaren Erleichterungen im Herzen. Kenne ich die Ursachen für mein Weinen im Herzen, kann ich gezielt und bewusst vergeben. Habe ich keinen Zugang zu den Ursachen meines Leidens, weil sie zu versteckt oder verdrängt sind, macht es trotzdem Sinn, sich der Vergebung zuzuwenden.

Es freut sich in meinem Herzen: Das *Es* ist mehrschichtig. Es sind zuallererst die unmittelbar verspürten Erleichterungen im Herzen. Vergebung nimmt uns die Bürden von der Seele, das Herz wird leichter und weiter, fühlt sich tiefer an. Die eigene Wohnung im Herzen wird freundlicher, wohnlicher, sicherer. *Es* ist auch die Lebenskraft, die durch Vergebungsprozesse freigesetzt wird, um das Leben von der Vergangenheit in die Zukunft auszurichten. Es nach vorne hin zu öffnen. *Es* ist weiterhin die größere Kraft in uns Menschen, eine spirituelle Qualität, die uns die Bereitschaft zur Vergebung eingibt. Und *ES* ist letztlich die eine höhere Instanz, die einzig die große Vergebung gewähren und schenken kann. Als menschliche Wesen können wir nur die kleine Vergebung bewirken. Die große Vergebung ist pure Gnade. Diese können wir selbst nicht bewirken. Wir können sie ausschließlich geschenkt bekommen.

Gelingt uns eine Vergebung aus tiefstem Herzen heraus, kann die Freude in uns anschwellen, bis es sogar heißen mag: »Es jubelt in meinem Herzen.« Natürlich sind

---

8 Diese Variante wurde zitiert nach: Josef Zehentbauer: Melancholie. Berlin/Lancaster: Peter Lehmann Publishing, 2022.

wir es, die jubeln über unsere Erleichterungen der Seele und des Herzens. Es sind unsere verspürten Gefühle und Emotionen. Wir schreiben sie auch dem eigenen Empfinden zu. Nichtsdestotrotz jubelt bei jeder vollzogenen Vergebung immer auch etwas Höheres, Größeres in uns mit, das uns zur Vergebung führen möchte.

Wenn wir nicht so genau wissen, was oder wem wir eigentlich vergeben und verzeihen sollten, können wir uns trotzdem an der Vergebung versuchen, um in unserem Leben weiter voranzukommen. Haben wir anderen Menschen etwas zu verzeihen? Menschen, die uns ein schlimmes Leid, etwas Böses zugefügt haben? Menschen, die uns verletzt haben aus einer Unachtsamkeit, einer Unbedachtheit heraus? Menschen, denen wir selbst ein Leid angetan haben, aus Böswilligkeit, Rachsucht, Unachtsamkeit, Nachlässigkeit, Unbedachtheit, aufgrund von Drogengebrauch, aus der Sucht heraus? Oder täten wir gut, uns selbst etwas zu verzeihen, weil wir uns an uns selbst verschuldet haben? Weil wir uns selbst aus den Augen verloren haben, wesentliche Teile von uns aufgegeben, anheimgegeben haben, weil wir uns selbst angegriffen, verletzt haben?

Manches zu Vergebende ist uns sonnenklar, vieles andere liegt im Dunklen, im Verborgenen des Unbewussten. Ist es so, hilft noch so tiefes Graben in der eigenen Herkunftsgeschichte nicht weiter. Die Grundursache für eine Lebensschwierigkeit lässt sich letztlich nicht mehr ergründen. Spürbar ist nur, dass sie quält und Leiden verursacht. Wenn wir ein seelisches Leiden, ein selbstverletzendes Verhalten oder eine süchtige Gebundenheit letztlich nicht mehr auf eine erklärbare auslösende Ursache zurückverfolgen können, dann ist der hilfreichste Schritt, damit aufzuhören, unablässig zu fragen: »Warum?« Die letztlich gültige Erklärung ist nicht das Entscheidende. Das Entscheidende ist, dass wir ein bestimmtes Lebensmuster, eine Bürde, eine ins Lebensskript eingravierte Botschaft nicht mehr länger durch unser Leben tragen möchten. In dem Falle können wir auf hilfreiche Entbindungs- und Vergebungsrituale vertrauen. Danach fällt es leichter, sich der öffnenden Frage zuzuwenden, was wir aus unserem Leben noch zu machen wünschen.

An der Stelle lege ich dir als Leser, als Leserin dieser Zeilen, unabhängig davon in welcher Rolle du sie liest, die Frage nahe: »Was möchtest du dir in deinem Leben am meisten verzeihen?« Du solltest nicht länger zu den Legionen von Menschen gehören, die mit eisernem Griff ums Herz an Folgendem festhalten: »Ich kann mir das einfach nicht verzeihen.«

Unterschätzen oder missachten wir die Frage nach der Vergebung, halten wir an unnötigen Bürden und Lasten in unserem Leben fest. Üben wir uns darin, uns selbst und anschließend anderen zu verzeihen, werden die Lasten auf dem Herzen, auf dem Gemüt, auf der Seele wie auf den Schultern spürbar leichter, manchmal so leicht, dass wir schweben könnten. Das steht nicht im Widerspruch zu der Tatsache, dass innere Reinigung und Vergebung Arbeit an sich selbst ist, bisweilen sogar Schwerstarbeit.

Ein Vergebungsritual zur Aussöhnung

Ich biete dir im Folgenden zunächst eine Vergebungsübung an für den Fall, dass du die Ursache einer seelischen Verstimmung nicht mehr erinnern kannst. Das Vergebungsritual ist angelehnt an verschiedene neuzeitliche Anleitungen einer althergebrachten hawaiianischen Heilungsmethode zur geistigen Reinigung mit dem erklärten Ziel von Aussöhnung und Vergebung: Ho'oponopono. Als sehr wirkmächtiges psycho-spirituelles Ritual zur Reinigung und Heilung des eigenen Herzens wurde Ho'oponopono im Ursprung durch einen *kahuna*, einen Heilpriester, der einem Schamanen verwandt ist, durchgeführt. Bei der Zeremonie waren sämtliche beteiligten Personen, die ein Problem bereinigen wollten, anwesend.

Neuzeitliche, moderne Verfahrensweisen von Ho'oponopono können auch allein und im privaten Kreis durchgeführt werden. Außerdem haben sie sich weit über den polynesischen Kulturraum hinaus verbreitet. Auch in unserer Kultur ist Ho'oponopono inzwischen ein beliebtes Vergebungsritual. Der Name bedeutet in etwa: *Die Dinge in Ordnung, in Harmonie bringen*. Da die innere Reinigung stets unter der gütigen Mitwirkung der höheren geistigen Welt geschieht, kann es auch heißen: *Zurück zu Gott in sich selbst finden*. Dem Ritual geht im Ursprung wie in allen modernen Ableitungen zur Einstimmung immer ein Gebet voraus.

ÜBUNG Vergeben und um Verzeihung bitten

Setze dich an einen ruhigen Ort und schließe deine Augen. Deine Füße stehen mit den Fußsohlen auf dem Boden auf. Achte gleichfalls darauf, dass du deine Knie nicht abknickst, indem du die Beine angewinkelt zu dir heranziehst. Abgeknickte Beine behindern deinen Energiefluss. Sitze still und konzentriere dich auf deinen Atem. Für den Anfang gibt es nichts weiter zu tun, als etwas vertieft in deinen Bauch hineinzuatmen. Ein Atemzug folgt auf den vorigen, regelmäßig und ruhig. Bleibe eine Weile bei deinem ruhigen, vertieften Atem in den Bauch hinein. Einzig durch dein ruhiges, vertieftes Atmen reagiert dein Körper mit. Dein Herzschlag beruhigt sich. Deine Gedanken beruhigen sich, tauchen langsamer auf, ziehen stiller, ziehen friedlicher vorüber ... Beobachte die feinen Veränderungen, bewerte nichts.

Und nun lass eine Ahnung, ein Wissen, ein Gefühl in dir aufsteigen und denke Folgendes:

»Ich möchte in mir selbst etwas versöhnen, verzeihen und vergeben, das mich als Last und Bürde lange genug durch mein Leben begleitet hat. Ich möchte nicht länger erlauben, dass diese Last auf meinem Herzen, dieses Thema in meinem Leben, diese Erinnerung, dieses Wissen weiter mein Leben beeinträchtigt und mir ohne Unterlass belastende, mich niederdrückende Gefühle und Gedanken beschert.
Selbst wenn ich letztlich gar nicht mehr genau ergründen kann und weiß,

weshalb ich diese negativen Kräfte, diese schweren Gefühle und schwarzen Gedanken in mir hege, übernehme ich für meine Gefühle die volle Verantwortung. Ich vergesse nichts, verdränge nichts, verleugne nichts. Ich übernehme die volle Verantwortung für meine Gedanken, Gefühle und Handlungen, denn es sind meine Gedanken, Gefühle und Handlungen. Und ich übernehme die volle Verantwortung, mich von den Gedanken, Gefühlen und Handlungen, die ich in meinem Leben nicht länger tragen möchte, zu entlasten, zu entbinden. Damit sorge ich für Frieden in meinem Herzen.
Ich bitte um Vergebung und Verzeihung für all das, was ich mir in meinem Leben durch meine Taten, Handlungen, Gedanken, Gefühle und Worte selbst angetan habe und wodurch ich mich an mir selbst und meiner eigenen Seele verschuldet habe. Dafür übernehme ich die volle Verantwortung. Im Bewusstsein dieser Verantwortung leiste ich Abbitte bei meinem eigenen inneren Kind, für das ich selbst nicht ausreichend da war, wie bei meinem Höheren Selbst, auf das ich nicht hören mochte. Ich erlaube mir endlich selbst, mir zu vergeben und zu verzeihen. Ich vergebe und verzeihe mir selbst.
Ich bitte auch alle anderen Menschen inständig um Vergebung und Verzeihung, denen ich in meinem Leben durch meine Taten, Handlungen, Gedanken, Gefühle und Worte Leid zugefügt habe, denen gegenüber ich Schuld auf mich geladen habe. Ich bekenne mich voll und ganz zu meiner Verantwortung und bitte sie alle von Herzen um Vergebung und Verzeihung. Und ich verzeihe und vergebe mir selbst. Sollte jemand mir nicht verzeihen wollen, entbinde ich ihn dennoch von mir und ich mich von ihm.
Ich übernehme für meine Person für alle meine Taten, Handlungen, Gefühle, Gedanken und Worte die Verantwortung und verzeihe und vergebe. Ich löse damit alle negativen Verbindungen und Muster in meinem Leben. Ich entbinde und löse mich willentlich und bewusst von dem hier gewählten Thema in meinem Leben. Ich fühle mich entlastet und befreit. So fühle ich mich. So ist es.
Ich bedanke mich von ganzem Herzen bei mir selbst, bei anderen, bei meinen inneren Helfern und Unterstützerinnen, dass ich heute und jetzt alles bewusst lösen und loslassen kann, das ich so lange in meinem Leben mit mir herumgetragen habe.
Ich bin zutiefst dankbar dafür, dass ich mich mit der Weisheit meiner Seele und meinem freien Willen dazu entscheiden kann, loszulassen, zu verzeihen und zu vergeben.«

Jetzt und in alle Zukunft lass dich leiten von den fünf folgenden Sätzen:

Ich liebe dich.
Bitte verzeih mir.
Es tut mir leid.
Ich vergebe.
Ich danke dir.

Dem Ritual wohnt wirksame »Magie« inne. Je nachdem, wie verhärtet ein Problem sich zeigt, bieten sich Rituale jedoch gerne zur Wiederholung an, um eine nächste Schicht zu erreichen. Folglich kann es sein kann, dass du die Ho'oponopono-Vergebung wiederholt vollziehen musst, bis es dir tatsächlich gelingt, etwas Gravierendes in dir Schicht für Schicht abzutragen, zu reinigen, zu vergeben – vor allem, wenn um so etwas Gravierendes wie falsches Denken und Handeln unter dem Einfluss psychoaktiver Substanzen oder Alkohol geht. Über die Wiederholungen bleibst du auf schöne Weise mit deinem eigenen Vergebungsprozess verbunden.

Vergebungsrituale sind ein so privates, individuelles wie intimes Geschehen, dass jede Anleitung bestenfalls eine Annäherung an ein gnädiges Verzeihen sein kann. Versteh deshalb bitte auch diese Version des Ho'oponopono-Vergebungsrituals nur als einen Vorschlag. Möchtest du selbst ein solches Ritual ausführen, wirst du die passenden zu ergänzende Worte in deinem Inneren finden. Scheue dich keinesfalls, sollte dein persönliches Vergebungsritual deinem Gefühl nach mehr »Heiligkeit« erfahren.

Ein Vergebungsritual, gerichtet an die eigene Person

Die nächste Vergebungsübung zielt besonders stark auf die eigene Person. Du kannst sie in deinen vier Wänden ganz in Eigenregie durchführen. Im Grunde ist es eine Übung für alle Menschen. Besonders dienlich ist sie jedoch den Menschen, die sich an sich selbst verschuldet haben, so, wie es Drogen missbrauchende oder süchtig abhängige Menschen regelhaft tun. Das Ritual reicht tief, kann dich zu Tränen rühren. Im Endeffekt beschert es dir in jedem Falle ein höheres Maß an innerem Frieden und deutlich spürbare Erleichterungen im Herzen.

ÜBUNG Sich selbst vergeben und verzeihen

Setze dich bequem hin an einem ruhigen Ort und schließe die Augen. Falls es dir nicht möglich ist, die Augen zu schließen, fixiere einen Punkt auf dem Boden, etwa einen Meter vor deinen Füßen. Nimm eine bequeme Haltung ein. Spüre, wo dein Körper Kontakt zur Lehne, zum Sitz oder zum Boden hat. Achte auf deine Atmung ... und gib deinem Atem eine gute Richtung, indem du ihn gezielt in den Bauch hineinlenkst. Nimm nun einige Atemzüge lang wahr, wie du atmest, dass du atmest und dass dein Atem kommt und wieder geht, ohne dass du bewusst etwas dafür tun müsstest ... Mache dir einen Augenblick bewusst, dass das Atmen in deinem Leben etwas ist, wofür du dich normalerweise nicht anzustrengen brauchst. Dein Atem kommt und geht von allein. Als Einatem strömt er leicht und fließend in dich hinein und als Ausatem wieder aus dir heraus. Es gibt da in deinem Leben also zumindest diesen einen Bereich, der ganz und gar ohne Anstrengung funktioniert. Mache dir das noch einmal ausdrücklich bewusst. Und mache dir bewusst, dass dein Einatem in deinem Leben das Erste ist, das kommt, und dein Ausatem das Letzte ist, das gehen wird. Dazwischen bist du mit deinem ganz einzigartigen Leben, weil du einzigartig bist.

Dich als der Mensch, der du bist, als der Mann oder die Frau, gibt es nur ein einziges Mal auf dieser Welt. Es gibt dich wirklich, du bist da, weil du auf diese Erde kommen wolltest. Deine Seele hat es sich so ausgesucht. Und es ist gut, dass es dich gibt. Gäbe es dich nicht, würdest du der Welt fehlen. Gäbe es dich nicht, würdest du fehlen. Versuche diesen Gedanken nicht bloß zu denken. Erlaube dir, ihn in deinem Gefühl auftauchen zu lassen, ihn wahrhaftig sein zu lassen. Es ist gut, dass es dich gibt. Es ist richtig, denn du bist wichtig für die Welt. Lasse diesen Gedanken als Gewissheit zu, selbst oder besonders dann, wenn du Zweifel in dir trägst, dass du auf dieser Welt willkommen gewesen bist, oder falls dir dein Leben bisweilen schwerfallen mag. Du bist hier auf diese Welt gekommen, weil du kommen wolltest, und so ist es gut, dass du hier bist. Gäbe es dich nicht, würdest du fehlen ...
Atme dieses Wissen tief in dich und in dein Herz hinein. Dann vertiefe deine Atmung noch ein wenig, aber ohne Anstrengung. Gib deinem Atem weiterhin seine gute Richtung, indem du ihn mit jedem Einatmen gezielt in deinen Bauch hineinströmen lässt ... Atme ruhig und tief in den Bauch hinein ...

Lege nun deine Hände auf deinen Oberschenkeln ab, und zwar so, dass deine Handflächen nach oben weisen. Forme deine Handflächen dabei so, als ob du eine schöne perfekte Kugel in deinen Händen hieltest. Atme ruhig und tief. Konzentriere dich auf deine Hände und Fingerspitzen und den Raum zwischen deinen Handflächen. Wenn du ganz genau hinspürst, kannst du die Wölbung in deinen Handflächen spüren ... und du kannst fühlen, wie sie bereit sind, etwas in sich aufzunehmen. Erschaffe nun in deiner Vorstellung eine rubingoldene makellose Kugel, die du in deinen Händen hältst ... eine rubingoldene Kugel ... Lasse sie in deinen Händen auftauchen ... In der Wölbung deiner Handflächen ruht nun eine makellose rubingoldene Kugel, schön und rund ... und rubingolden durch und durch. Sie mag auch mal goldrosa oder goldorange schimmern.
Schenke deiner Kugel in deinen Händen deine ganze Aufmerksamkeit. Schenke ihr Gewicht. Verleihe ihr Bedeutung. Spüre ihre runde Vollkommenheit. Und obwohl deine Kugel aus purem Gold ist, kannst du sie ganz leicht in deinen Händen halten.
Rubingolden siehst du deine Kugel, durch und durch rubingolden ... und vollkommen in ihrer Form. Außerdem bemerkst du, dass deine Kugel aus zwei makellosen Hälften besteht. Die obere Hälfte lässt sich ganz leicht nach oben auf- und nach hinten klappen.
Nun erinnere dich an etwas, womöglich das Wichtigste in deinem Leben, das du dir selbst verzeihen möchtest. Rufe wach in dir, was dir als heimliche oder gut vertraute Schuld auf der Seele lastet, was du unerlöst als Bürde durch dein Leben trägst. Denke daran, was du dir selbst oder anderen Menschen angetan hast. Doch Menschen kann man verzeihen, denn manchmal wissen sie nicht, was sie tun.

Die obere Hälfte deiner Kugel schwingt nun ganz wie von selbst auf. In ihrer inneren Rundung siehst du wie in einem makellosen hellgoldenen Spiegel dein Gesicht gespiegelt. Blicke dir selbst aufmerksam in dein gespiegeltes Gesicht. Konzentriere dich auf dein Gesicht ... Schau hin. Schau ganz genau hin ... Schau ganz sorgsam nach deinen Haaren und deiner Frisur, nach deiner Stirn mit ihren Falten, sieh den Blick und den Ausdruck deiner Augen, ihre Farbe, schau nach deiner Nase, sieh deinen Mund mit seinen Mundwinkeln ... Schau dich genau an, wie du dich in der aufgeklappten Hälfte deiner rubingoldenen Kugel selbst erblickst.

Jetzt erinnere dich an deine guten, liebenswerten Eigenschaften ... ausschließlich an deine guten Eigenschaften. Bei jedem Menschen finden sich positive Eigenschaften, so auch bei dir, selbst wenn du sie bislang vielleicht zu geringschätzen mochtest. Finde alle deine achtenswerten Eigenschaften und menschlichen Qualitäten. Und ich bin mir sicher, du findest nicht wenige ...

Dann erinnere dich an deine guten Taten oder Worte, die du anderen hast zuteilwerden lassen ... und seien es nur ein einziges gutes, tröstendes Wort oder eine einzige winzige hilfreiche Geste, die dir einfallen mögen. Erinnere und finde deine guten Taten, Worte und Gesten ... und sei es nur Zeit, die du anderen Menschen geschenkt hast, oder Liebe, die du für jemanden in dir trägst. Aber ich bin mir sicher, du findest vieles mehr ...

Nun wird dein Blick von der unteren Hälfte deiner aufgeklappten rubingoldenen Kugel angezogen. Dort siehst du Situationen auftauchen, an die du dich erinnerst, in denen du dich schuldig gemacht hast. Du siehst Situationen, in denen du dich an dir selbst verschuldet hast, und du siehst Situationen, in denen du anderen Menschen Unrecht zugefügt und dich an ihnen verschuldet hast. Und obwohl Schuldgefühle dir selbst gegenüber wie anderen Menschen gegenüber schwer wiegen und eher von dunkler Farbe und Kraft sind, siehst du das Innere der zweiten Hälfte deiner rubingoldenen Kugel hell schimmern. Außerdem schwebt sie weiterhin schwerelos in deinen Händen. Anderen Menschen hast du in deinem Leben schon so vieles vergeben und verziehen, vielleicht nicht alles, aber vieles. Jetzt vergib dir selbst, was du dir bislang noch nicht vergeben mochtest, woran du bis heute festgehalten hast. Jetzt vergib dir und reinige dich von diesen abträglichen Gefühlen von nicht verzeihbar empfundener Schuld. Woanders ist dir schon längst vergeben und verziehen. Nun vergib auch du dir.

Schau in deine rubingoldene Kugel in deinen Händen. Und denke dir: »Ich nehme mich so an, wie ich bin. Ich vergebe und verzeihe mir selbst ... Ich vergebe und verzeihe mir, was ich mir bislang nicht vergeben mochte ... Ich vergebe und verzeihe ... Ich vergebe. Und ich bitte um Vergebung, und ich bitte um Vergebung ...«

Lass die Vergebung in dir aufsteigen, lass sie dein Herz, dein Bewusstsein erreichen. »Ich vergebe und ich verzeihe mir selbst. Und ich bitte um Vergebung, und ich bitte um Vergebung ... Ich verzeihe mir alle meine Verfehlungen aus diesem Leben und auch meine Verfehlungen aus früheren Leben, selbst wenn ich sie nicht bewusst erinnere. Ich vergebe auch allen anderen Menschen ihre Verfehlungen mir gegenüber aus diesem Leben sowie sämtliche Verfehlungen und alles Unrecht aus früheren Leben. Die Vergebung schließt auch alles ein, was ich bewusst nicht erinnern kann. Durch meine Vergebung für dieses wie alle früheren Leben mögen sämtliche karmischen Verstrickungen gereinigt und gelöst werden. Sollte es irgendwo jemanden geben, der oder die mir etwas noch nicht vergeben haben oder vergeben möchten, erreicht sie meine Vergebung dennoch und kann Veränderung und Ausgleich bewirken. Dadurch, dass ich mir selbst endlich vergebe, und dadurch, dass ich alle anderen in meine Vergebung einschließe, erlange ich Freiheit. Ich werde frei für andere, neue Aufgaben, die mir das Leben stellen möchte ... Ich werde frei ...«

Schaust du jetzt noch einmal in den unteren Teil deiner rubingoldenen Kugel, kannst du sehen, dass sich alle Reste von dunklen Verfehlungen und Schuldgefühlen aufgelöst haben. Deine Kugel schimmert leuchtend, hell, makellos golden. Verwechsele Verzeihen und Vergebung trotz allem nicht mit Ungeschehen-Machen. Vergebung heißt auch, die vorbehaltlose Verantwortung zu übernehmen für alles, das du dir selbst und anderen Geschöpfen angetan hast. Denke deshalb auch daran, dass es eine kleine Vergebung gibt und eine große Vergebung. Die kleine Vergebung kannst du selbst bewerkstelligen, so, wie du es hier gerade tust. Die große Vergebung kannst du nicht allein bewirken. Sollte auf einer anderen, höheren Ebene entschieden sein, dass es für eine besonders schwere Verfehlung einen Ausgleich zu geben hat, wird es den Ausgleich geben, entweder noch in diesem oder in einem folgenden Leben. Dann unterliegt das nicht mehr deinem willentlichen Ratschluss. Es mag aber sein, dass dir die dafür nötige Vergebung von höherer Warte her gewährt wird. Diese große Vergebung kannst du ausschließlich geschenkt bekommen, denn die große Vergebung ist pure Gnade ... So versuche dich nicht länger vor den großen Worten zu scheuen und bitte darum: »Herr, lass mich würdig sein, dass du eingehen mögest unter mein Dach ...« Die große Vergebung ist ein Geschenk der Gnade an dich.

Sofern es dir nicht zu groß erscheint, dann vergib in der dir möglichen Vergebung auch Gott beziehungsweise einer höheren Ebene, für die du andere Worte finden magst. Wie so viele Menschen hast du sicherlich manchmal gedacht oder entsetzt nach oben gerufen: »Gott, wie kannst du so etwas zulassen?!«, wenn Menschen von unfassbarem Schmerz und Leid betroffen waren oder von großen Katastrophen auf Mutter Erde. Doch Gott funktioniert nicht nach unserer menschlichen Logik. Er greift nicht überall ein, wenn Menschen anderen Menschen unvorstellbares Leid zufügen, wenn es auf der Erde zu menschengemachten Katastrophen kommt oder wenn Mutter Erde selbst Katastrophen hervorbringt. Für alles, was dein Verstand nicht zu fas-

sen oder was dein tiefes Mitempfinden kaum zu ertragen vermag, vergib auch Gott.
Vergib alles, was du kannst. Halte nichts zurück, schließe nichts von deiner dir möglichen Vergebung aus. Die kleine Vergebung kannst du selbst bewirken. »Ich vergebe und ich verzeihe mir selbst, und ich bitte um Vergebung, und ich bitte um Vergebung …« Indem du alles vergibst, was du vergeben kannst, hilfst du auch Mutter Erde. Sie trägt schwer mit an allen Verfehlungen und lastenden Schuldgefühlen der Menschen auf ihr.
Schau nach all diesen Reinigungen durch Vergebung nun erneut in deine rubingoldene Kugel, in die aufgeklappte Hälfte, die dein Gesicht widerspiegelt. Schau dir wieder ins Gesicht.
Sicher siehst du, dass sich etwas verändert hat. Sicher befinden sich deine Mundwinkel nicht mehr an derselben Stelle. Sicher schauen deine Augen gelöster, freudiger, heller. Sicher liegt deine Stirn weniger in Falten.
Jetzt lass zum Abschluss deine rubingoldene Kugel langsam aus deinen Händen entschweben, denn ihr Ziel und ihre Bestimmung hat sie schon.

Deine Augen bleiben weiterhin geschlossen. Lass die Vergebung noch einige Augenblicke in dir nachklingen … Öffne nun langsam deine Augen und erfreue dich deiner Erleichterungen im Herzen.

Für die Anwendung dieser wunderbaren Übung muss ich der Redlichkeit halber vorsorglich darauf hinweisen, in welchem Kontext große Vorsicht geboten ist:

Es empfiehlt sich nicht, diese Vergebungsübung in einer ambulanten oder stationären Einrichtung des Suchthilfesystems mit einer Gruppe von mehr als drei Personen durchzuführen – selbst nicht bei allem Überschwang, wenn du sie als Mensch in einem psychosozialen Berufsfeld an der eigenen Person erprobt und ihren Tiefgang erfahren hast. Es bleibt absolut kontraindiziert, sie mit einer größeren Gruppe von Abhängigen von harten Drogen zu praktizieren. Am ehesten solltest du sie sogar bitte nur im ganz geschützten Raum mit einer einzelnen Person verwenden, aber für diese einzelne Person unbedingt. Hoch scham- und schuldbeladene Drogen missbrauchende oder abhängige Menschen brauchen für diese Vergebungsübung ihren ganz privaten, geschützten Raum. Sie wirkt so intim, dass sie ihr Empfinden nicht in einer Gruppe bloßgestellt sehen möchten. Allein im geschützten Rahmen können sie jedoch vor Dankbarkeit für die Übung überfließen. Die Vergebung kann ihnen so nahegehen, dass sie allein die Vorstellung, sie dürften Vergebung erfahren, scheuen können wie der Teufel das Weihwasser. Sie können flüchten wollen bis ans Ende der Welt, weil sie ganz genau ahnen, wie sehr sie zerfließen könnten, wenn die Vergebung sie erreicht. Also: Sicherheit und Schutz für diese Übung sind unter allen Umständen zu gewährleisten!

Ganz anders stellt sich die Situation in Fort- und Weiterbildungsgruppen von Tätigen in helfenden wie heilenden Berufen oder in Workshops zur Selbsterfahrung und eigenen Weiterentwicklung dar. Hier ist mir diese Vergebungsübung eine der liebsten imaginalen Übungen überhaupt. Da wird es in den Gruppen regelmäßig ganz »dicht«, weil alle ganz nahe bei sich sind. Alle fühlen sich tief bewegt. Die Andacht kann durch den Raum schreiten. Ist der Zweck der Gruppe Fort- und Weiterbildung, so ist das Ziel der Übung, sie durch das Erleben an Leib und Seele so zu erfahren, dass sie im Anschluss selbst angewendet werden kann, samt sämtlicher denkbaren Implikationen. Ist der Zweck der Gruppe Selbsterfahrung und eigene Transformation, steht die eigene innere Reinigung im Mittelpunkt, mitsamt der erfahrenen Erleichterungen im eigenen Herzen. Nicht selten fließen Tränen, stille Tränen, leise Tränen. Es sind immer heilsame Tränen der Erleichterung, zumal es keine einsamen Tränen, sondern bezeugte Tränen sind. Im Anschluss an diese bewegende Vergebungsübung zu Sprache und Austausch zurückzufinden, braucht eine Zeit des gemeinsamen andächtigen Schweigens.

Weil jeder Mensch von Vergebung profitiert – nach der Prämisse »Da war doch noch was ... etwas ganz Privates ...« –, hier noch einmal ganz ausdrücklich der Weckruf, sich diese Übung unter allen Umständen selbst angedeihen zu lassen. Es zu unterlassen, ist wie unterlassene Hilfeleistung an sich selbst. Es ist immer wieder aufs Neue herzergreifend, Zeuge werden zu dürfen, wie schnell, zielstrebig und mühelos selbst mit vielen therapeutischen Wassern gewaschene Menschen durch diese Vergebungsübung an die sensiblen Punkte ihres Daseins geführt werden, wo weiterhin das Unerlöste in ihnen auf Erlösung wartet. Da mag für Augenblicke eine tief sitzende, alte Angst vor Schmerzvollem, vor Lauerndem, vor einem Schwarz auf der Seele aufflackern, aber nach dem Vergebungsritual stellt sich die bislang nicht erlangte Erleichterung im Herzen ein. Für alle wird spürbar, wo sie noch ein letztes Mal »ranmüssen«, wollen sie ein bestimmtes Kapitel in ihrem Inneren endlich zum Abschluss bringen.

In ebenso wirksamer Weise bietet sich jene Vergebungsübung an, mit der wir unterschiedlichen Menschen mit Bedeutung in unserem Lebenslauf etwas noch Unerledigtes verzeihen oder sie umgekehrt mittels der Kraft der Übung um Vergebung bitten. So können wir auf sanfte Weise aufräumen in unserem Leben, was aufgeräumt werden möchte. Der Fokus liegt in dem Fall auf der Projektion des Gesichtes desjenigen Menschen in die rubingoldene Kugel, mit dem wir ins Reine zu kommen suchen.

Ein Vergebungsritual zur Reinigung von abträglichen Gedanken und Selbstzweifeln

Kennst du einen Menschen, der nicht immer mal wieder mit sich hadert, der nicht an sich selbst rumnörgelt, sich selbst kritisiert, sich runtermacht, kaum ein gutes Haar an sich lässt? Ich kenne keinen, schon gar keinen, der durch einen aus dem Ruder gelaufenen Drogengebrauch tief in den Brunnen gefallen ist oder sich komplett in einer süchtigen Abhängigkeit verloren hat. Erfreulicherweise kenne ich zwar sehr wohl genügend Menschen mit einem hohen Maß an innerem Frieden in sich, doch die Person, die so gar nichts an sich selbst, ihrem Körper, ihren Gedanken, Gefühlen, Worten und Taten auszusetzen hätte, müsste ich erst noch kennenlernen. Für all die Fälle, in denen wir wegen diesem und jenem mit uns hart ins Gericht gehen, biete ich hier eine besondere Übung in Vergebung an. Ursprünglich habe ich sie vor langer Zeit für einen schwer suchtmittelabhängigen jungen Mann improvisiert und sie anschließend aufgrund der positiven Erfahrungen immer öfter verwendet. Die guten Wirkungen waren auch Ermutigung genug, sie in der Folge auf andere Symptombilder zu übertragen, insbesondere auf das »Dunkel der Seele« im Kontext der Depression (vgl. Kuntz 2017b). Mittlerweile lege ich sie den Menschen ganz generell ans Herz, um sich von schädlichen Gedanken und Selbstzweifeln zu entlasten. Einen Teil müssen sie selbst vollbringen, und einen ganz wesentlichen Teil bekommen sie geschenkt von einem idealen Wesen.

Die imaginative wie meditative Einführung eines sogenannten *idealen Wesens* beruht im Ursprung auf dem therapeutischen Konstrukt eines *idealen Anderen* zur emotionalen Korrektur schmerzhaft verinnerlichter Lebenserfahrungen. In meiner therapeutischen imaginativen oder imaginalen Arbeit ist das ideale Wesen häufiger auch ein Wesen aus dem weiten Bereich der geistig-spirituellen Welt. Die Erklärung ist ziemlich naheliegend und im Grunde traurig: Viele Drogen missbrauchende wie süchtig abhängige Menschen tragen keinen Funken Vertrauen mehr in sich, dass ihnen ein Gegenüber in Gestalt eines konkreten Menschen noch im Geringsten hilfreich sein könnte. Zu tief sitzen die lebenslang angesammelten menschlichen Enttäuschungen im zerrissenen Herzen – nicht selten weiter verstärkt durch die bereits geschluckten therapeutischen Enttäuschungen im Zuge vorangegangener Therapieversuche. Wer kein Vertrauen mehr in Menschen setzt, kann aber noch Hoffnung in ein ideales Wesen setzen, zumal wenn es der eigenen Vorstellungswelt entspringt. In dessen An-Wesenheit mag sich vieles vollziehen dürfen, was ein Mensch aus Fleisch und Blut nicht mehr so ohne Weiteres zu vollbringen in der Lage ist.

Ich habe die Übung hier in eine neutralisierte Fassung übertragen. Die süchtigen und suchtartigen Anteile eines Menschen müssen gar nicht so stark durch die primäre Suchtfassung getriggert werden, um sich dennoch angesprochen zu fühlen. Wer mit der Übung »Die goldene Schale der Vergebung« vertraut wird und sie im professionellen Kontext einsetzen möchte, kann sie ohnehin intuitiv auf jeden einzelnen Patienten passgenau zuschneiden. Es ist jedoch kaum möglich, sich im beruflichen Rahmen an getaktete therapeutische Zeiteinheiten zu halten, ohne unter Zeitdruck zu geraten. Die »goldene Schale« möchte ihre Aufgaben in gewährender Entschleunigung erfüllen.

ÜBUNG Die goldene Schale der Vergebung

Setze dich bequem hin an einem ruhigen Ort und schließe die Augen. Falls es dir nicht möglich ist, die Augen zu schließen, fixiere einen Punkt auf dem Boden, etwa einen Meter vor deinen Füßen. Nimm eine bequeme Haltung ein. Spüre, wo dein Körper Kontakt zur Lehne, zum Sitz oder zum Boden hat. Gehe mit deiner Aufmerksamkeit zu deinem Atem. Nimm zu Anfang nur einige Atemzüge lang wahr, wie du atmest, dass du atmest und dass dein

Atem kommt und wieder geht, ohne dass du bewusst etwas dafür tun müsstest, denn dein Atem kommt und geht ganz von allein, leicht und fließend ... Mache dir einen Augenblick bewusst, dass das Atmen in deinem Leben etwas ist, wofür du dich normalerweise nicht anzustrengen brauchst. Normalerweise meint: Wenn du nicht gerade stark erkältet bist, sodass deine Nase komplett verstopft ist, oder wenn du nicht zu den Menschen gehörst, die Probleme mit Asthma haben, dann brauchst du dich für dein Atmen in keiner Weise anzustrengen. Dein Atem kommt und geht von allein. Und selbst wenn du dich in deinem Leben von Asthma geplagt fühlst, mag es sein, dass du während dieser Anleitung zum Atmen tiefer kommst mit deinem Atmen als sonst in deinem Alltag, ohne dich dafür bewusst bemühen zu müssen. Nimm es einfach wahr.

Als Einatem strömt die Luft zum Leben leicht und fließend in dich hinein und als Ausatem wieder aus dir heraus. Es gibt da in deinem Leben also zumindest diesen einen Bereich, der ganz und gar ohne Anstrengung funktioniert. Mache dir das noch einmal ausdrücklich bewusst. Wenn du ganz genau hinhörst, kannst du deinen Atem sogar hören, nicht bloß spüren. Als Einatem strömt die Luft zu deinem Leben in dich ein aus dem Raum, aus dem alles Leben kommt. Als Ausatem strömt sie wieder in den Raum zurück, in den alles Leben zurückkehrt. Mache dir bewusst, welch ein Geschenk des Lebens dein Atem an dich ist, eigentlich sogar ein Geschenk des Höchsten, oder ein Geschenk Gottes. Und mache dir bewusst, dass dein Einatem in deinem Leben das Erste ist, das kommt, und dein Ausatem das Letzte ist, das gehen wird. Dazwischen bist du mit deinem ganz einzigartigen Leben, weil du einzigartig bist.

Dich als der Mensch, der du bist, als der Mann oder die Frau, gibt es nur ein einziges Mal auf dieser Welt. Es gibt dich wirklich, du bist da, weil du auf diese Erde kommen wolltest. Deine Seele hat es sich so ausgesucht. Und es ist gut, dass es dich gibt. Gäbe es dich nicht, würdest du der Welt fehlen. Gäbe es dich nicht, würdest du fehlen. Versuche diesen Gedanken nicht bloß zu denken. Erlaube dir, ihn in deinem Gefühl auftauchen zu lassen, ihn wahrhaftig sein zu lassen. Es ist gut, dass es dich gibt. Es ist richtig, denn du bist wichtig für diese Welt. Lass diesen Gedanken als Gewissheit zu, selbst oder besonders dann, wenn du Zweifel in dir trägst, dass du auf dieser Welt willkommen gewesen bist, oder falls dir dein Leben bisweilen schwerfallen mag. Du bist hier auf diese Welt gekommen, weil du kommen wolltest, und so ist es gut, dass du hier bist. Gäbe es dich nicht, würdest du fehlen ...

Atme dieses Wissen tief in dich und in dein Herz hinein. Und jetzt vertiefe deine Atmung ein wenig, aber ohne jegliche Anstrengung. Und gib deinem Atem nun auch eine gute Richtung, indem du ihn mit jedem Einatmen gezielt in deinen Bauch hineinströmen lässt ... Atme ruhig und tief in den Bauch hinein ... Die Brustatmung hilft dir beim Überleben, aber einzig deine Bauchatmung spendet dir deine vitale Lebenskraft.

Und nun stell dir vor, dass sich mal wieder einer deiner üblichen Tage dem späten Nachmittag zuneigt. Eigentlich ein ganz normaler Tag für dich. Du fühlst dich mit dir so, wie du dich kennst. Du kennst schon eine ganze Bandbreite von Gefühlsschattierungen, und meistens ist das alles irgendwie nicht so aufregend. Auch heute scheint alles wie gewöhnlich. Weder fühlst du dich gerade besonders erhebend mit dir selbst, weil dein Leben so dahinzuplätschern scheint, ohne die Spitzen besonders intensiv empfundener Lebensfreude; aber genau so wenig fühlst du dich ausgeprägt niedergeschlagen oder gar depressiv, weil du mal wieder deinen dich niederdrückenden Denkschleifen und Fühlmustern erlegen bist. Dein Haupteindruck ist: Du lebst so dahin. Die Tage ziehen an dir vorüber. Eigentlich könntest du sogar zufrieden sein, wäre da nicht manchmal so ein leichtes Unbehagen, etwas Wichtiges in deinem Leben zu übersehen, daran vorbeizuleben. Und manchmal, so wie heute, weißt du auch gar nicht so recht, was du überhaupt noch fühlst oder fühlen willst, und wie es für dich und mit deinem Leben weitergehen soll. Dein Leben ist nicht verkehrt, aber irgendetwas fehlt. Wo ist die Leichtigkeit des Lebens, die Unbekümmertheit, dein tiefer innerer Frieden?
Tief in deine Gedanken versunken, begibst du dich auf einen deiner vertrauten Spazierwege. Du läufst einfach so vor dich hin. Einfach so in Bewegung zu sein, tut dir gut, selbst wenn du vor lauter Gedanken den Weg, den du gehst, überhaupt nicht richtig wahrnimmst ... Weder hast du ein Gefühl dafür, noch bedeutet es dir wirklich etwas, wie lange du schon so ziel- und planlos unterwegs bist, als du plötzlich bemerkst, dass der Weg nicht mehr weiterführt. Ohne dass du es bewusst registriert hättest, hat dich dein Weg in einen kleinen Felsenkessel geführt ... Da es nicht mehr weitergeht, siehst du dich jetzt doch einmal aufmerksam um, wo du eigentlich gelandet bist. Rings um dich her ragen steinerne Wände hoch, die von Sträuchern und Bäumen bewachsen sind ... Der Ort lädt dich ein, dich umzusehen. Er weckt sogar deine Lebensgeister. Außerdem hat er etwas dir Vertrautes: Es geht da einfach nicht mehr weiter. Da du nun schon einmal dorthin geraten bist, beschließt du, dich erst einmal auf einen größeren glatten Stein zu setzen, um auszuruhen und dir zu überlegen, wohin du von hier aus als nächstes gehen möchtest.
Beiläufig registrierst du, dass du ein leises Geräusch von Wasser hörst. Du schaust dich genauer um und bemerkst an einer Stelle des kleinen Felsenkessels eine Quelle, an der ein unterirdischer Wasserlauf wieder an die Oberfläche gelangt. Dein Blick folgt dem Wasser und du siehst, dass das Wasser einen kleinen Bach speist, der sich neben dem Weg entlangwindet, auf dem du vorhin hierher gelangt bist ... Auf deinem Felsen sitzend, schaust du den Weg zurück. Ein ganzes Stück des Weges können deine Augen noch erfassen. Du wunderst dich nach wie vor, dass du gar nicht wirklich wahrgenommen hast, wie du ihn bis hierher gegangen bist. Aber was soll's?! Ob du hier bist oder woanders, scheint für dich keine besonders wichtige Rolle zu spielen.

Noch während du innerlich die Achseln zuckst, erfasst dein Blick in der Ferne eine Gestalt, die sich dir über den Weg, den du selbst gegangen bist, nähert. Du kannst noch nicht genau sehen, wer oder was da auf dich zukommt, aber es ist keine Person, die du kennst oder mal gekannt hast. Es ist nicht einmal sicher, ob es überhaupt eine menschliche Gestalt ist. Du bist aber neugierig, welches Wesen oder welche Gestalt sich zu dir an diesen Ort verirren könnte ... Im Näherkommen siehst du auch, dass die Gestalt etwas in ihren Händen trägt, das wie eine Schale aussieht. Außerdem kannst du die Gestalt selbst jetzt immer genauer erkennen. Du hast dieses Wesen noch nie gesehen, bist dir aber merkwürdig sicher, dass dir eine denkwürdige Begegnung mit einer außerordentlichen Erfahrung bevorsteht. Dieses Wesen scheint dir unwirklich und überwirklich zugleich ... Es ist dir mittlerweile so nahegekommen, dass du seine Augen sehen und seine Anwesenheit spüren kannst ... Von dem Wesen strahlt etwas ganz Besonderes aus. Du bist völlig gebannt von seiner Erscheinung und von dem Blick, mit dem es dich anschaut.

Ganz im Gegensatz zu den weniger guten Gefühlen, die du dir neben Zweifeln an Gott und der Welt immer mal wieder selbst in deinem Leben entgegenbringst, schaut dich dieses Wesen mit seinen Augen auf eine so eindringlich gütige, wohlwollende, ja sogar uneingeschränkt liebevoll bestätigende, warmherzige Weise an, dass dir ein regelrechter Schauer über den Rücken läuft ... Dieses Gefühl wird noch verstärkt dadurch, dass du weitere Eigenschaften an dem Wesen wahrnimmst, die dir selbst in deinem Leben mit seinen vielen Gewohnheiten nur guttun könnten: Das Wesen erscheint dir nicht bloß friedfertig, sondern gleichzeitig voller Standhaftigkeit und innerer Stärke ... Du siehst dir dieses ebenso gütige wie Kraft verströmende Wesen genauestens an, erfasst es in seiner ganzen Gestalt, wie es da vor dir steht und dich wortlos spüren lässt, dass es extra für dich hierhergekommen ist. In deiner eigenen Verwunderung fragst du dich noch innerlich, ob du wirklich gemeint sein kannst ... Wieso? Es gibt doch keinen besonderen Grund ... Von dem Wesen dir gegenüber strahlt indes ein solches Ausmaß an Würde und Annahme aus, dass du dir sicher bist, es hat den Weg hierher gefunden, weil es dich finden wollte.

Du spürst plötzlich eine lange nicht mehr vertraute Rührung in dir hochsteigen. Gefühle drängen mit Macht an die Oberfläche, die du lange Zeit nur versucht hast, irgendwie unter Kontrolle zu halten, um dir selbst und der Welt vorzumachen, es sei doch alles gut und in Ordnung in deinem Leben ... Jetzt siehst du auch deutlich, was das Wesen vor dir in seinen beiden Händen hält. Es ist eine golden schimmernde Schale, die es mit beiden Händen umfasst, und die es jetzt so vor dich hinhält, dass du nur den Eindruck gewinnen kannst: Sie ist da, damit du etwas in sie hinein tun kannst ... Wieder bist du erstaunt, denn was solltest du, so wie du hier und überhaupt in deinem wohl eingerichteten Leben stehst, diesem aus sich heraus strahlenden Wesen schon zu geben haben?

Während du mit dieser Frage beschäftigt bist, schaut dich die Gestalt unverändert wohlwollend an. Aus ihren Augen heraus fühlst du dich auf eine Weise angesprochen, dass du gar nicht anders kannst, als den Blick zu erwidern und selbst zu halten. Dein Blick ruht in den Augen dieses gütigen, dich wortlos anschauenden Wesens, als du plötzlich so etwas wie eine innere Stimme vernimmst, die dich ganz leise und behutsam ermutigt: »Gib mir in diese Schale all deine gut verborgene Niedergeschlagenheit und Mutlosigkeit« ... Und wie unter einem Zauber hast du tatsächlich den Eindruck, dass jedes Gefühl von Niedergeschlagenheit, Mutlosigkeit oder Nicht-weiter-Wissen aus dir herausfließt, um in der Schale zu verschwinden, die dir dieses Wesen entgegenhält. Du warst dir nicht einmal bewusst, dass du ein solches Maß an Kraftlosigkeit in dir herumgetragen und überspielt hast. Doch du fühlst den Unterschied, spürst ganz deutlich, wie eine Mattigkeit, eine Antriebslosigkeit von dir weicht, von der du kaum etwas ahnen mochtest. Doch gerade fühlst du dich mit Lebenskraft pur geladen. Und es ziehen blitzartig Bilder an dir vorüber, womit du in deinem gut eingerichteten Alltag Lebenskraft vergeudet hast, ohne dir darüber im Klaren zu sein. Du registrierst erstaunt, wie Unnützes, Überflüssiges von dir genommen wird.
Aufmunternd lächelnd und bestätigend nickend blickt dich die gütige, warmherzige Gestalt weiterhin unverwandt an, als du erneut klar und unzweideutig eine innere Stimme vernimmst, die dich diesmal ermuntert: »Lass alle deine kaum eingestandenen Gefühle von Minderwertigkeit und Wertlosigkeit in diese Schale hineinfließen« ... Und wieder geschieht etwas in dir, das du gar nicht wirklich willentlich beeinflussen kannst. Alles, was du selbst an dir nicht magst, und alles, wofür du dich selbst nicht akzeptierst, dich nicht leiden kannst, vielleicht sogar selbst verachtest oder hasst, und alles, was du dir nicht zutraust, was du glaubst, nicht schaffen zu können, und schließlich alles, weswegen du dich selber abwertest, dich nicht selbst mögen und lieben magst – all diese negativen, behindernden Wertungen und Gefühle fließen aus dir ab und hinein in diese Schale, die dir dieses uneingeschränkt wohlwollende Wesen hinhält ... Die Schleier deiner eigenen Wahrnehmungen und Bilder von dir selbst werden dir genommen, so vieles, das du vor dir selbst und anderen zu verbergen suchtest. Du schaust in die Schale hinein und bemerkst sogar voller Erstaunen, dass diese ganzen dunklen, unschönen wie geschönten Gefühle sie in keiner Weise verunreinigen. Eher scheint sie sogar noch ein bisschen mehr zu glänzen. Erleichtert atmest du mehrfach ganz tief durch, spürend und wissend, dass dir vieles von der Seele genommen wurde. Du fragst dich zudem sehr klar: »Wieso konnte ich jemals in meinem Leben eigentlich so wenig gut mit mir selbst umgehen, so schlecht von mir selbst denken, ohne mir dessen so bewusst zu sein, dass ich es aus eigenem Antrieb geändert hätte?«
Während du noch am Durch- und Aufatmen bist, spricht bereits wieder vernehmlich die innere Stimme zu dir: »Vertraue alle deine gut gehüteten

Gefühle von Einsamkeit und Verlorenheit der goldenen Schale an. Sie dürfen umgewandelt werden« … »Wie soll das angehen?«, fragst du dich. Wie so viele Menschen, die vom Leben geprüft werden, hast du dich in deinen dunkelsten Momenten und in düsteren Stimmungen derart oft abgrundtief einsam und innerlich verloren gefühlt, dass du es kaum noch zu ertragen glaubtest. Oft genug, um das Gefühl gut genug zu kennen, warst du innerlich am Erfrieren, weil du dich nirgends mehr willkommen gefühlt hast, nicht mehr zugehörig. Wie oft hast du dich im Leben angestrengt, hast du funktioniert, am Wesentlichen vorbeigelebt, nur um eine befürchtete Einsamkeit zu verdrängen? Wie sollst du jemals wieder das Gefühl finden können, irgendwo dauerhaft und verlässlich anzukommen? Und da geschieht es: Es ist dir, als würde sich dein Herz einen Spalt öffnen und als würde jedes Gefühl von Einsamkeit oder Verlorenheit aus dir herausströmen. Du fühlst dich merkwürdig gezogen … gezogen in einen Raum, in dem du nicht länger allein stehst. Während du diesem eigenartig neuen Gefühl in dir Raum gibst, schaust du in die goldene Schale und siehst dort einen Glanz wie von goldenem Licht. Du spürst, wie etwas gehen darf und wie umgekehrt etwas in dich eintreten darf. Etwas in dir fühlt sich erwärmt, wird weit und weiter, hell und heller.

Du bist noch am Staunen, als dein Blick wiederholt eingefangen wird vom Glanz in den Augen dieses gütigen Wesens, das dir weiterhin seine goldene Schale anbietet. Du siehst dich aus seinen Augen noch freundlicher, bestätigender und strahlender angeschaut und hörst zum vierten Mal eine sanfte Aufforderung durch die innere Stimme, die dir eingibt: »Gestatte all deinen quälenden Schamgefühlen, in der goldenen Schale umgewandelt zu werden« … Diese Ermunterung löst zwar einen heftigen inneren Aufruhr in dir aus, weil du dich so sehr vor dir selbst und anderen um eine Verheimlichung deiner Schamgefühle bemüht hast, aber wiederum kannst du gar nicht anders, als ebenso erleichtert wie froh wahrzunehmen, dass tatsächlich der Druck aller in dir sitzenden Schamgefühle einen Damm bricht, um in einem großen Schwall aus dir herauszufluten … Alles, wofür du dich in deiner aktuellen Lebenssituation vor dir selbst schämst, oder wofür du dich in der Vergangenheit in deinen Augen zu Unrecht durch andere beschämt gefühlt hast, fließt einfach in die dir dargebotene Schale ab … Nach einer Weile fühlst du dich von allen peinigenden Schamgefühlen befreit, den verschämt eingestandenen wie den zeitlebens verborgenen und beschwiegenen. Es ist wie eine innere Reinigung … Und all den dunklen Gefühlen zum Trotz ist dir, als sei das Gold der Schale, in der sie verschwunden sind, noch ein wenig goldener geworden.

Erneut vertieft sich dein Blick in die Augen des dich liebevoll anschauenden Wesens, das mit dir an diesem merkwürdigen Ort ist, an den du gelangt bist und an dem es für dich nicht mehr weiterging … Ganz besonders eindringlich und gütig siehst du dich jetzt angeschaut, als du zum wiederholten Male eine eindrückliche Ermutigung der innerlich vernommenen Stimme hörst:

»Lade all deine lastenden Schuldgefühle in der goldenen Schale der Vergebung ab« ... Du glaubst dich verhört zu haben, denn wie soll das angehen, dass du dich tatsächlich sogar noch deiner Schuldgefühle entledigen darfst? ... Entweder hast du dich sehr angestrengt, sie gar nicht erst bewusst werden zu lassen, oder du mochtest dir selbst so manche Worte, Gedanken und Taten in deinem Leben nicht verzeihen. Zweifelnd schaust du das Wesen dir gegenüber an, doch es strahlt dich so bestätigend und aufmunternd an, dass du der Botschaft der inneren Stimme Glauben schenken kannst, die dich noch einmal ermutigt: »Lade all deine schweren Schuldgefühle in der goldenen Schale der Vergebung ab. Übergib sie ihr.« In dem Moment fühlst du dich von einem brennend heißen Strom durchflutet. Er fährt dir durch Mark und Bein. Fast scheint es dir, als würde dein ganzes Inneres bersten.
Siedend heiß erinnerst du dich an alle Situationen und Stationen deines Lebens, in denen du dich schuldig gefühlt hast. Entweder, weil du aus deiner Sicht von anderen für etwas beschuldigt wurdest, was du nicht getan hattest, und das du deshalb als zutiefst ungerecht empfunden hast ... oder weil du im Laufe deiner Geschichte auf viele Herausforderungen in deinem Leben keine bessere Antwort wusstest, als dich mehr und mehr aus dem Leben und von den Menschen in deinem Umfeld zurückzuziehen ... Du erinnerst jede Einzelheit in deiner Vergangenheit: wo du dich dir selbst gegenüber ungewollt verschuldet hast, weil du lebendige Teile von dir aufgegeben und verraten hast ... und wo du durch dein Verhalten anderen Menschen gegenüber Schuld auf dich geladen hast, durch Rückzug, Schweigen, Kränkungen, Verletzungen, Grenzüberschreitungen, unangemessene Aggressivität oder anderes ... Du bist dir sehr wohl bewusst, dass du durch dein eigenes Zutun, deine Passivität, deine Mutlosigkeit oder durch einen depressiven oder sogar latent aggressiven Rückzug ein inneres Schuldkonto angesammelt hast, auch wenn du das Gefühl hast, dass du kaum eine andere Wahl hattest. Du hast zugelassen, dass du in deinem eigenen Leben zu oft kaum noch vorkamst, dass du nicht mehr in Selbstannahme und Selbstliebe für dich und dein Leben eingestanden bist. Und irgendwann war es dann fast egal. All deine kaum eingestandenen Versagensgefühle, deine gut gehüteten Schuldgefühle hatten so ein Ausmaß erreicht, dass du keinen Rückweg mehr gesehen hast, um aus deiner selbst gewählten Ecke wieder herauszufinden, um irgendetwas davon wiedergutmachen zu können ... dass du dich selbst und andere Menschen vor lauter Ratlosigkeit immer wieder vor den Kopf gestoßen hast ... Und jetzt sollst du von diesem wohlwollenden Wesen, das mit dir an diesem seltsamen Ort ist, wirklich die Chance erhalten, all diese miesen und schwarzen Gefühle abzuladen, indem du sie dieser Schale der Vergebung anvertraust? Dir schwindelt fast vor diesem Angebot.
Und erneut kannst du gar nicht anders. Es geschieht einfach in dir. Es löst sich ein Kloß in deiner Kehle, als alle deine gut verborgenen Schuldgefühle einfach aus dir herausbrechen. Von der Kraft dieses Ausbruchs fühlst du dich

gerüttelt und geschüttelt ... aber dann ebben die Wogen zunehmend ab und du merkst, wie du innerlich ruhig und ruhiger wirst ... Etwas richtet sich in dir auf. Du fühlst dich erleichtert und befreit von vielem, das du die ganzen letzten Jahre über als wachsende Last mit dir herumgetragen hast ... Hinter deinen Augen spürst du eine deutliche Veränderung. Du hast den Eindruck, dass du endlich wieder ganz offen aus deinen Augen in die Welt blicken kannst ... Du siehst auch gerade noch, wie die letzten schlechten Gefühle sich in der goldenen Schale, die dir weiterhin hingehalten wird, in Nichts auflösen ... Gleichzeitig tauchen schöne Ideen und Bilder in dir auf, wie du dich symbolisch mit den Menschen, denen du Schmerz oder Unrecht zugefügt hast, wieder versöhnen kannst ... Da ist tief drinnen ganz viel Vergebung in dir. Und merkwürdigerweise scheint die Schale genau in dem Augenblick noch goldener zu schimmern und ihren höchsten Glanz zu erreichen.

Nachdem du durch das Wohlwollen, die Warmherzigkeit und die hilfreiche Unterstützung durch diese gütige Gestalt, die dir weiterhin gegenübersteht, alle deine Niedergeschlagenheit, Mutlosigkeit, Perspektivlosigkeit, deine Minderwertigkeitsgefühle und Selbstzweifel, deine Verlorenheit sowie deine Scham- und Schuldgefühle loswerden durftest, fühlst du dich merkwürdig leer in dir ... Aber nicht unangenehm leer, du spürst nur sehr klar, dass da viel Raum für Neues in dir ist ... Noch einmal siehst du dich von dem gütigen Blick dieses wohlwollenden Wesens gesehen und in deinem tiefsten Wesen erkannt, als du bemerkst, dass das Wesen seine rechte Hand oder, falls es gar kein menschenähnliches Wesen ist, das, was so etwas wie seine rechte Hand sein könnte, auf die Stelle deiner Brust legt, hinter der sich dein Herz verbirgt ... Die goldene Schale schwebt dabei einfach schwerelos in der Luft ... Durch den Blick des warmherzigen Wesens sowie die Berührung deines Herzens fühlst du, wie in dem neuen Raum in dir Mitgefühl und Liebe für dich selbst und deine gesamte Mitgeschöpflichkeit erwächst ... Du kannst dich selbst achten, spürst ganz ungewohnt dein Herz schlagen ... Eine neue Verbundenheit mit dem Leben beginnt, dich auszufüllen ... Du weißt, du willst noch mehr und anderes machen aus deinem Leben, als dich nur bequem in deinem Alltag einzurichten. Da zeigen sich Visionen von Veränderung vor deinem inneren Auge ...

Das Vertrauen, dass du mit neuer Zuversicht deinen weiteren Weg wirst gehen können, wirkt ungebrochen in dir weiter, als das gütige Wesen behutsam seine Hand von deinem Herzen nimmt und einen Schritt zur Seite tritt ... Du siehst, dass es in Richtung des Weges schaut, auf dem du irgendwann und irgendwie an diesen Ort gelangt bist, an dem es nicht mehr weiterging. Du schaust ebenfalls in die Richtung dieses Weges ... Und dann vernimmst du noch ein letztes Mal eine Ermutigung durch diese wohlwollende Gestalt, die wie eine innere Stimme in dir spricht: »Geh jetzt. Geh deinen Weg!« ... Und du weißt plötzlich mit Sicherheit, dass du dir, wenn du dich von diesem Ort mit seinem kleinen Felsenkessel aus wieder in Bewegung setzt, einen neuen, achtsamen, mit dir selbst verbundenen Weg ins Leben und in die Welt da draußen suchen wirst – genau so, wie dieser Bach, der sich von diesem Ort aus unaufhaltsam seinen Weg bahnt. Dein Leben ist nach vorne hin offen.

Mit einem letzten, tief dankbaren Blick verabschiedest du dich von dem liebevollen bestätigenden Wesen an deiner Seite und machst dich auf den Weg ... Und mit den ersten Schritten auf deinem neuen Weg kehrst du ganz allmählich auch wieder hierher in diesen Raum zurück. Nimm dir genügend Zeit dafür. Dein Leben wartet mit Freude auf dich.

Die Imagination »Die goldene Schale der Vergebung« ist durch und durch eine Entgiftungsübung, sozusagen eine Übung in der Scheidekunst der *Alchemia* sowie eine Übung in der Kunst der Wandlung. Sie reinigt von sämtlichen abträglichen und dunklen Gefühlen, indem sie Licht und Liebe mit sich bringt. So birgt sie echte Chancen auf tiefgreifende Veränderungen im Leben. Risiken oder Nebenwirkungen liegen dagegen zur Genüge in der realen Lebensführung all der Menschen, die in ihren Gewohnheiten wie Abhängigkeiten bloß noch so dahinleben. Sie müssen zwar kein schlechtes Leben leben, können aber den Sinn ihrer Existenz vor lauter Begrenzungen im Denken, Fühlen und Handeln verfehlen. Die imaginative innere Reise kann keine »Weltwunder« bewirken, die reale Welt nicht aus den Angeln heben. Aber sie vermag Innenwelten anzurühren, zu berühren, Anstöße zur Besinnung, zu Neuanfang und zu Entwicklung zu geben. Stillstand ist der Tod der Lebendigkeit.

»Die goldene Schale der Vergebung« ist außerdem geeignet, hinter die negativen Selbstüberzeugungen eines Menschen zu reichen, der sich therapeutische Hilfe nicht mehr vorzustellen vermag. Ich denke ganz aktuell an eine Patientin und ihren Lebenspartner.

Die beiden haben in den Strukturen des bestehenden Suchthilfesystems derart schlechte Erfahrungen gemacht, dass sie es seither meiden wie die Pest – der Mann als direkt Betroffener, weil er im Zusammenhang mit einer Verhaltensabhängigkeit zu einer Auflage verurteilt wurde; die Frau, weil sie als Partnerin in einer Beratung für Angehörige nur Demütigung erfuhr. Für ihre bestehenden Liebesgefühle zu ihrem Partner, der als Mensch doch weit mehr ist als sein suchtabhängiger Teil, erfuhr sie als solche gestempelte Co-Abhängige nur Geringschätzung. So erklärt sich auch ihre Rückmeldung zu dieser Übung, nachdem sie diese kennengelernt hatte:

> »Nach all den unerfreulichen Erlebnissen, die ich und mein Partner mit Beratungs- und Therapieversuchen gemacht haben, hätte ich mir nicht mehr vorstellen können, dass jemand einem Süchtigen oder einem ihn trotz allem noch liebenden Angehörigen mit einem so hohen Maß an Liebe und Güte begegnet. Das versöhnt mich wieder mit der Welt.«

Ihr Partner schreckt seit seinen misslungenen Therapieversuchen vor jedem weiteren Hilfsangebot zurück. Er kreist bloß noch angstvoll um die Frage: »Was ist, wenn mir ein Therapeut wieder nicht helfen kann?«

Darauf gibt es drei mögliche Antworten. Die erste habe ich oben schon gegeben: Manchmal werden ideale An-Wesenheiten als hilfreich erlösend erlebt. Antwort zwei ist zwar realistisch, wäre aber eher wenig ermutigend für einen derartigen Zweifler: »Ein Therapeut kann dir genau genommen auch nicht helfen. Er kann dir nur eine Hilfe zur Selbsthilfe sein.« Die dritte Antwort ist eine Gegenfrage, aber eine mit Wucht: »Was wäre denn, wenn ein Therapeut dir helfen könnte?« Für in negativen Selbstkonzepten verfangene Menschen ist es in der Tat paradoxerweise erschreckender, sie könnten Erlösung erfahren. Es ist viel leichter, an einem negativen, destruktiven Selbstbild anzuhaften, als erfahren zu dürfen oder zu müssen, dass das ganze bislang gelebte Selbstkonzept nichts als Lug und Trug war, dass es ein Höheres Selbst gibt, das zu ganz anderen Gedanken, Gefühlen und Handlungen fähig und würdig ist

3.4.7 Die Angst vor der Angst überwinden

Oft hemmt die Angst vor der Angst, die Angst vor einem vermeintlich überwältigenden neuen Schmerz, jeden Schritt zu Veränderung und Wandlung. Die Lebensmaxime lautet dann: »Ich möchte nie wieder einen solchen Schmerz spüren« – die Tatsache ausblendend, dass das gesamte Leben fortan einer falschen Intention folgt. Dabei kann es so einfach sein. Wer Mut fasst, Ängste los- und sich in den Schmerz hineinfallen lässt, wird die Erfahrung machen, dass er durch ihn hindurchfällt. Aber nicht ins Bodenlose, wie die Angst einflüstert, sondern auf neuen Boden. Hinter jedem Schmerz und hinter jeder Angst, hinter jedem Dunkel findet sich das Licht wieder.

ÜBUNG Das Licht hinter dem Dunkel

Setze dich bequem hin an einem ruhigen Ort und schließe die Augen. Falls es dir nicht möglich ist, die Augen zu schließen, fixiere einen Punkt auf dem Boden, etwa einen Meter vor deinen Füßen. Nimm eine bequeme Haltung ein. Spüre, wo dein Körper Kontakt zur Lehne, zum Sitz oder zum Boden hat. Achte auf deine Atmung ... und gib deinem Atem eine gute Richtung, indem du ihn gezielt in den Bauch hineinlenkst.

Nimm nun einige Atemzüge lang wahr, wie du atmest, dass du atmest und dass dein Atem kommt und wieder geht, ohne dass du bewusst etwas dafür tun müsstest ... Mache dir einen Augenblick bewusst, dass das Atmen in deinem Leben etwas ist, wofür du dich normalerweise nicht anzustrengen brauchst. Dein Atem kommt und geht von allein. Als Einatem strömt er leicht und fließend in dich hinein und als Ausatem wieder aus dir heraus. Es gibt da in deinem Leben also zumindest diesen einen Bereich, der ganz und gar ohne Anstrengung funktioniert. Mache dir das noch einmal ausdrücklich bewusst.

Und mache dir bewusst, dass dein Einatem in deinem Leben das Erste ist, das kommt, und dein Ausatem das Letzte ist, das gehen wird. Dazwischen bist du mit deinem ganz einzigartigen Leben, weil du einzigartig bist.
Dich als der Mensch, der du bist, als der Mann oder die Frau, gibt es nur ein einziges Mal auf dieser Welt. Es gibt dich wirklich, du bist da, weil du auf diese Erde kommen wolltest. Deine Seele hat es sich so ausgesucht. Und es ist gut, dass es dich gibt. Gäbe es dich nicht, würdest du der Welt fehlen. Gäbe es dich nicht, würdest du fehlen. Versuche diesen Gedanken nicht bloß zu denken. Erlaube dir, ihn in deinem Gefühl auftauchen zu lassen, ihn wahrhaftig sein zu lassen. Es ist gut, dass es dich gibt. Es ist richtig, denn du bist wichtig für die Welt. Lass diesen Gedanken als Gewissheit zu, selbst oder besonders dann, wenn du Zweifel in dir trägst, dass du auf dieser Welt vorbehaltlos willkommen gewesen bist, oder falls dir dein Leben bisweilen schwerfallen mag. Du bist hier auf diese Welt gekommen, weil du kommen wolltest, und so ist es gut, dass du hier bist. Gäbe es dich nicht, würdest du fehlen ...
Atme dieses Wissen tief in dich und in dein Herz hinein. Und dann vertiefe deine Atmung noch ein wenig, aber ohne jegliche Anstrengung. Und gib deinem Atem weiterhin seine gute Richtung, indem du ihn mit jedem Einatmen gezielt in deinen Bauch hineinströmen lässt ... Atme ruhig und tief in den Bauch hinein ...

So bist du jetzt innerlich vorbereitet auf die kommende imaginative Transformationsübung. Erinnere dich zu Anfang an ein dich belastendes schweres oder negativ empfundenes Gefühl, das dich schon lange durch dein Leben begleitet, vielleicht sogar so lange, wie du zurückdenken kannst. Um welches Gefühl handelt es sich? ... Wann ist es zum ersten Mal in deinem Leben aufgetreten? Versuche, dich leer zu machen für deine Erinnerungen. Gehe nicht so sehr in Gedanken und Reflexionen, die dir schon bewusst und bekannt sind. Öffne dich für Neues, das hinter deinen Gedanken und Reflexionen auftauchen mag. Versetze dich in deiner Erinnerung immer weiter zurück, bis du ankommst in der Situation, in der dein belastendes Gefühl erstmalig in dir spürbar wurde. Vielleicht musst du weit zurückgehen, zurückspüren, vielleicht in ein frühes Kindesalter zwischen ein und vier Jahren, oder sogar noch früher. Spüre eher, als dass du denkst. Wer war mit dir, um dich herum? Wer hat gefehlt, den du dir in deiner Nähe gewünscht hättest? Versuche, nicht nur zu beobachten, sondern in dein Gefühl hineinzugehen, so wie du deine erinnerten Bilder als Kind erlebt hast.
Was war so schwer an der Situation für dich? Was hat sich dir so tief und unauslöschlich eingeprägt? Was hast du damals beschlossen zu denken und zu glauben, über dich selbst, über andere Menschen, über Gott und die Welt? Vermutlich weniger bewusst beschlossen, als dass ein bestimmtes Denken über dich in dich eingesickert ist.

Und dann frage dich: »Was hätte Gott sich für mich gewünscht?« Versuche diese Antwort weniger in deinen Gedanken zu finden, als vielmehr in deinem Gefühl empathisch zu empfangen. Fühle diese Wahrheit in dir, was sich Gott für dich gewünscht hätte ... Du kannst dir Zeit lassen, bis du die Wahrheit in dir zu fühlen beginnst.

Schaue nun wieder auf dein dich belastendes Gefühl, das dich schon so lange durch dein Leben begleitet, dich bedrückt, deine Lebensfreude einschränkt. Und dann gehe von diesem ersten Gefühl weiter hinunter, denn darunter liegt ein noch tieferes Gefühl. Was ist es, was ahnst du, was spürst du? ... Wenn du dort an der Quelle des noch tieferen Gefühls angelangt bist, spürst du einen tiefen Schmerz ... und vermutlich ist dieser Ort ganz dunkel und schwarz. Schau trotzdem ganz genau hin, spüre hin. Scheue nicht zurück vor dem Dunkel. Du kennst es doch ohnehin so gut. Du hast es bis heute ertragen, also kannst du es auch in diesem Augenblick ertragen. Außerdem hast du jetzt die Chance, es emotional umzuwandeln, zu transformieren und damit zu überwinden.

Schau dir den Schmerz an, schau ins Dunkel und ins Schwarze. Und dann nimm deinen Mut zusammen und lass dich mitten in das Schwarze hineinfallen. Wenn du dich hineinfallen lässt, wirst du feststellen, dass du hindurchfällst. Du fällst hindurch, bis du ankommst, denn du wirst ankommen. Du kommst hinter dem Schwarz und dem Schmerz auf neuem Grund an, und dort kannst du dich umschauen, wo du eine Quelle von Licht erblickst. Du wirst eine Quelle von Licht erblicken, denn es ist da für dich, es erwartet dich dort hinter dem Dunklen. Es war schon immer für dich da, du vermochtest es bloß nicht wahrzunehmen. Mit dem jetzt wiedergefundenen hellen Licht und der damit vermutlich verbundenen bildlichen Szene vor deinem inneren Auge kannst du ganz rausgehen aus dem Schwarz. Du kannst das Dunkle, Schwarze umwandeln und überwinden. Es ist jetzt nicht mehr Dunkel, da ist jetzt helles, ganz helles Licht ...

Kehre nun zurück zu deiner Frage: »Was würde sich das Licht für mich wünschen? Was würde Gott sich für mich und mein Leben wünschen?« Fühle diese neue Wahrheit im Licht. Und frage dich weiter: »Was werde ich in Zukunft tun mit diesem neuen Weitblick meiner Seele auf mein Leben?« Ja, was wirst du tun ohne deine alte Begrenzung? Was möchtest du an Freude und an Gutem in die Welt bringen? Was möchtest du mit anderen Menschen teilen?

Gehe mit deinen Gedanken ein letztes Mal zurück zu dem ersten dich belastenden Gefühl sowie zu dem noch tiefer darunter liegenden Gefühl. Du hast sie gerade im Licht umgewandelt. Lade nun noch die Menschen in deiner Erinnerung ein, die am Ursprung beteiligt und um dich herum waren. Sprich zu ihnen mit deiner neu gewonnenen inneren Freiheit. Lass sie wissen, wie es dir damals erging. Lass sie es einfach wissen. Und höre ihnen zu, was sie sagen möchten. Höre ihnen einfach nur zu ...

Und nun, nachdem du selbst gesprochen und zugehört hast, vergib den Menschen von damals. Menschen kann man vergeben, denn manchmal wissen sie nicht, was sie tun. Und dann, ja dann vergib dir selbst. Vergib dir, wie schlecht du so lange Zeit von dir gedacht hast, weil du damals begonnen hast, so von dir, von den anderen, von Gott und der Welt zu denken.
Doch nun ist es anders. Du hast dich durch das Dunkel hindurchbewegt. Hinter dem Dunkel hast du das helle Licht entdeckt, das schon immer für dich und dein Leben da war, das da ist und immerfort da sein wird. In und mit diesem klaren, reinen Licht kannst du alles umwandeln und überwinden.
Mit dem Wissen um diese Möglichkeit des Vergebens und Überwindens kannst du jetzt für den Moment deine Augen in deinem Tempo wieder öffnen und dich deiner Erleichterungen im Herzen erfreuen.

3.4.8 Eine Hoffnung bleibt immer

Trotz aller guten Geister wissen wir manchmal nicht weiter. Wir haben vieles versucht, nichts hat geholfen. Dann bleibt eine ganz offene Lichtübung als Hoffnung: Stelle den Menschen, der dir privat oder beruflich Sorgen bereitet, in ein rosa Licht. Ich durfte oft genug erleben, dass sich durch diese imaginative, vermeintlich unscheinbare Lichtarbeit indirekt etwas in der Beziehung zu den »Sorgenkindern« verändert.

ÜBUNG Rosa Licht
Stelle dir den Menschen, um den sich deine Sorgen drehen, möglichst genau vor. Du siehst ihn vor deinem inneren Auge auftauchen, mitsamt dem Kummer und den Sorgen, welche er dir bereitet ... Du siehst die Person ganz genau vor dir. Und dann stelle sie in deiner Vorstellung außerhalb von dir, genau gegenüber und in einem angemessenen Abstand, in ein helles rosa Licht, von dem sie ganz eingehüllt wird. Hellrosa Licht umfließt die Person. Du kannst dich mit deiner Vorstellung auf den Kopf und den Oberkörper der Person oder auch ganz auf ihr Gesicht konzentrieren, ganz umgeben und eingehüllt von hellem rosa Licht, ausschließlich von hellem rosa Licht. Halte dieses Vorstellungsbild eine ganze Weile aufrecht und wiederhole es zu verschieden Gelegenheiten.
Du brauchst dir bei dieser Vorstellung weiter nichts zu wünschen. Gib deinen Gedanken keine Zielrichtung, was sich gemäß deinen eigenen Wunschen verändern sollte. Gehe nicht in eine Erwartungshaltung hinein. Stelle die Person einfach nur in ein helles rosa Licht. Hellrosa ... Tu nichts weiter. Konzentriere dich bloß auf das Bild dieses Menschen dir gegenüber in diesem hellrosa Licht. Ansonsten gibt da nichts weiter für dich zu tun. Sei einfach nur offen für alles, was geschehen mag und darf. Nichts weiter! Gar nichts weiter! Ausschließlich helles rosa Licht ... helles rosa Licht. Minutenlang.

Falls du magst, kannst du der Person aus deinem Herzen heraus zusätzliches hellrosa Licht zufließen lassen, hellrosa Licht gesättigt mit Liebe. Vermeide aber weiterhin jeden gezielten Gedanken an von dir gewünschte Veränderungen. Nach einer Weile lasse dann deine Vorstellung der Person im hellrosa Licht langsam verblassen und kehre zu deiner Tagesaktivität oder zu deiner Nachtruhe zurück.
Lass dich überraschen und staune, was möglicherweise geschehen mag.

Diese Rosa-Licht-Übung habe ich in schöner Wiederholung über 25 Jahre hinweg in meinen Elterngruppen arg leidgeprüften Müttern und Vätern von Drogen missbrauchenden oder süchtig abhängigen Kindern und Jugendlichen angeboten – vor allem in aussichtslos erscheinenden Situationen, wenn diese mal wieder so tief in den Brunnen gefallen waren, dass jede Zuversicht schwinden wollte.

Nach der Übung gab es von Elternseite regelmäßig Rückmeldung. Selbstverständlich gibt es keine Garantie auf Veränderung. Aber zum großen Erstaunen entmutigter Eltern vollziehen sich fast immer bemerkenswerte Wandlungen. Die Mutter eines schwerst heroinabhängigen jungen Mannes berichtet von ihren Erfahrungen mit der Übung:

»Als mein Sohn wieder einmal tagelang nichts von sich hören ließ, entwickelte ich wieder einen enormen Groll und eine Riesenwut gegen ihn. Das ist für mich so schlimm als Mutter, wenn ich so schlechte Gefühle gegen meinen Sohn empfinde. Nachts erlebte ich eine Panikattacke, die mich wachhielt. In dem Moment dachte ich: ›Das kann nicht so bleiben. Versuch es anders.‹ Und ich erinnerte mich an Ihre vorgeschlagene Lichtübung und entschloss mich, diese Atem-Lichtübung auszuprobieren. Lange und geduldig habe ich mit dieser Vorstellung gearbeitet. Ich habe meinen Sohn ins rosa Licht gestellt und ihm zusätzlich von mir noch Licht geschickt. Lange habe ich ihn in dieser Nacht im rosa Licht gelassen. Ich wurde selbst ganz ruhig. Ich habe gespürt, wie etwas weggeht in mir. Etwas hat sich deutlich wahrnehmbar in mir verwandelt, mein Groll hat sich aufgelöst, meine ganze Wut war weg. Und kaum überraschend: Am nächsten Tag hat sich mein Sohn wieder bei mir blicken lassen. Ich konnte aber ohne jeden Zorn auf ihn zugehen. Seither kann ich ihn wieder lieben, ohne Wut und Groll. Das erleichtert mich sehr. Ich habe zwar immer noch die Befürchtung, dass er an seinen Drogen untergehen kann, aber ich weiß auch: Ich kann ihn nicht retten. Seit der Rosa-Licht-Übung gehen wir beide anders miteinander um. Und es ist für mich als Mutter deutlich leichter, sollte ich ihn wirklich durch die Drogen verlieren, ich verliere ihn in Liebe statt im Groll.«

Eine weitere Mutter berichtete ähnliches in Bezug auf ihren von harten Drogen abhängigen 20-jährigen Sohn:

»Als ich nachts wieder aufgewacht bin und vor Angst um meinen Sohn nicht mehr einschlafen konnte, habe ich ihn mir lange im rosa Licht vorgestellt. Ich hatte die Tage danach ein völlig verwandeltes, anderes Kind. Mein Sohn ist zu mir gekommen und hat mir unter Tränen erzählt, dass er allein nicht mehr aufhören kann mit Heroin. Am nächsten Tag ist er freiwillig von sich aus in die Klinik zur Entgiftung. Das hat er bislang immer weit von sich gewiesen, weil er das nicht bräuchte. Er wäre nicht abhängig. Ich sollte ihn hinfahren. Dass er jetzt nichts mehr nimmt, wieder arbeitet und eine neue Freundin hat, ist für mich alles noch wie ein kleines Wunder.«

Mütter wie Väter heben oft hervor, wie sehr ihnen die Rosa-Licht-Übung hilft, die Beziehung zu ihren Kindern zu verbessern, weil sie unter schwierigen Bedingungen die Liebe zu ihnen wieder aufleben lässt. Lehrer, die Cannabis gebrauchende, sie provozierende Schülerinnen oder Schüler in ein rosa Licht gestellt hatten, erzählten wiederholt, dass die betreffenden jungen Leute ihre Provokationen aufgegeben hatten, dass nun vernünftiger mit ihnen zu reden sei. Eine Versicherungsangestellte stellte eine Kollegin, von der sie sich jeden Tag missachtet fühlte, ins rosa Licht. Schon nach dem ersten Versuch mit der Übung erlebte sie zu ihrem Erstaunen, dass die ihr gegenüber so unfreundliche Kollegin sie am nächsten Tag zum ersten Mal mit einem freundlichen »Guten Morgen« bedachte.

Ich bin nicht so vermessen, zu behaupten, dass diese Rosa-Licht-Übung in allen Fällen, in denen uns »Sorgenkinder« innere Nöte bereiten, Veränderungen nach sich zieht. Aber in so vielen bezeugten Fällen hat sie geholfen, wie vorher nichts anderes. Ausprobieren lohnt folglich.

3.4.9 Wie du mir, so ich dir …

Stoffliche Substanzen missbrauchende oder abhängige Menschen fühlen sich häufig unwert. Sie fragen sich, wofür sie eigentlich noch gut sind. Sie leiden auch darunter, den Eindruck zu haben, nichts Gutes für andere mehr bereithalten zu können. Da ist leicht und ohne Aufwand Abhilfe möglich, sogar *system-* und *substanzimmanent*.

Nach dem Motto »Wie du mir, so ich dir« habe ich es mir seit einiger Zeit zur Maxime gemacht, dass sich substanzabhängige Menschen in hilfreicher Umkehr dieser Devise wechselseitig selbst Unterstützung geben können. Aus der neuesten Altruismus- und Intentionsforschung wissen wir ohne jeden Zweifel, dass hilfebedürftigen Menschen tatsächlich umso leichter und mehr Hilfe zukommt, je mehr sie von sich aus uneigennützig und selbstlos anderen Menschen Unterstützung zu geben bereit sind.

Ich frage also meine Patienten neuerdings, ob sie sich vorstellen können, sich über einige Wochen täglich fünf bis zehn Minuten innerlich auf einen Menschen zu konzentrieren, der sich mit einem ähnlichen Problem plagt, wie sie selbst. Sie brauchen diese Person nicht persönlich zu kennen. Als Information bekommen sie von mir den Vornamen dieses Menschen, sein Alter und das vorherrschende Problem genannt. Außerdem wird ein guter Wunsch als Intention oder »Fürbitte« für die entsprechende Person formuliert. Liegt eine Abhängigkeit von Alkohol vor, und die Person hat gerade einen »grandiosen« Rückfall gebaut, kann die Formulierung beispielsweise lauten: »Mögest du nicht mehr trinken und möge dir ein guter Neustart gelingen.« Mehr braucht es nicht. Die Intention soll kurz und präzise formuliert sein, damit sie auch leicht zu merken und auszusprechen oder zu denken ist. Insbesondere stark abhängige Raucherinnen und Raucher sind sehr dankbar für wechselseitige geistige Unterstützung, weil es ihnen häufig so unendlich schwerfällt, mit dem Rauchen aufzuhören. Sie erkundigen sich in schöner Regelmäßigkeit mitfühlend danach, wie es ihrem Gegenüber geht.

In der Regel hole ich von dem Menschen, dem die Fürbitte gilt, seine Zustimmung ein, dass ein Dritter sich täglich ein paar Minuten mit einem guten Wunsch auf ihn einstimmen darf. Da ist mir noch nie ein Nein entgegengeschallt. Umgekehrt bekommt er den Namen eines weiteren Menschen mit der Bitte, für diesen ähnliches im gleichen Sinne zu tun.

Wechselseitige Unterstützung heißt nicht unbedingt *paarweise* zusammengefügt. Wichtig ist, dass eine Person überhaupt die Chance erhält, einer anderen in ihren Gedanken und ihrer Vorstellung einen guten Wunsch zukommen zu lassen; und dass sie zustimmt und weiß, dass anderenorts eine andere Person Gleiches für sie tut. Die gefühlte Gewissheit »Ich kann etwas für einen anderen Menschen tun, und sei es nur, in einem hilfreichen, heilsamen Sinne an diesen zu denken« enthält in sich eine verändernde Kraft, die mehrfach vergolten zum Urheber oder zur Urheberin zurückkehrt. Manchmal ist Hilfreiches so einfach.

4 Offenes Ende, oder: Eine Sucht wird nicht besiegt. Die Sucht gibt frei, wenn es erlaubt ist

Ich setze in diesem Buch zu Drogengebrauch und Sucht, das in der ganzen Reihe meiner Bücher zu diesem Thema mein vermutlich letztes sein wird, mit Absicht keinen Schlussakkord. Meine bislang über 30-jährige Arbeit in Prävention, Beratung und Therapie geht einher mit meinem eigenen fachlichen wie menschlichen Entwicklungsweg. Insbesondere meine immer stärkere Hinwendung zur geistig-spirituellen Welt spiegelt sich im Verlauf der Jahrzehnte auch in der Reihe meiner Suchtbücher wider. Eine Verbundenheit mit dienstbaren Geistern aus dem Bereich spiritueller Dimensionen hat mich trotzdem den Bezug zu den harten Realitäten der Welt nicht verlieren lassen, mich aber gelehrt, emotional wie intellektuell anders mit ihnen umzugehen. Konsequenterweise hat sich auch mein Verständnis des Phänomens Sucht geweitet. Nachdem ich jetzt die Sucht als Elemental beschrieben habe, kann ich danach vermutlich kaum noch Neues von mir zum Thema beitragen.

Ich bin Nadja Urbani außerordentlich dankbar dafür, dass sie sich dieses Buches mit seinem spirituellen Blickwinkel auf die Sucht angenommen hat und dass es im Verlag Schattauer das Licht der Welt erblicken darf. Das ist im heutigen Verlagswesen keineswegs selbstverständlich. Falls du als Leser oder Leserin magst, kannst du in meinen Dank einstimmen, weil sie dir über ihr Eintreten für das Buch die Chance eröffnet hat, zu wählen, ob du dem spirituellen Aspekt des süchtigen Geschehens Raum in dir selbst geben möchtest.

Mir bleibt es – solange es mir erlaubt ist und die Kräfte reichen – eine Herzensangelegenheit, in Workshops und Seminaren zu vermitteln, dass es einen leichten Umgang mit dem schweren Thema Sucht geben kann. Unsere Gesellschaft mit ihrem getriebenen Modus von »höher, weiter, schneller«, und vor allem von »mehr und noch mehr«, treibt jeden Tag aufs Neue junge wie erwachsene, von Geburt auf glücksfähige Menschen in den Gebrauch von psychoaktiven Stoffen und in die Fänge der Sucht. Doch ist das kein Anlass in Pessimismus zu versinken. Da es zu jedem Zeitpunkt in einer Suchtkarriere möglich ist, den Einstieg in den *Aus*stieg beziehungsweise *Auf*stieg aus einer Sucht einzuleiten, sofern der erste Schritt zur Selbsterkenntnis vollzogen ist, lebt das Prinzip Hoffnung weiter. Wer sich mithilfe wirksamer Mittel und Wege, mit dem Beistand von irdischen Helferinnen und Helfern wie zu Hilfe eilender dienstbarer Wesenheiten aus der geistigen Welt auf die Reise zu sich selbst aufmacht, hat reale

Chancen, seine Suchtelementale zu entkräften. Er gebiert sich damit in ein für ihn neues Leben.

Es ist nie zu spät, dem Leben eine andere Wendung zu geben. Es ist nie zu spät, Leid und Schmerz mit anderen Augen zu betrachten, ihren Sinn in einem Leben zu erfassen. Es ist nie zu spät, Verantwortung zu übernehmen. Es ist nie zu spät, sich in Verzeihen und Vergebung zu üben. Es ist nie zu spät, dass der Engel der Freude sich in einem Leben zeigen mag. Es ist nie zu spät, sich dankbar zu erweisen und das Geschenk des Lebens anzunehmen – mag es auch bisweilen schwierig sein und uns vor Herausforderungen stellen. Es ist nie zu spät, etwas konstruktiv zu verändern – nicht bevor wir den letzten Atemzug in diesem Leben tun. Und vor allem, ja vor allem ist es nie zu spät für die heilende Kraft der Liebe. Den unvergleichlichen Kräften von Liebe und Licht habe ich ein ganz besonderes Buch gewidmet: *Wie die Liebe alle Wunden heilt: Wurzeln eines heilsamen Wissens* (2021).

In diesem Geist der höheren Liebe, der im Denken, Fühlen und Handeln in die Welt gebracht werden kann, ist alles in der Zukunft Kommende im schönen Sinne offen …

Literaturverzeichnis

Alexandria, P. von (1963): Über das betrachtende Leben. In: Ders.: Die Werke in deutscher Übersetzung, Band VII. Berlin: Walter de Gruyter

Avila, T. von (2005): Wohnungen der Inneren Burg. Freiburg i. Br.: Herder

Corbin, H. (1979): Mundus imaginalis oder Das Imaginäre und das Imaginale. Gorgo – Zeitschrift für archetypische Psychologie und bildliches Denken, 2, S. 1–20

Corbin, H. (1976): https://www.amiscorbin.com/biographie/de-heidegger-a-sohravardi/ (letzter Zugriff: 24. 07. 2024)

Daskalos (1993): Die Arbeit mit Elementalen. Vortrag vom 11. Mai. Unter: https://www.energetic medizin.com/interessantes/informatives/daskaloselementale/index.html (letzter Zugriff: 24. 07. 2024)

Flammarion, C.: L'atmosphère. Météorologie populaire. Paris 1888

Hawkins, D. R. (2012): Heilung und Genesung. Bad Endorf: Sheema Medien Verlag

Kuntz, H. (2021a): Haschisch & Marihuana. Hamburg: Nikol

Kuntz, H. (2021b): Wie die Liebe alle Wunden heilt: Wurzeln eines heilsamen Wissens. Saarbrücken: Geistkirch

Kuntz, H. (2017a): Gib deiner Seele Raum: Heilsame Wege zur Selbstliebe und inneren Ruhe. Munderfing: Fischer & Gann

Kuntz, H. (2017b): Depression durch die Kraft der Imagination bewältigen: Übungen zur Stärkung innerer Ressourcen. Weinheim/Basel: Beltz

Kuntz, H. (2016): Drogen & Sucht: Alles, was Sie wissen müssen. Weinheim/Basel: Beltz

Kuntz, H. (2015 [2000]): Der rote Faden in der Sucht. Weinheim/Basel: Beltz

Kuntz, H. (2015): Verstehen, was uns süchtig macht. Hilfe zur Selbstheilung. Weinheim/Basel: Beltz

Kurtz, M. (2013): Mausmakis blaue Pumas: Über chemisches Heilfasten und die Angst, sich zu Tode zu feiern. Berlin: Schwarzkopf & Schwarzkopf

Levine, N. (2013): Dharma Punx: Wege ins Leben. Bielefeld: Aurum

Liptrot, A. (2017): Nachtlichter. München: btb Verlag

Markides, K. C. (2004): Der Magus von Strovolos: Die faszinierende Welt eines spirituellen Heilers. Darmstadt: Schirner

nic4u (2021): https://nic4u.wordpress.com/2021/03/19/in-rilkes-blumengarten/ (letzter Zugriff: 24. 07. 2024)

Nietzsche, F. (2022 [1886]): Jenseits von Gut und Böse. Norderstedt: Books on Demands

Paracelsus (1993): Sämtliche Werke (4 Bände). Eick: Anger-Verlag

Paracelsus (1965): Werke (Studienausgabe in fünf Bänden. Besorgt von Will-Erich Peukert). Basel: Schwabe Verlag

Paracelsus (1904): Volumen Paramirum und Opus Paramirum. Jena: Eugen Diederichs. Unter: https://archive.org/details/b24867330/page/6/mode/2up (letzter Zugriff: 24. 07. 2024)

Rilke, R. M. (2023 [1899]: Gesammelte Gedichte von Rainer Maria Rilke: Eine lyrische Reise durch die Gedankenwelt eines Dichtermeisters (E-Book). Glasgow: Good Press

Rilke, R. M. (1925) unter: https://www.marschler.at/worte-rilke-schriften-letzter-wille.htm (letzter Zugriff: 24. 07. 2024)

Rilke, R. M. (1921) unter: https://www.marschler.at/worte-rilke-briefe-blumenthal-religion.htm (letzter Zugriff: 24. 07. 2024)

Schleim, S., & de Jonge, P. (2017). Es gibt keine Depressionen. Psychologie in Österreich, 5, S. 378–382

Stein, R. A. (2019): Drei statt Dry – Trinkend dem Alkohol entkommen: Eine systemisch-autoregulative Methode zur Behandlung der Alkoholabhängigkeit. London: Trainerverlag
Stein, R. A. (2016): Drei statt Dry – Ein systemisch orientiertes Verfahren zur Reduktion der Alkoholabhängigkeit. Kontext – Zeitschrift für Systemische Therapie und Familientherapie, 1, S. 35–47
Steiner, R. (2014): Das esoterische Christentum und die geistige Führung der Menschheit. Dornach: Rudolf Steiner Verlag
Steiner, R. (2003): Gesamtausgabe. Dornach: Rudolf Steiner Verlag
Trungpa, C. (2011): Spirituellen Materialismus durchschneiden. Bielefeld: Theseus